JN292281

ダーモスコピーの診かた・考えかた

斎田　俊明　信州大学名誉教授

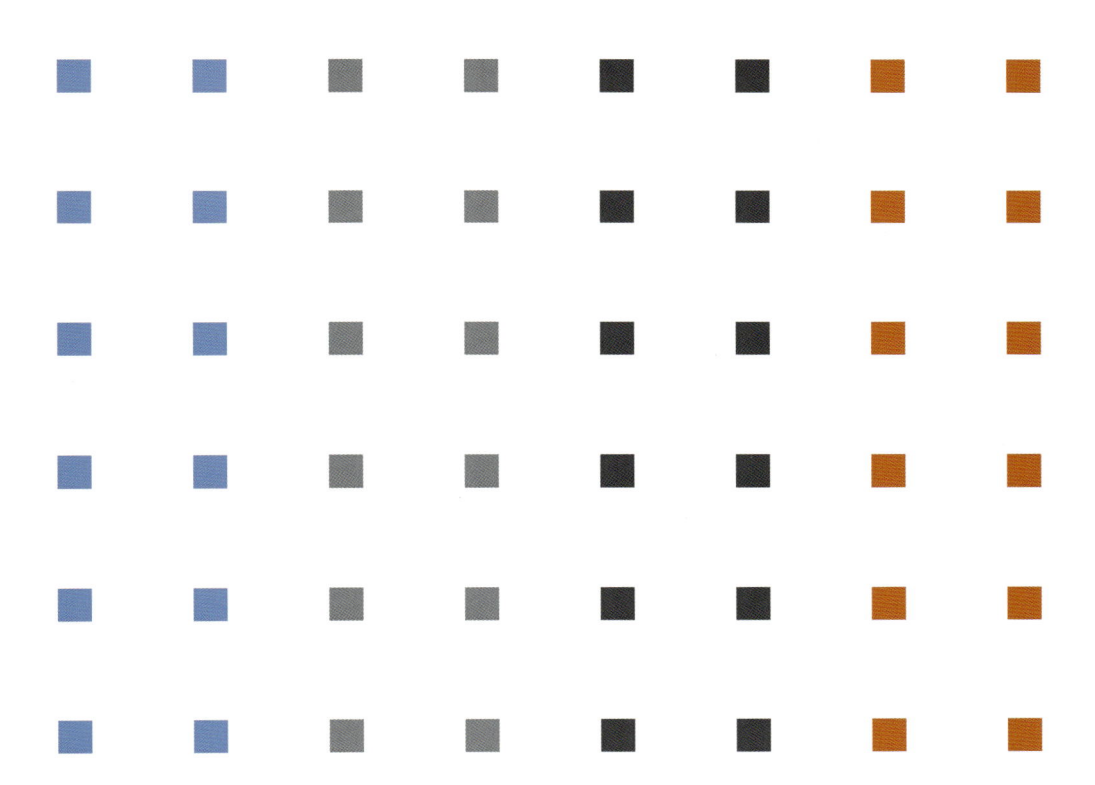

医学書院

ダーモスコピーの診かた・考えかた
発　行　2007年4月15日　第1版第1刷©
　　　　2010年7月1日　第1版第2刷
著　者　斎田俊明
　　　　　さいだとしあき
発行者　株式会社　医学書院
　　　　代表取締役　金原　優
　　　　〒113-8719　東京都文京区本郷1-28-23
　　　　電話03-3817-5600（社内案内）
印刷・製本　三美印刷

本書の複製権・翻訳権・上映権・譲渡権・公衆送信権（送信可能化権を含む）
は㈱医学書院が保有します．

ISBN 978-4-260-00440-4

JCOPY　〈㈳出版者著作権管理機構　委託出版物〉
本書の無断複写は著作権法上での例外を除き禁じられています．
複写される場合は，そのつど事前に，㈳出版者著作権管理機構
（電話 03-3513-6969，FAX 03-3513-6979，info@jcopy.or.jp）の
許諾を得てください．

序文

　近年，皮膚科診療に取り入れられたダーモスコピーは，本邦において2006年に保険診療に採用され，多くの皮膚科医が関心を寄せている．ダーモスコピー用の機器を備えて，診療にあたっている皮膚科医も増えている．ダーモスコピーを用いると，肉眼的には認識できない様々な所見が明瞭に認められることは，この診断法を使用した誰もが同意することである．しかし，多くの皮膚科医は，ダーモスコピーの複雑な診断手順と所見を表す多数の用語に戸惑っているのではないだろうか．本書は，ダーモスコピーに不慣れな皮膚科医が，ダーモスコピー診断の要諦を理解し，この優れた診断手法を存分に使いこなせるようになってほしい，という願いを込めて刊行するものである．

　本書では，まず総論において，ダーモスコピーの代表的な診断手順のエッセンスを紹介した後に，主要疾患のダーモスコピー所見を箇条書き的にまとめて記載した．この部分を通読していただければ，ダーモスコピー診断のオリエンテーションが十分に身に付くはずである．なお巻末には，「ダーモスコピー用語解説」を辞典的な体裁で掲載し，各所見の定義と診断上の意義を容易に理解できるように配慮した．総論部分などを通読中に，少しでも用語の意味に疑問を感じたら，この「用語解説」で確認するようにしてほしい．総論の後には，ダーモスコピー診断演習として32問の「練習問題」を用意した．各問4頁の構成で，1頁目にダーモスコピー所見と簡単な病歴，臨床写真を掲示するとともに，「チェックポイント」の項を設けてダーモスコピー診断の手掛かりとなる事項を箇条書きで示した．これにしたがって，ダーモスコピー所見を評価し，診断を考えていただきたい．2頁目以降には，所見の詳細な解説や診断の考え方を，病理組織所見との対応関係も含めて詳しく記述し，理解を深められるようになっている．これらの演習問題は難易度別に，初級編，中級編，上級編の3段階に分けて掲載してあるので，順次検討していただければ，ダーモスコピー診断の腕前が確実に向上するはずである．

　なお，本書の「練習問題」は，「臨床皮膚科」誌に連載した「Dermoscopy Specialistへの道：Q & A」に手を加えたものである．雑誌連載にあたって種々お世話になった同誌編集室の伊藤香織，川村信子，天野徳久の各氏，ならびに単行本の編集，刊行につきご尽力いただいた医学書院の西村僚一，上舘良

序文

継の両氏らに深謝したい．また，貴重なダーモスコピー画像を貸与して下さった大原國章先生（虎の門病院），土田哲也先生（埼玉医大）ならびに田中　勝先生（東京女子医大）に御礼申し上げるとともに，執筆にあたって資料の整理等を担当してくれた古賀弘志，高沢裕子，宮嵜　敦をはじめとする信州大学皮膚科の教室員諸君に謝意を表する．

　皮膚科診断学の基本は，皮疹の特徴を正確に把握することである．とくに個疹の性状の詳細な観察がその要諦であるといえる．ダーモスコピーは，この個疹の性状の把握という点でまったく新しい次元を切り開いた診断法であり，皮膚科診断学の歴史において画期的に重要な意義を有するものである．とくに色素性皮膚病変の診断には，必須の補助診断法となっている．本書が，この優れた診断法に通暁する上で，皮膚科医の先生方に少しでもお役に立つことができれば，と願っている．

　　2007年早春

斎田　俊明

目次

第1部　総論 ……………………………………………………… 1

第1章　ダーモスコピーの原理と機器　3

1. 原理と意義 ……………………………………………… 3
2. 機器と検査法の実際 …………………………………… 4
   A）ダーモスコピーの機器 ……………………………… 4
   B）ダーモスコピーの実技 ……………………………… 4

第2章　ダーモスコピーの診断手順　6

1. 二段階診断法 …………………………………………… 6
2. 3-point checklist ………………………………………… 8
3. CASH 法 ………………………………………………… 10
4. ABCD rule ……………………………………………… 10
5. Menzies 法 ……………………………………………… 11
6. 7-point checklist ………………………………………… 12

第3章　各疾患のダーモスコピー所見（解剖学的部位別）　13

1. 生毛部の病変（顔面を除く） ………………………… 14
   A）後天性色素細胞母斑 ………………………………… 14
      a）Clark 母斑 ……………… 14
      b）Unna 型母斑 …………… 15
      c）Spitz/Reed 母斑 ………… 16
   B）先天性色素細胞母斑 ………………………………… 17
   C）悪性黒色腫 …………………………………………… 18
      a）表在拡大型黒色腫 ……… 18
      b）結節型黒色腫 …………… 19
      c）無色素性黒色腫 ………… 20
   D）青色母斑 ……………………………………………… 20
   E）皮膚線維腫 …………………………………………… 20

v

  　　F）基底細胞癌 ……………………………………… 21
  　　G）Bowen 病 ……………………………………… 21
  　　H）血管腫 …………………………………………… 21
  　　　　a）単発性被角血管腫 ……… 21
  　　　　b）老人性血管腫 …………… 22

2. 顔面の病変 …………………………………………… 23
  　　A）脂漏性角化症 …………………………………… 24
  　　B）日光黒子 ………………………………………… 25
  　　C）基底細胞癌 ……………………………………… 25
  　　D）Miescher 型母斑 ………………………………… 27
  　　E）悪性黒子型黒色腫 ……………………………… 27
  　　F）老人性脂腺増生症 ……………………………… 29

3. 掌蹠の病変 …………………………………………… 29
  　　A）色素細胞母斑 …………………………………… 30
  　　B）末端黒子型黒色腫 ……………………………… 33
  　　C）皮内血腫と black heel ………………………… 34
  　　D）エクリン汗孔腫 ………………………………… 34
  　　E）毛細血管拡張性肉芽腫 ………………………… 36

4. 爪甲の病変 …………………………………………… 36
  　　A）爪部色素細胞母斑 ……………………………… 37
  　　B）爪部悪性黒色腫 ………………………………… 39
  　　C）爪下血腫 ………………………………………… 39

第 2 部　診断演習 ……………………………………… 41

初級編　　43

　1　左側胸部にみられた黒褐色斑 ……………………… 43
　2　鼻部に生じた黒色小結節 …………………………… 47
　3　右前腕にみられた黒褐色斑 ………………………… 51
　4　右足内踝部にみられた黒色結節 …………………… 55
　5　右肩に生じた黒色局面状皮疹 ……………………… 59
　6　右足底前方部にみられた褐色斑 …………………… 63
　7　右足底に生じた褐色斑 ……………………………… 67

	8	左足底にみられた黒褐色斑	71
	9	左足底に生じた黒褐色斑	75
	10	左足底にみられた黒褐色斑	79
	11	右足の踵に生じた褐色斑	83
	12	左側頸部にみられた黒色皮疹	87

中級編　　　　　　　　　　　　　　　　　　　　　　　　　　　91

	1	背中に生じた灰黒色結節	91
	2	頬部に多発する褐色斑	95
	3	左側胸部にみられた赤黒色結節	99
	4	右前腕にみられた青灰色小結節	103
	5	左上腕側部にみられた黒褐色斑状病変	107
	6	右前腕にみられた淡紅褐色小結節	111
	7	右足背にみられた黒色小結節	115
	8	右下腿に生じた淡褐色結節	119
	9	左前腕外側部に生じた黒褐色皮疹	123
	10	前額部に生じた淡黄白色小結節	127
	11	左第5趾爪甲にみられた褐色色素線条	131
	12	右第5指爪甲に生じた黒褐色の縦線条	135

上級編　　　　　　　　　　　　　　　　　　　　　　　　　　　139

	1	右足外側に生じた紅色小結節	139
	2	左手掌に生じた易出血性の紅色結節	143
	3	鼻背部の潰瘍化した紅色結節	147
	4	切除後に再発した外陰部の紅色結節	151
	5	右頬部に生じた黒褐色病変	155
	6	左側腹部に生じた黒色結節	159
	7	左頬部に生じた黒褐色の局面状病変	163
	8	左足首後面に生じた淡紅色の局面状皮疹	167

付録

1. ダーモスコピー：症例の記載法 …………………… 171
2. ダーモスコピーで認められる血管所見の模式図 …………… 172
3. ダーモスコピー用語解説 ………………………… 173
文献 ……………………………………………… 180

コラム

ダーモスコピーで悪性黒色腫を見落とさないための7か条 …………70
疥癬のダーモスコピー診断 ……………………………98

和文索引 …………………… 182
欧文索引 …………………… 187
「診断演習」所載症例の診断名目次と索引 …………… 191

第1部
総論

第1章　ダーモスコピーの原理と機器… 3

第2章　ダーモスコピーの診断手順 …… 6

第3章　各疾患のダーモスコピー所見… 13
　　　　（解剖学的部位別）

第1章
ダーモスコピーの原理と機器

1. 原理と意義

　ダーモスコピーを用いて色素性皮膚病変を観察すると，肉眼的には認識できないさまざまな所見が明瞭に認められるようになる．その理由は，ダーモスコピーが単に拡大像を観察するだけの検査法ではないからである．

　ダーモスコピーでは，まず皮疹表面にエコーゼリーや鉱物油を塗布する．これによって角層内の空隙が満たされ，光学的均一性が向上し，光の乱反射が減少する．さらに，ダーモスコピーではプローブ先端のガラス平板を皮疹部に軽く圧抵しながら観察する．そのために，皮疹表面の凹凸が平坦化され，やはり乱反射が減弱する．以上の2つの工夫によって光の乱反射を防止したうえで，強い光線を照射しながら，10〜50倍の拡大像を観察するのがダーモスコピーという診断法の原理である（図1）．これによって，表皮全層から真皮上層部までの色調の分布が明瞭に認識できるようになるのである[1, 2]．

　ダーモスコピーの原理は，乱反射の軽減という点に最大のポイントがあるのだから，偏光を用いてもよいはずである．実際，強い偏光を照射して観察すれ

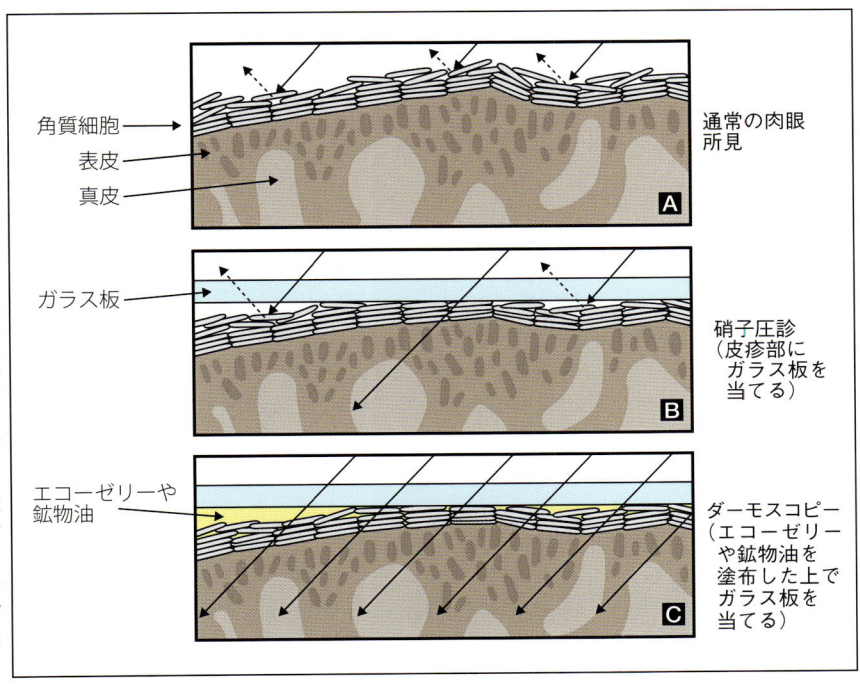

図1　ダーモスコピーの原理の図解
通常の肉眼所見では，光の乱反射がかなり強く起こり，表皮内以下の所見が把握しにくい（**A**）．皮疹部にガラス板を置くと（硝子圧診），表面の凹凸による乱反射が軽減される（**B**）．さらにエコーゼリーや鉱物油を塗布すると，角層内の空隙が満たされ，光学的均一性が高まり，乱反射が大幅に軽減する（**C**）．こうしておいて，光線を照射しながら拡大像を観察するのがダーモスコピーという検査法の原理である．

ば，ゼリーなどの塗布やガラス板での圧抵を行わなくても，同様の所見が得られる．そのような非接触型の機器も販売されており，皮疹を圧迫しないため，血管所見をとるのには有利である．

皮膚科診断学の要諦は，発疹の性状を正確に把握する点にある．その際のポイントの１つが，臨床所見と病理組織学的所見の対応関係の考察である．優れた皮膚科医は，肉眼所見から判断して，どのような組織変化が起こっているのかをイメージしようとしているのである．ダーモスコピーは，水平面という観察の次元において肉眼所見と，20～50倍という拡大率において病理組織学的所見と同等のものである．したがって，ダーモスコピーはこの肉眼的臨床所見と病理組織学的所見の関連づけに大いに役立つのである．ダーモスコピーが皮膚科診断学において画期的に重要な意義を有するのはこの点にあるといえる．

2. 機器と検査法の実際

A）ダーモスコピーの機器

ダーモスコピー用の機器は，国内外のメーカーから多数の機種が発売されている．ハイネ社のDermatoscopeデルタ20型®は単2乾電池2個を光源とするハンディな定番機器である．デジタルカメラを装着し，所見を記録することも可能である．3GEN社のDermLite FOTO®は高性能の優れた機器であり，デジタルカメラを装着すれば美麗な所見を記録できる（図2）．筆者らの施設では，このシリーズ最新版のDermLite II Fluid®をソニーのハイビジョンビデオカメラに装着し，ハイビジョン用液晶カラーモニターに映写して観察するシステムを構築している．説得力のある，きれいな画像をリアルタイムでモニター上に映し出すことができ，患者説明用にも威力を発揮する．3GEN社は普及版として偏光による非接触型のDermLite DL100®も販売している．ごく小型で白衣のポケットに入れておき，いつでもどこでも観察に用いることができる．ただし観察専用であって，記録はできない．

国内メーカーの製品としては，スカラ社のデルマウォッチャー®がデジタルカメラと液晶モニターを一体化した機器として販売されている．優れた機器だが，やや高価である．同社のUSB microscope M2®は安価で，簡便な非接触型機器で，USBでパソコンにつなぐこともできて，便利である．デルマ医療のDerm9500B®はデジタルカメラと一体化した機器で便利だが，液晶画面が多少暗いのが欠点のように思われる．おんでこ社のエピライト8®は，偏光で8倍の所見を観察できる機器であり，ハンディで安価だが，所見の記録はできない．

以上のほかに，欧米からは画像所見のファイリングシステムや時系列比較などが可能な大型機器も販売されているが，極めて高価である．

B）ダーモスコピーの実技

ダーモスコピーを実施するには，まず肉眼的に臨床所見を十分に観察し，ど

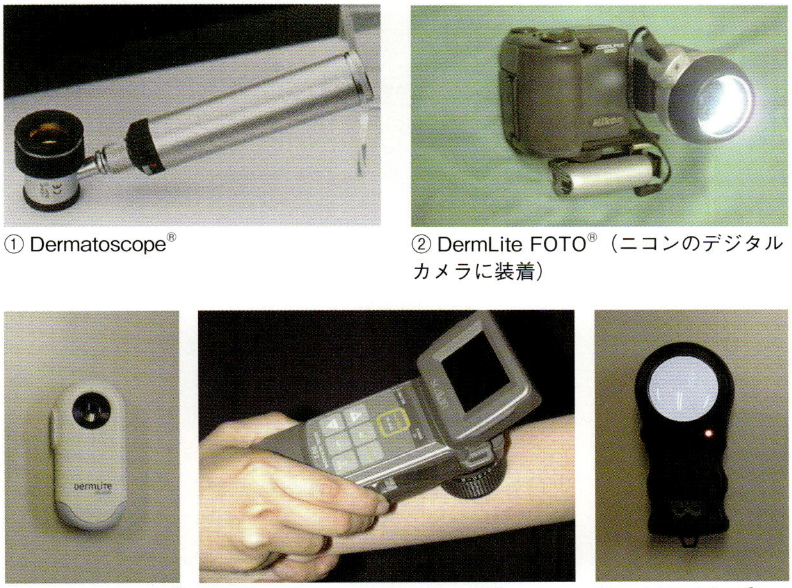

第1章　ダーモスコピーの原理と機器

図2　ダーモスコピー用の各種機器
Dermatoscope®にはデジタルカメラも装着できる．DermLite FOTO®はニコンあるいはソニーのデジタルカメラと連結し，美麗な画像を撮影できる．Dermlite DL100®とエピライト8®は，観察専用の簡便な機器である．デルマウォッチャー®は液晶モニターと一体化した機器である．

① Dermatoscope®
② DermLite FOTO®（ニコンのデジタルカメラに装着）
③ DermLite DL100®
④ デルマウォッチャー（DG-2）®
⑤ エピライト8®

のような病変であるかを評価するように心がける．ダーモスコピー用のエコーゼリー塗布前に臨床写真を撮影しておくことが望ましい．次いで病変部に（無色の）エコーゼリーを塗布し，その上からダーモスコピー機器のプローブを軽く当てて所見を観察する．まず，10～20倍の拡大で全体的所見を評価することが大切である．これは病理組織診断において弱拡大の全体像が診断の方向を定めるうえで重要なことと同じである．次に，局所的所見についての詳しい評価を行う．拡大像の観察が可能な機器であれば，必要に応じて拡大を上げて観察する．その際の具体的な診断手順については第2章に記述した．以上の観察過程で適宜に所見を撮影，記録しておくことが望ましい．

　国際ダーモスコピー学会 International Dermoscopy Society（IDS）が推奨する症例記録用フォーマットを本書の巻末に付録として掲げてある（171頁を参照）．これを用いて所見を記載，記録しておくと，一定水準のデータとして蓄積できるので，極めて有用である．なお，IDSのホームページ（www.dermoscopy-ids.org）には美麗な教材や「今月の症例」などが掲載されている．インターネット上で会員（無料）になることができるので，加入することをおすすめしたい．

■ 第1部　総論

第2章
ダーモスコピーの診断手順

　皮膚浅層部の組織構築は，ダーモスコピー所見に大きな影響を及ぼす．いわゆる正常皮膚においても，皮膚浅層の組織構築は部位によって大きく異なる．たとえば，同じ生毛部であっても顔面と顔面以外では，表皮突起の状態，毛包・脂腺系の発達，慢性的な日光紫外線による傷害などの点で，全く異なる．特に顔面以外の生毛部は白人における悪性黒色腫（表在拡大型黒色腫）の最好発部位であるとともに，Clark 母斑（atypical nevus）が頻繁にみられる部位である．そのため，欧米白人では生毛部の色素性病変がダーモスコピー診断の最も重要な検討対象とされてきた．これまでに欧米から提案されたダーモスコピーの診断手順もほとんどは生毛部の色素性病変を主な対象とするものである．

　以下，主として欧米から提案された代表的なダーモスコピー診断の手順を取り上げ，そのポイントを解説する．対象疾患は上述のように，顔面を除く生毛部病変が主体である．なお，顔面ならびに掌蹠の病変についてはそれぞれ第3章の2（23頁），3（29頁）において詳しく解説する．また，爪甲の病変については第3章の4（36頁）で解説する．

1. 二段階診断法

　インターネットを介して2000年に開催されたダーモスコピー診断に関する国際共同研究 Consensus Net Meeting on Dermoscopy（CNMD 2000）にて提唱されたダーモスコピーの診断手順である[3]．メラノサイト系病変のみでなく，ほとんどすべての色素性病変に対応できるようになっている．この診断手順では，**図3**に示すように，第1段階でメラノサイト系病変のダーモスコピー所見（**表1-A**）が認められるか否かを検討し，メラノサイト系病変の所見が認められたら第2段階へ進む．メラノサイト系病変の所見が何も認められない場合には，ほかの色素性病変の可能性を考え，脂漏性角化症（**表1-B**），基底細胞癌（**表1-C**），出血・血管腫（**表1-D**）のいずれかのダーモスコピー所見が認められるか否かを検討する．これら各疾患に特徴的とされる所見が認められれば，診断が確定される．これらの疾患の所見が何も認められない場合には，その病変も第2段階へ進めて検討する．

　第2段階は，メラノサイト系とみなされる病変が良性（色素細胞母斑）か悪性（悪性黒色腫）かを判定する段階である．この判別法として CNMD 2000 ではパターンアナリシス（Pehamberger らの原法を改訂したもの）が提案された（Pattern analysis 2000）．これは，**表2-A**に示すように，まず全体的構築パターン（global pattern）を評価し，8つのパターンのいずれであるか判定する．これによって多くの場合，診断の見当を付けることができる．さらに**表**

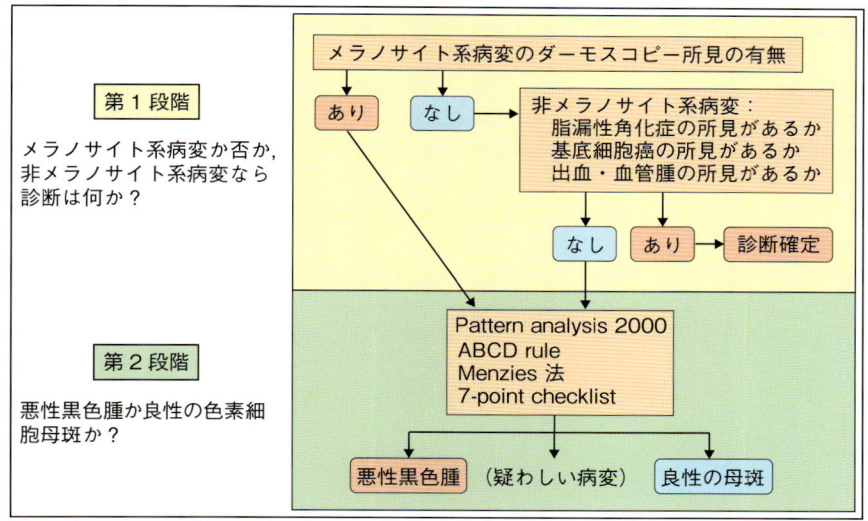

図3 CNMD 2000 で提唱された二段階診断法の図解
第1段階でメラノサイト系病変か否かを検討し，非メラノサイト系病変であれば脂漏性角化症，基底細胞癌，出血・血管腫のいずれであるかを判定する．メラノサイト系病変については第2段階で各種診断手順を用いて良性か悪性かを判定する．

表1 二段階診断法の第1段階での評価所見*
#1：日光黒子や皮膚線維腫などでもみられることがある．
#2：青色母斑の特徴的所見だが，まれに血管腫，基底細胞癌などでもみられることがある．
#3：悪性黒色腫の進行期病巣でもしばしば認められる．

*文献3）より一部和訳して引用．各用語の定義については巻末の「用語解説」(173頁) を参照．

A. メラノサイト系病変の所見	1) Pigment network, pseudonetwork[#1] 2) Aggregated dots/globules 3) Streaks 4) Homogeneous blue pigmentation[#2] 5) Parallel pattern（掌蹠と粘膜の病変）
B. 脂漏性角化症の所見	1) Comedo-like openings 2) (Multiple) milia-like cyst 3) (Light-brown) fingerprint-like structures 4) Brain-like appearance（fissures/ridges）
C. 基底細胞癌の所見	Absent pigment network and one of: 　Arborizing vessels 　Leaf-like areas 　Large blue-gray ovoid nests 　Multiple blue-gray globules 　Spoke-wheel areas 　Ulceration[#3]
D. 出血・血管腫の所見	1) Red-blue lacunae 2) Red-bluish to red-black homogeneous areas

2-B に示す局所的所見（local features）を検討することによって，診断の詰めを行う（**図4**）．

　CNMD 2000 の第2段階においては，パターンアナリシス（Pattern analysis 2000）以外に，ABCD rule（Stolz W, et al, 1994），Menzies 法（Menzies SW, et al, 1996），7-point checklist（Argenziano G, et al, 1998）の診断手順も用いられ，有用性が比較検討された．その結果，診断の感度はパターンアナリシスを含め，4方法とも83〜86％で有意差がみられなかった．しかし，特異度についてはパターンアナリシス以外の3法が70〜72％であったのに対し，パターンアナリシスは83％と有意に優れていることが明らかにされた[3]．

　なお CNMD 2000 の二段階診断法では，ダーモスコピー所見の部位特異性も

表2 二段階診断法の第2段階（Pattern analysis 2000）での評価所見[*]

A. 全体的構築パターン （global pattern）	1) Reticular pattern 2) Globular pattern 3) Cobblestone pattern 4) Homogeneous pattern 5) Parallel pattern 6) Starburst pattern 7) Multicomponent pattern 8) Nonspecific pattern 　（上記のいずれにも当てはまらないもの）	
B. 局所的所見 （local features）	1) Pigment network: typical, atypical 2) Streaks: regular, irregular 3) Dots/globules: regular, irregular 4) Blue-whitish veil 5) Regression structures 6) Hypopigmentation: focal, multifocal, diffuse 7) Blotches: localized, diffuse, regular, irregular 8) Vascular pattern: comma, hairpin, dotted, linear-irregular	
C. 部位特異的所見	1) 顔面の所見：Pseudonetwork, Annular-granular structures, Rhomboidal structures, Asymmetric pigmented follicular openings 2) 掌蹠の所見：Parallel furrow pattern, Lattice-like pattern, Fibrillar pattern, Parallel ridge pattern	

[*]文献3）より一部和訳して引用．各用語の定義については巻末の「用語解説」（173頁）を参照．

記載されている．顔面の病変については表2-C の1）を，掌蹠の病変については表2-C の2）を参照してダーモスコピー所見を検討し，診断を詰めることが提唱されている．

2. 3-point checklist

　色素性病変が良性（色素細胞母斑や脂漏性角化症など）か悪性（悪性黒色腫や基底細胞癌）かを判別する簡便な方法である[4]．表3に示す3項目の有無を検討し，認められれば1項目に1点を与える．点数を合算し，総点が1点以下ならば良性病変と考え，経過観察とする．総点が2点以上ならば悪性病変を疑い，原則として生検する．2点以上の病変でメラノサイト系病変を示唆するダーモスコピー所見（表1-A）が認められたら，悪性黒色腫を疑うことになる．また，2点以上で基底細胞癌に特徴的なダーモスコピー所見（表1-C）が認められれば，その診断がほぼ確定される．

　この3-point checklistは初心者も参加した国際共同研究において，悪性病変検出の感度91％，特異度72％という成績が得られている[4]．悪性病変のスクリーニングに極めて有用で簡便な診断手順であるといえる．

第2章　ダーモスコピーの診断手順

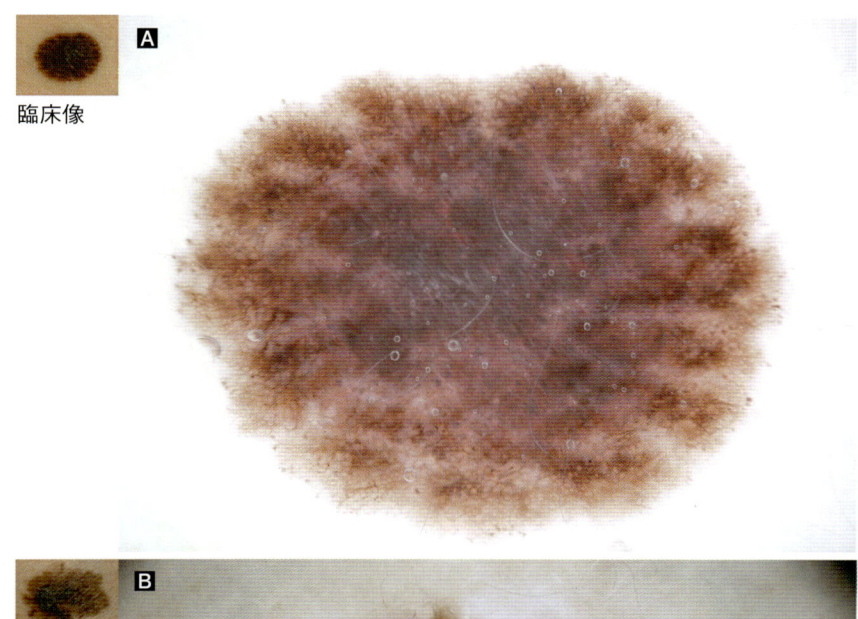

図4　メラノサイト系病変の診断法の実際
二段階診断法の第2段階において，Aのダーモスコピー所見は全体的構築の対称性と所見の秩序，規則的な分布などより良性のClark母斑と診断される．これに対し，Bのダーモスコピー所見は全体的に非対称性で，色調は多彩，所見の分布も無秩序，不整であり，悪性黒色腫と診断される．

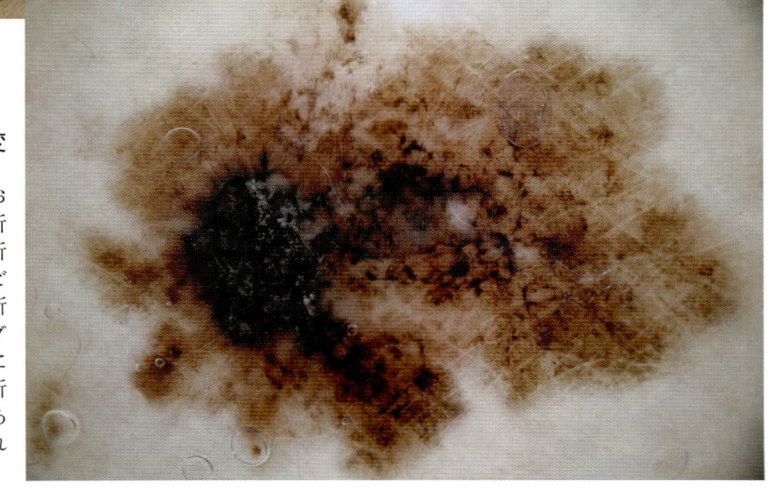

表3　3-point checklistの評価項目*

以下の3項目を評価し，所見が認められたら各1点を与え，点数の総和が1点以下なら良性病変，2点以上なら悪性病変を疑う．	
1）非対称性 　　asymmetry	色調とダーモスコピー所見に非対称性が認められるか（ただし，形状は問わない）
2）異型網状色素沈着 　　atypical pigment network	不規則な網穴と太い網紐で構成される網目状色素沈着が認められるか
3）青白色構造 　　blue-white structures	青色，青灰色，白色のいずれかの色調が認められるか

*文献4）より一部和訳して引用

■ 第1部　総論

表4　Total CASH score の算出と評価法*

		以下のように CASH の各項を評価し，点数の総和を算出する．総点が8点以上になると悪性黒色腫の可能性が高いといえる．
1)	Color	以下のうちで認められる色調の数を点数とする． 淡褐色，濃褐色，黒色，赤色，白色，青色
2)	Architecture	程度によって以下のように評価する． なし，または軽度：0点 中等度：1点 高度：2点
3)	Symmetry	直交する2軸について病巣の形状とダーモスコピー所見の対称性を評価する． 2軸について対称性：0点 1軸について非対称性：1点 2軸について非対称性：2点
4)	Homogeneity	以下の各ダーモスコピー所見が認められたら各1点を与える． network, dots/globules, streaks/pseudopods, blue-whitish veil, regression structures, blotches, polymorphous blood vessels

*文献6) より一部和訳して引用

3. CASH 法

　悪性黒色腫と色素細胞母斑を判別する方法として Braun らが提唱した方法であり，CASH（**C**olor：色調の数，**A**rchitecture：構築の秩序性，**S**ymmetry：病変の対称性，**H**omogeneity：所見の均等性）の4項目を検討，評価する[5]．良性の母斑は色調が単調で，構築に秩序があり，対称性で均等な所見を呈する．これに対し，悪性黒色腫は色調が多彩で，構築が無秩序であり，非対称性で不均等な所見を呈する．本診断法は，悪性腫瘍ではさまざまな形質の腫瘍細胞が出現してくるのに対し，良性腫瘍はほぼ一様な腫瘍細胞の単調な増殖よりなる，という腫瘍の生物学的本質を突いた優れた判定基準である．最近，CASH の所見をスコア化（total CASH score; TCS）して判定する診断法も提案された（**表4**）．TCS が8以上ならば悪性黒色腫に対して感度98％，特異度68％と報告されている[6]．

4. ABCD rule

　悪性黒色腫の疑いが高いか否かを点数法で算出する診断手順である[7]．**表5**に示す A，B，C，D の4項目について評価し，各項目の点数に係数を掛けて，その総和を算出する．これを TDS（total dermoscopy score）と呼ぶ．TDS が 5.45 より高ければ悪性黒色腫である可能性が極めて高いと判定し，TDS が 4.75 未満なら良性の母斑と判定する．4.75 と 5.45 の間であれば，疑わしい病変と考え，生検あるいは厳重な経過観察とする．Stolz ら[7] は，TDS が 5.45 超の場合，悪性黒色腫に対して感度 97.9％，特異度 90.3％ であると報告している．

第2章　ダーモスコピーの診断手順

表5　ABCD rule によるダーモスコピー診断[*]

1) 以下のようにA, B, C, Dの4項目について評価し, 点数を付ける.		
	A：Asymmetry（0～2点）	直交する2軸に対する対称性を評価し, 非対称性が認められなければ0点, 1軸に対して非対称性ならば1点, 2軸に対して非対称性ならば2点を与える（軸は最も点数が低くなるように引く. 形状のみでなく, 色調, ダーモスコピーの構造所見も対称性の評価対象とする）.
	B：Border（0～8点）	病変外周を8分割し, 各分割部での境界が明瞭ならば各1点を与える.
	C：Color（1～6点）	以下の各色が認められたら各1点を与える. 白色, 赤色, 淡褐色, 濃褐色, 青灰色, 黒色.
	D：Dermoscopic structures（1～5点）	以下の所見が認められたら各1点を与える. network, structureless (homogeneous) areas, streaks, dots, globules
2) 下記の式から TDS (total dermoscopy score) を算出する. 　　TDS ＝ [(A × 1.3) ＋ (B × 0.1) ＋ (C × 0.5) ＋ (D × 0.5)]		
3) 以下の基準によって判定する.		
	TDS が 4.75 未満	良性の母斑とみなされる.
	TDS が 4.75 ～ 5.45	良性とも悪性とも決められない病変なので, 厳重な経過観察か生検のどちらかを選択する.
	TDS が 5.45 超	悪性黒色腫が強く疑われる.

[*]文献7) より一部和訳して引用

表6　Menzies 法による悪性黒色腫のダーモスコピー診断[*]
[#]ただし, 白色は対象としない.

メラノーマと診断するには, 下記の negative features のどちらも認められず, かつ positive features のうち少なくとも1つの所見を有することを要す.	
Negative features	どちらの所見も認められてはいけない ・Symmetry of pattern（すべての軸に対して対称） ・Presence of a single color（黒, 灰色, 青, 濃褐色, 淡褐色, 赤のいずれか1色のみ）
Positive features	少なくとも1つの所見が認められなければならない ・Blue-whitish veil ・Multiple brown dots ・Pseudopods ・Radial streaming ・Scar-like depigmentation ・Peripheral black dots/globules ・Multiple colors（黒, 灰色, 青, 濃褐色, 淡褐色, 赤のうちの5色以上）[#] ・Multiple blue/gray dots ・Broadened network

[*]文献8) より一部和訳して引用

5. Menzies 法

　　悪性黒色腫の診断手順として提案されたもので, 表6に示すように, 2つの陰性項目（negative features）と9つの陽性項目（positive features）につい

■ 第1部　総論

表7　7-point checklist の評価法*

下記の所見の評価から総和を算出し，総点が3点以上であったら悪性黒色腫を疑う．	
1）Major criteria	各項目が認められたら各2点を与える 1. Atypical pigment network 2. Blue-whitish veil 3. Atypical vascular pattern（linear-irregular or dotted vessels）
2）Minor criteria	各項目が認められたら各1点を与える 4. Irregular streaks 5. Irregular pigmentation 6. Irregular dots/globules 7. Regression structures

*文献3）より一部和訳して引用

て検討する[8]．陰性項目が2項目とも認められず，陽性項目が1項目以上認められれば，悪性黒色腫を疑う．この診断法の悪性黒色腫に対する感度は92%，特異度は71%であると Menzies ら[8] は報告している．

6. 7-point checklist

　悪性黒色腫の診断手順であるこの診断法では**表7**に示す7項目の所見の有無を判定する[9]．このうち最初の3項目には各2点，残りの4項目には各1点を与え，その総和を算出する．総点が3点以上ならば悪性黒色腫を疑い，2点以下ならば良性病変と判定する．この診断法の悪性黒色腫に対する感度は95%，特異度は75%と算出されている．

第3章
各疾患のダーモスコピー所見
（解剖学的部位別）

　ダーモスコピーは，主として皮膚組織浅層の色調の分布と構造を観察する検査法である．したがって，同一疾患であっても，解剖学的部位が違うと，大幅に異なるダーモスコピー所見を呈する．ダーモスコピー所見は，以下の4つの解剖学的部位に分けて考えると理解しやすい．①顔面を除く生毛部，②顔面（脂腺の高度な発達，毛孔の開大，慢性的な日光紫外線曝露の影響），③掌蹠（無毛で，指紋に代表されるように，皮野が平行に走行する）および④爪部．

　これまでの欧米諸国におけるダーモスコピーの研究では，主として（顔面以外の）生毛部の色素性病変について検討がなされてきた．白人の悪性黒色腫の最頻病型である表在拡大型黒色腫の圧倒的多数がこの部位に生じるのだから，これは当然のことである．顔面の病変に関しても欧米からいくつかの研究成果が発表されている．他方，掌蹠病変については欧米からの報告は乏しい．筆者らは日本人の掌蹠病変について新知見を数多く見いだし，報告してきた．この業績は国際的にも高く評価されている．最近，筆者らの研究成果が白人の掌蹠病変にもほぼそのまま適用できることが明らかにされている．

　以下，上記の解剖学的部位別に，主要な色素性病変を取り上げ，それぞれのダーモスコピー所見の特徴を簡潔に記載する．多くの疾患は上記4部位の複数部位を侵すが，本章では便宜的に，各疾患が最も頻繁に認められる部位において，該当疾患の解説を行うこととする．

　なお，色調の評価においては，色素（主としてメラニン色素）の皮膚組織内における存在部位と量によって，図5に示すような対応関係があることを理解しておく必要がある．これによって，病変の組織学的部位，深さをかなり正確に評価できるからである．

図5　メラニン色素の存在部位，量と色調の関係を示す模式図
褐色の小点はメラニン色素顆粒を示す．メラニン色素が表皮基底層部で増量すると褐色調に見え(A)，表皮上層部にまで増えると黒色調となる(B)．他方，真皮乳頭層部に存在すると灰色となり(C)，さらに深部の真皮網状層に存在すると青色に見える(D)．

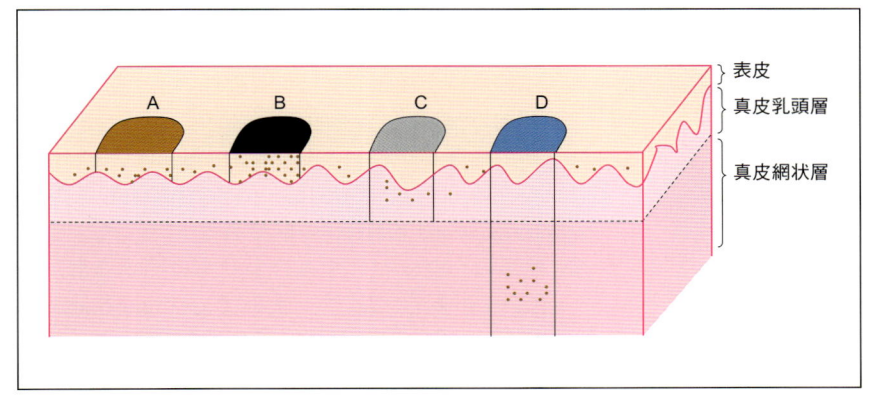

■ 第1部　総論

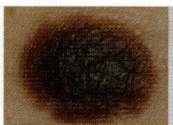

図6　Clark 母斑のダーモスコピー所見（1）
中央部は homogeneous pattern を，周辺部は pigment network からなる reticular pattern を呈しており，全体として秩序ある所見を呈する（reticular-homogeneous pattern）．

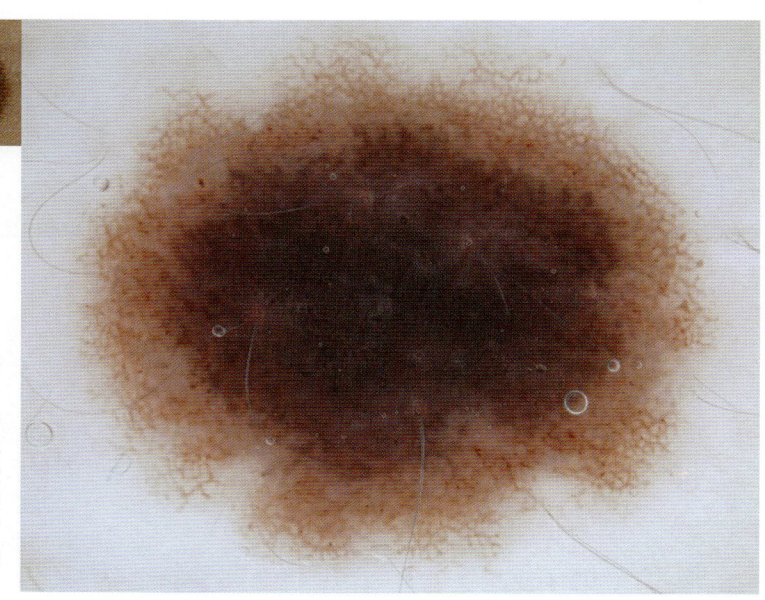

1. 生毛部の病変（顔面を除く）

A）後天性色素細胞母斑

後天性色素細胞母斑を Ackerman らは Clark 母斑，Unna 型母斑，Miescher 型母斑，Spitz 母斑の4型に分けている[9]．このうちで顔面に好発する Miescher 母斑以外の母斑のダーモスコピー所見をここに記載する．

a）Clark 母斑（dysplastic nevus, atypical nevus）

体幹などに扁平な褐色の斑状病変としてみられ，ときに中央部に小結節を伴うこともある．多発することが多く，20〜50個以上有すると dysplastic nevus syndrome と呼び，家族性のことと孤発性のこととがある．組織学的には境界部型あるいは境界部要素優勢の複合型母斑としてみられる．本母斑の位置づけは，悪性黒色腫との関係で，今なお議論のあるところだが[10]，ここでは Clark 母斑を良性の後天性色素細胞母斑の一型と位置づけて[11]，そのダーモスコピー所見を記載する．

ダーモスコピー所見
- 基本的には全体としてほぼ対称性の所見を呈し，辺縁部で次第に病変が弱まる傾向（fade out）を示す．
- 全体的構築パターンとしては，reticular, globular, homogeneous の3パターンがみられる．reticular pattern が最も多く，次いで globular pattern, homogeneous pattern の順である．
- 2種類のパターンの組み合わせもよくみられ，特に reticular-homogeneous pattern が多く（図6），次いで globular-homogeneous pattern（図7），reticular-globular pattern の順となる．
- 上記3パターンが同一病変内に併存して，multicomponent pattern を呈す

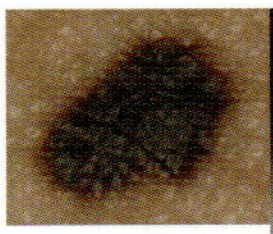

第3章　各疾患のダーモスコピー所見（生毛部の病変）

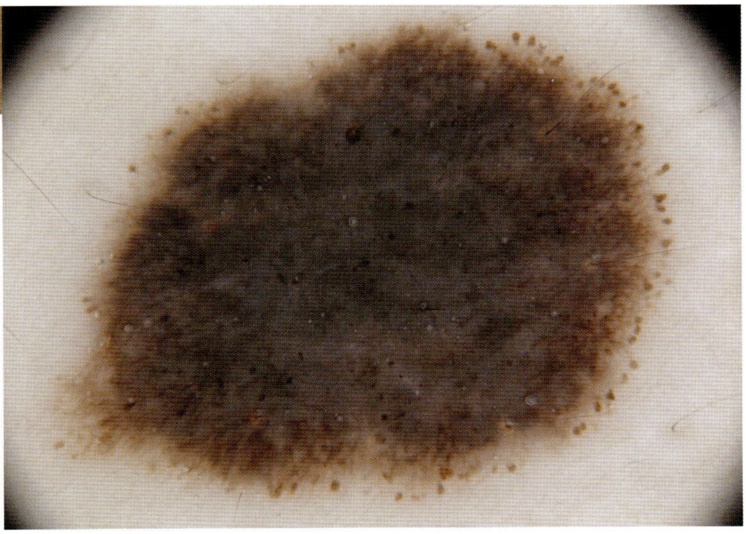

図7　Clark母斑のダーモスコピー所見（2）
大部分はhomogeneous patternを示すが，周辺部にはやや大型のglobulesが配列している．このようなglobulesの存在は比較的急速に増大する母斑でみられるとされている．

ることはまれである．
- 上記のパターン分類に加えて，色調の分布によって，さらに下記のように分類される．①uniformly pigmented type，②central hypopigmented type，③eccentric hypopigmented type，④central hyperpigmented type，⑤eccentric hyperpigmented type，⑥multifocal hyper-/hypo-pigmented type．以上のうち，特に濃色部分が偏在性に認められる⑤のタイプがmelanoma in situとの関係，鑑別で最も問題になる．
- 本母斑病巣ではcomma-like vesselsとdotted vesselsがしばしば認められる．
- 欧米白人におけるClark母斑の検討では，病変内にpigment networkが散在性にみられるpatchy network patternとperipheral network pattern with central hypopigmentationの2型が最も頻繁にみられている．
- Clark母斑が同一患者に多発する場合，すべての母斑が類似のダーモスコピー所見を呈する傾向がある．したがって，ほかの母斑と顕著に異なるダーモスコピー所見を呈する母斑（"みにくいアヒルの子徴候，ugly duckling sign"）は生検して検討すべきである．
- **悪性黒色腫との鑑別**：既述の各種診断手順によって判定する．ugly duckling sign以外に，悪性黒色腫早期病変の可能性を疑って慎重に評価しなければならないのは，以下のようなダーモスコピー所見を呈する病変である．①太くて不整なatypical pigment networkの存在，②辺縁部の一部にのみ見いだされるirregular streaks，③無秩序に分布する大小不同のirregular dots/globulesや辺縁部の一部に偏在するperipheral dots/globules，④regression structuresの所見の存在．

b）Unna型母斑

上肢や頸部などに好発し，有茎性の淡褐色から常色の軟らかい結節としてみられる．組織学的には真皮内型母斑で，拡大した真皮乳頭層内に母斑細胞が存在する．

■ 第1部　総論

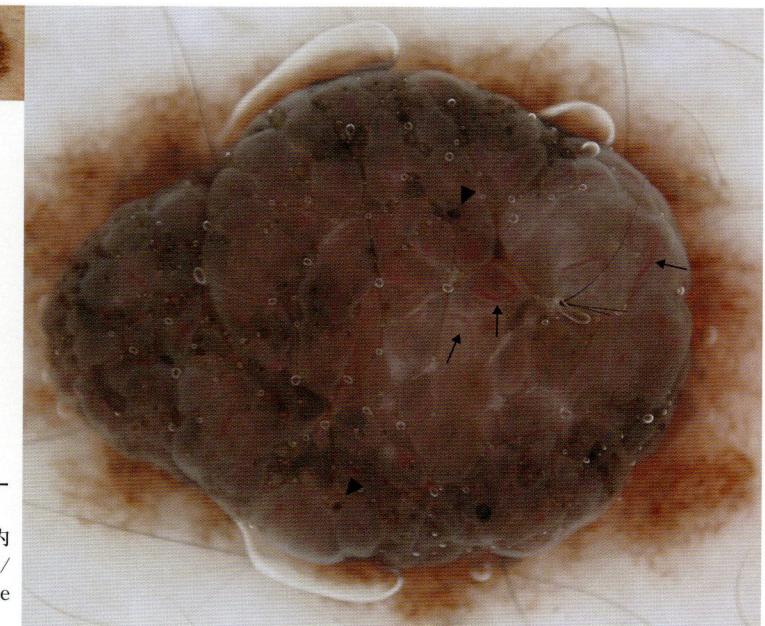

図8　Unna 型母斑のダーモスコピー所見
暗紅褐色の隆起性結節で，内部構造所見に乏しい．dots/globules（▶）と comma-like vessels（→）が認められる．

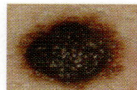

臨床像

ダーモスコピー所見
- 淡紅色〜紅褐色調の structureless areas としてみられ（図8），ときに brown globules や blotches を伴う．部分的に peppering の所見を伴うこともある．
- 表面が乳頭状の病変では exophytic papillary structures を呈することがある．
- Wobble test にて病巣が移動し，ダーモスコピー所見も変化する．
- Comma-like vessels もしばしば見いだされる．

c）Spitz/Reed 母斑

結節ないし局面としてみられ，色調は紅色から褐色，黒色まで症例によって種々である．組織学的に表皮から真皮内に異型メラノサイトの増殖がみられ，悪性黒色腫との鑑別でしばしば問題を生じる．

ダーモスコピー所見
- 下記のようないくつかの特徴的パターンを呈する．
- starburst pattern：約半数の病巣で認められる特徴的なダーモスコピー所見で，病巣辺縁部に streaks ないし pseudopods が放射状に一様に配列する（図9）．病巣中央部は structureless areas としてみられ，blue-whitish veil 状を呈することもある．ときに negative pigment network を伴う．
- 全体的構築パターンが globular pattern を呈することもある（この場合も，辺縁部に大型の globules が配列すると starburst 様の所見となる）．
- Reticular pattern としてみられることもあり，太くて濃い一様な網目模様を呈する傾向を示す．
- 無（乏）色素性病変の場合は，dotted vessels のみが主要所見のことが多い．
- まれに nonspecific pattern を呈する．この場合，非対称性で不整かつ多彩な所見を呈し，悪性黒色腫との鑑別が特に難しく，生検を要する．

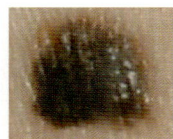

第3章 各疾患のダーモスコピー所見（生毛部の病変）

図9 Spitz/Reed母斑のダーモスコピー所見
中央部は無構造で，周辺部にstreaksが放射状に配列し，starburst patternを呈している．

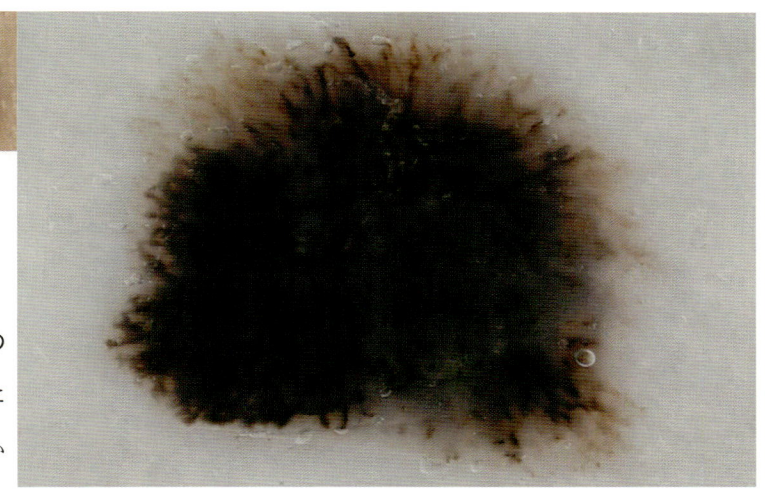

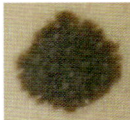

臨床像

図10 先天性色素細胞母斑のダーモスコピー所見（1）
中央部は軽度，乳頭状に隆起し，ダーモスコピー上は無構造だが，辺縁部にはpigment networkが目立つ．perifollicular hypopigmentationの所見もみられる．

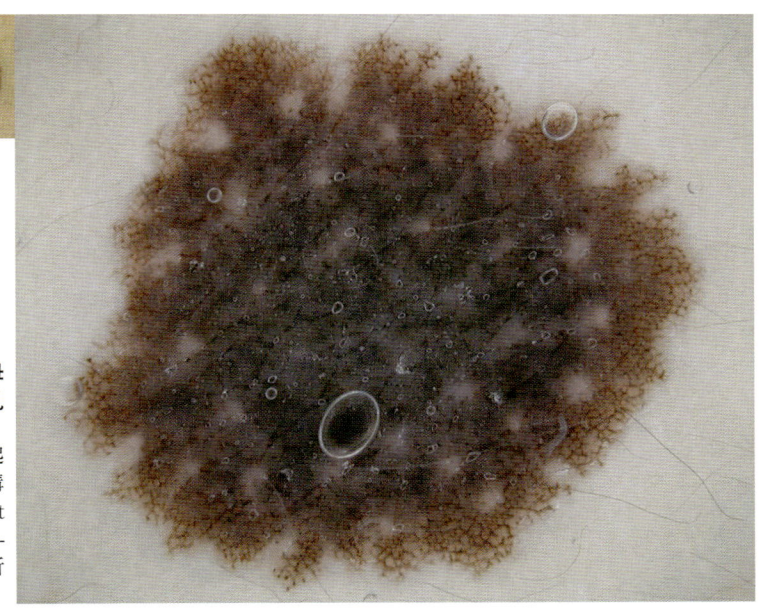

臨床像

B）先天性色素細胞母斑

生来性にみられる色素細胞母斑で，小型のものから巨大なものまでみられる．母斑細胞の存在部位も比較的表在性のものから深部に及ぶものまで種々である．ときに多毛を伴う．ごく小型のものは後天性色素細胞母斑と区別できないことがある．

ダーモスコピー所見
- 全体的構築パターンとしては，reticular, globular, cobblestone, homogeneousなどのいずれかを呈する（図10）．大型病変では全体の所見が多彩で，multicomponent patternを示すこともあるが，各パターンは規則的で秩序ある配置を示す．また，多発性の場合，各病変はほぼ一様なダーモスコピー

■ 第1部　総論

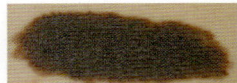

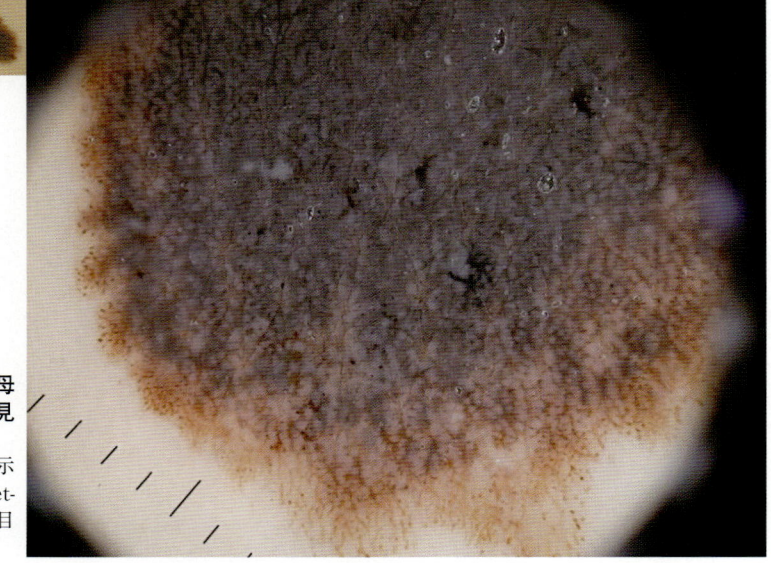

図11　先天性色素細胞母斑のダーモスコピー所見（2）
中央部は乳頭状の凹凸を示し，辺縁部には pigment network と dots/globules が目立つ．

所見を呈する傾向がある．
- 色調は淡褐色から濃褐色，黒色までさまざまであり，青灰色調を呈することもある．
- 多毛を伴うことが多く，毛包周囲の色調が他部位より淡いことや濃いことがある（perifollicular hypopigmentation or hyperpigmentation）．
- 表面が乳頭状を呈するものでは exophytic papillary structures を呈し（図11），また多発性の milia-like cyst を伴うこともある．
- 特異な局所的所見として，標的状の target-like structures（target globules）や菌糸状の hyphal-like structures の所見がみられることがある．

C）悪性黒色腫

a）表在拡大型黒色腫（superficial spreading melanoma：SSM）

生毛部（顔面を除く）に生じる悪性黒色腫の代表的病型であり，白人の本腫瘍の大多数を占める．日本人にも近年，増加してきている．

ダーモスコピー所見
- 全体的構築パターン：非対称性の multicomponent pattern，不整な starburst pattern（成人），あるいは非定型的パターンを示す．少し進行すると色調も多彩になる．
- 局所的所見：① atypical pigment network（特に局所的に検出される不規則で粗大な網目模様は SSM の早期診断に重要な所見である）（図12），② irregular streaks や irregular（peripheral）dots/globules の存在，③ regression structures と blue-gray granules（peppering）の存在，④ blue-whitish veil（深部にまで侵入した段階の所見），⑤ negative pigment network，⑥血管所見としては，linear-irregular vessels に dotted vessels などを混じる polymorphous（irregular）vessels を呈する．

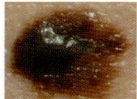

第 3 章　各疾患のダーモスコピー所見（生毛部の病変）

図 12　表在拡大型黒色腫のダーモスコピー所見
左側部に隆起性の blue-whitish veil（＃）がみられ，右側部などには pigment network が認められる（○）．左縁部などには dots/globules（→）も見いだされる．全体的な構築の非対称性が目立つ．

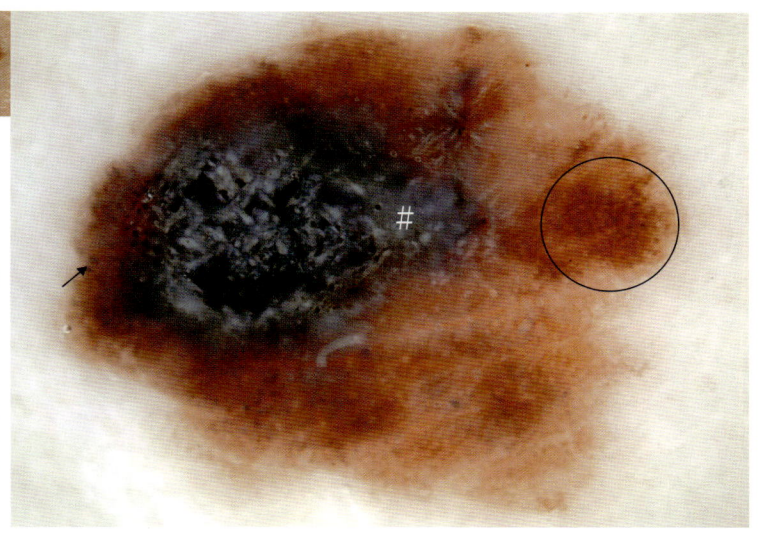

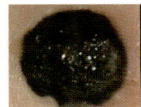

臨床像

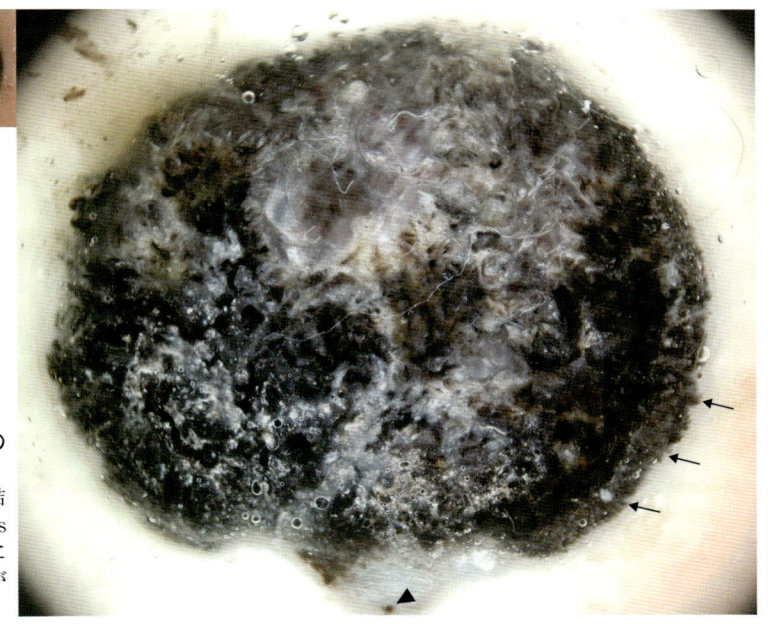

図 13　結節型黒色腫のダーモスコピー所見
表面に厚い痂皮を付す黒色結節だが，右縁部には streaks（→）が認められ，下縁部には少数だが dots/globules が（▶）見いだされる．

臨床像

b）結節型黒色腫

結節型黒色腫は臨床所見のみでは診断が難しく，誤診される可能性の高い病型であり，ダーモスコピーの診断確定への寄与が期待される．

ダーモスコピー所見
- 全体的に（肉眼的に対称性にみえても）非対称性の所見を呈することが少なくない．
- 局所的所見：① blue-whitish veil の存在，② irregular dots/globules や irregular streaks の存在（**図 13**），③血管所見としては，linear-irregular vessels に dotted vessels などを混じる polymorphous（irregular）vessels および milky red globules 〜 milky red areas など．

■ 第1部　総論

図14　青色母斑のダーモスコピー所見
全体的に無構造で，もやのかかったような灰青色を呈し，定型的な homogeneous blue pigmentation の所見である．

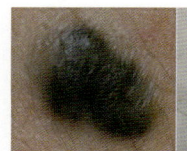

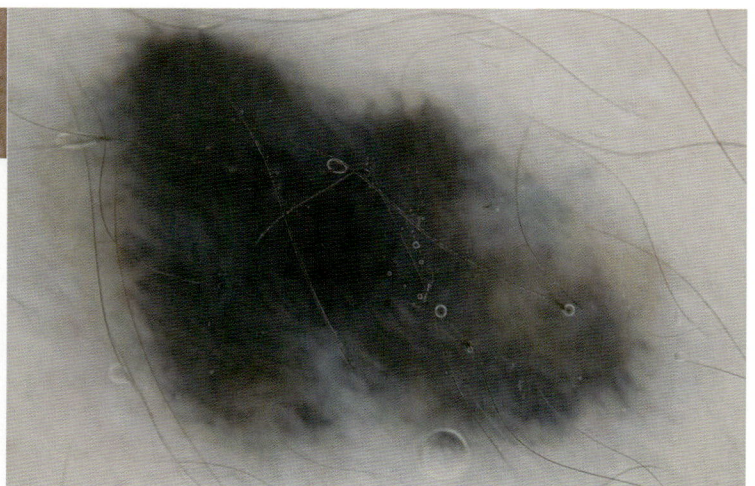

臨床像

c）無色素性黒色腫

無色素性悪性黒色腫の臨床診断は難しいが，ダーモスコピーが診断確定に役立つことがある．

ダーモスコピー所見
- 血管所見が診断の重要な手掛かりとなり，linear-irregular vessels に dotted vessels や glomerular vessels などを混じる polymorphous（irregular）vessels，あるいは milky red globules ～ milky red areas などが見いだされる．
- 病巣辺縁部では dotted vessels（pinpoint vessels）が，中央部などの隆起性部位では hairpin vessels が目立つ傾向がある．後者は white halo を伴わず，屈曲の仕方や太さが不規則なことが特徴である．
- 肉眼的に無色素性病変でも，ダーモスコピーにてわずかにだが，dots/globules や peppering などメラニン色素に起因する所見を検出できることがある．

D）青色母斑

青黒色調の弾性硬の結節としてみられ，組織学的に通常型と細胞増殖型に分類されるが，いずれもほぼ同様のダーモスコピー所見を呈する．

ダーモスコピー所見
- homogeneous blue pigmentation を呈する：全体として類円形状の青黒色から青灰色の無構造な所見を呈し，境界部へかけて色調がやや淡くなるが，境界は比較的明瞭である（**図14**）．
- 結節型黒色腫との鑑別には，青色母斑では pigment network，dots/globules，streaks がみられず，色調に褐色調が目立たないことが重要である．

E）皮膚線維腫

ドーム状に隆起する弾性硬の皮内結節で，表面が淡褐色調を呈する．

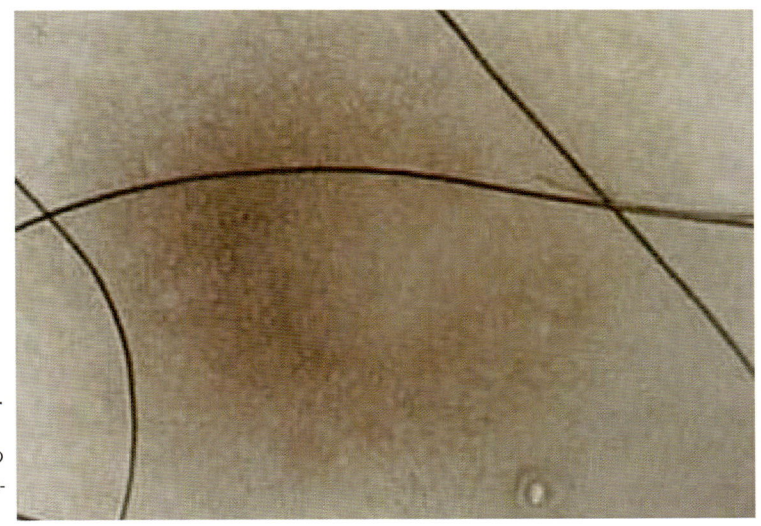

第3章　各疾患のダーモスコピー所見（生毛部の病変）

図15　皮膚線維腫のダーモスコピー所見
中央部がやや白色調で，その周囲には繊細な pigment network が認められる．

ダーモスコピー所見
- central white patch（中心部が淡白色調を呈する）．
- peripheral delicate pigment network（周辺部の繊細な網目模様）（図15）．
- 中心白色斑部に褐色顆粒状の globule-like structures を伴うことがある（幅広の表皮突起の基底層部にメラニン色素が増量することによって生じる）．これがリング状を呈して，ring-like globules と呼ばれることもある．
- 真の globules（メラノサイトの胞巣に起因する）は認められない．

F）基底細胞癌

体幹には表在型が多くみられる．この病型も含めて基底細胞癌については，顔面の病変の項で詳述する（25頁）．

G）Bowen 病

体幹や四肢に暗紅色から紅褐色の局面状皮疹としてみられ，表面に鱗屑・痂皮を付し，部分的に角化が目立つこともある．ときに黒色調病変としてみられることもある．

ダーモスコピー所見
- 血管所見として，glomerular vessels と比較的規則的に分布する dotted vessels が特徴である（図16）．
- 不全角化による白色の鱗屑片が病巣表面に認められる．
- 黒色調の Bowen 病は悪性黒色腫との鑑別が難しいことがあるが，pigment network の欠如，顕著な角化・鱗屑の存在などが鑑別の手掛かりとなる．

H）血管腫

a）単発性被角血管腫

臨床的に黒色調結節としてみられ，悪性黒色腫との鑑別が問題になりうる病

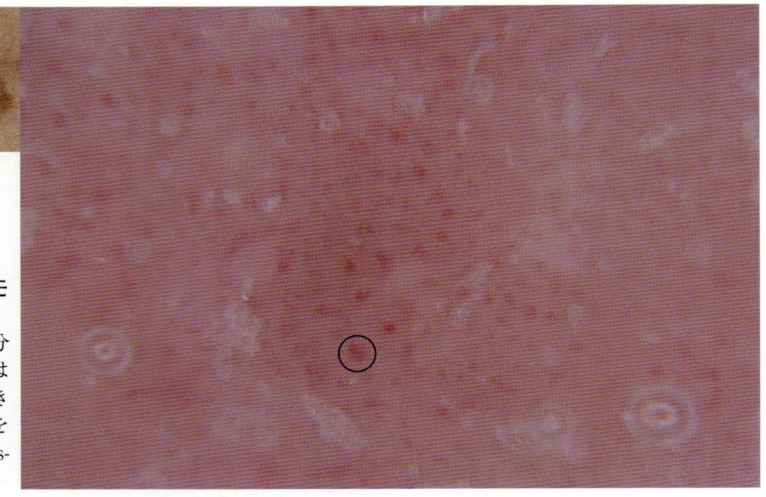

■ 第 1 部　総論

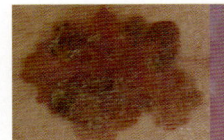

図 16　Bowen 病のダーモスコピー所見
毛細血管が比較的規則的に分布しており，小さなものは dotted vessels 状だが，大きめのものは糸巻き状の迂曲を示しており，glomerular vessels の所見といえる（○）．

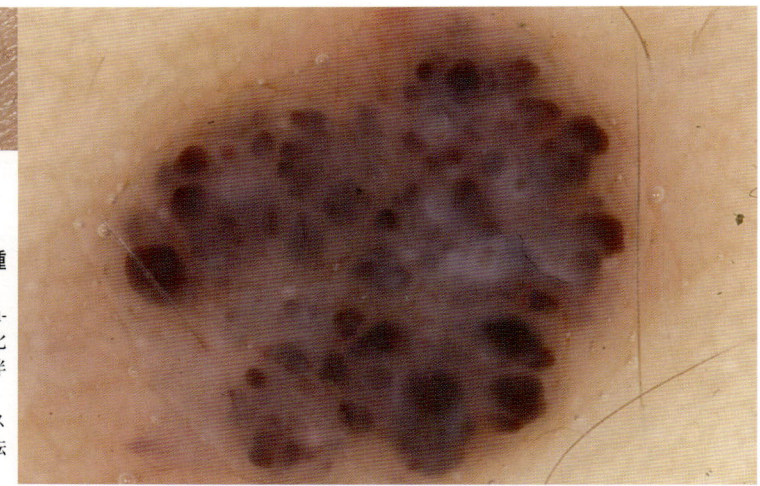

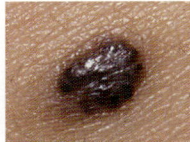

臨床像

図 17　単発性被角血管腫のダーモスコピー所見
紫紅色で境界が平滑な lacunae が集簇性にみられ，角化による乳白色調のトーンを伴う．
（土田哲也「カラーアトラス Dermoscopy」金原出版より転載）

臨床像

変である．

ダーモスコピー所見
- 多数の red-blue lacunae の集合像を呈する（図 17）．
- 血栓化や出血を伴うと red-bluish to red-black homogeneous areas の所見を示す．
- 表面の角化を反映し，乳白色調のトーンを伴うことも多い．
- メラノサイト系病変の所見を伴わない．

b）老人性血管腫

中高年者の体幹に好発し，鮮紅色の小結節としてみられ，cherry angioma とも呼ばれる．

ダーモスコピー所見
- 多発，集簇性の鮮紅色の red-blue lacunae としてみられる（図 18）．
- 血栓化をきたすと黒色調が強まる．

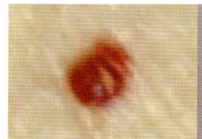

第3章　各疾患のダーモスコピー所見（顔面の病変）

図18　老人性血管腫（cherry angioma）のダーモスコピー所見
鮮紅色のlacunaeが密集性に存在している．

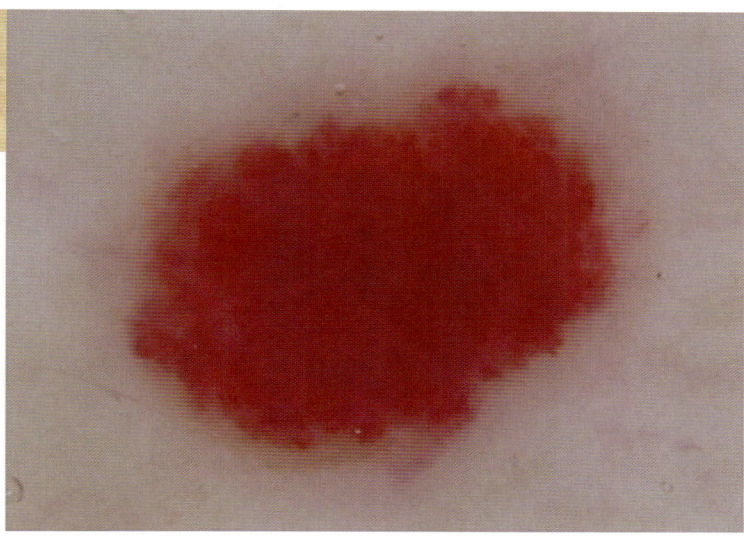

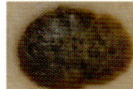

臨床像

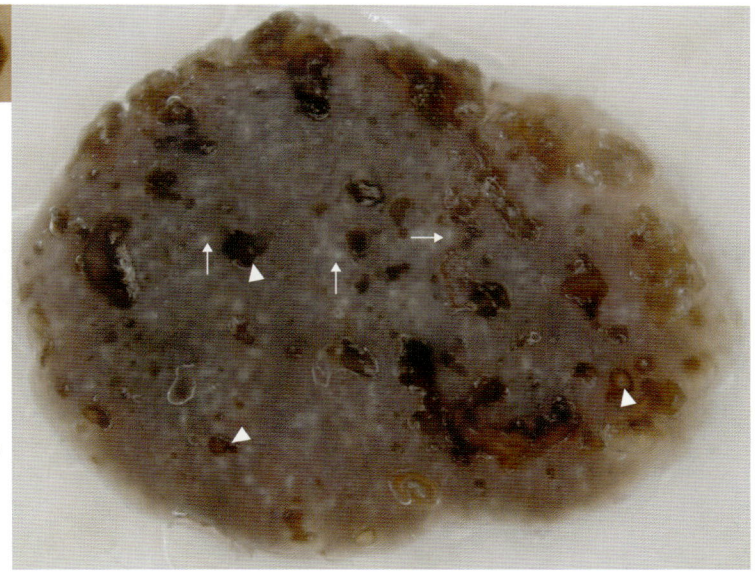

図19　脂漏性角化症のダーモスコピー所見（1）
多発性のmilia-like cyst（→）とcomedo-like openings（▶）が認められる．

臨床像

2. 顔面の病変

　顔面は解剖学的に表皮突起が目立たない部位であるうえに，慢性的な日光曝露のために高齢者では表皮が萎縮する．そのため，顔面のメラノサイト系病変はダーモスコピーでpigment networkの所見を呈さない．他方，この部位では毛包・脂腺系が発達しており，その開孔部が色素沈着のパターンに大きな影響を及ぼし，pseudonetworkなどの所見を呈する．顔面の色素性病変のダーモスコピー所見を評価する際には以上の点を考慮する必要がある．

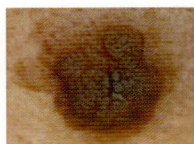

■ 第1部　総論

臨床像

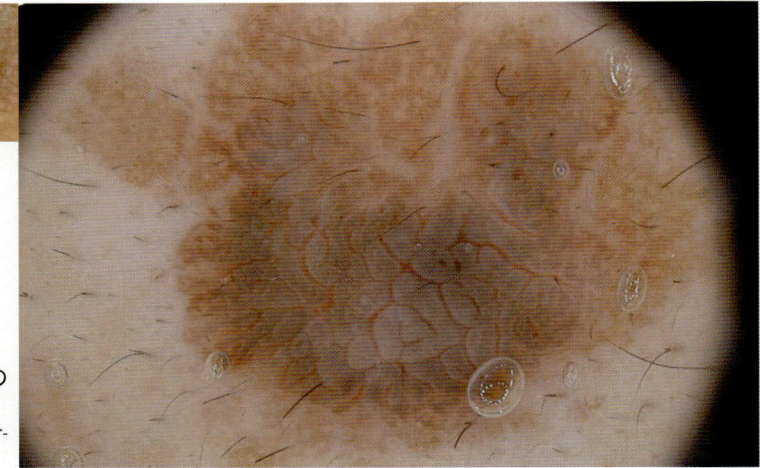

図20　脂漏性角化症のダーモスコピー所見（2）
定型的な brain-like appearance の所見が認められる．

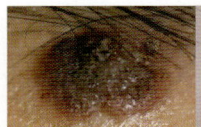

臨床像

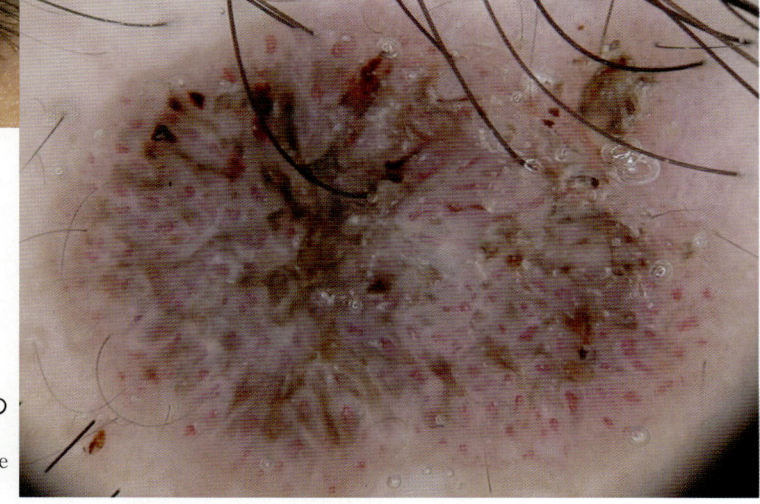

図21　脂漏性角化症のダーモスコピー所見（3）
Hair-pin vessels with white halo の所見が多数みられる．

A）脂漏性角化症

ごくありふれたケラチノサイト系の良性病変であり，さまざまな臨床・組織型が存在する．

ダーモスコピー所見
- 多発性の milia-like cyst と comedo-like openings がみられることが多い（図19）．
- brain-like appearance（fissures and ridges）の所見（図20）を呈することもある．
- 境界明瞭な病変であって，辺縁部などに moth-eaten border や fingerprint-like structures，network-like structures などが見いだされる．
- 定型的な hairpin vessels with white halo がみられることがある（図21）．

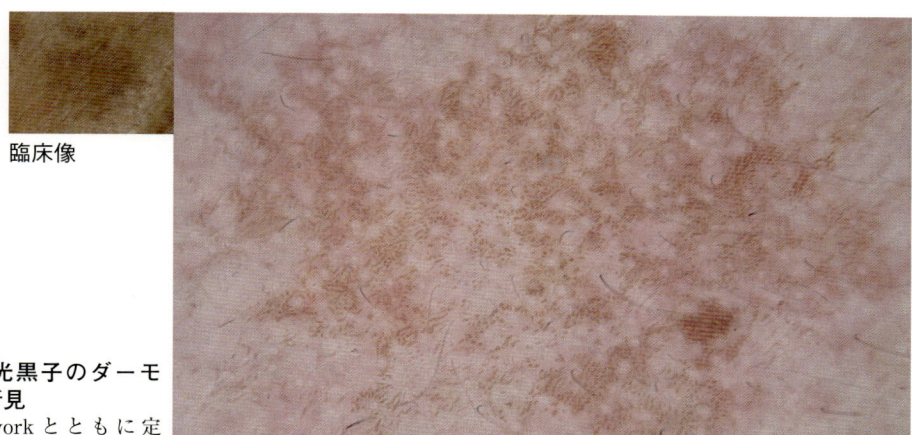

第3章　各疾患のダーモスコピー所見（顔面の病変）

図22　日光黒子のダーモスコピー所見
Pseudonetwork とともに定型的な fingerprint-like structures が認められる．

臨床像

- Wobble test にて病巣全体が移動するが，ダーモスコピー所見自体には変化は生じない．

B）日光黒子

褐色斑状病変としてみられ，脂漏性角化症の早期段階の一型とみなされる．

ダーモスコピー所見
- 境界が明瞭な淡褐色〜中濃褐色の斑状病変で，しばしば moth-eaten border を示し，辺縁不整である．
- 淡褐色調の斑状色素沈着（smear あるいは jelly sign）に加え，定型的な pseudonetwork を形成することが多い．
- ときに少数の milia-like cyst が見いだされる．
- fingerprint-like structures（図22）や繊細な pigment network 様所見（メラニン色素の増量を伴った細い表皮突起の延長を反映すると考えられる）を示すことがある．
- ink-spot lentigo（本症の一型で，白人などの上背部に好発し，濃黒褐色斑としてみられるもの）は，ほぼ一様な，濃くて顕著な pigment network を呈する．

C）基底細胞癌

日本人の基底細胞癌は90％以上が色素性基底細胞癌であるのに対し，白人では色素性基底細胞癌は10％以下に過ぎない．Menzies らは白人の色素性基底細胞癌を対象に，悪性黒色腫およびその他の色素性皮膚病変のダーモスコピー所見との差異を検討し，後述する診断基準を提案した[12]．この診断基準は色素性基底細胞癌に対し，感度93％，特異度約90％と報告されている．筆者らも，この Menzies の診断基準が日本人の基底細胞癌の診断に極めて有用なことを確認している．

■ 第1部　総論

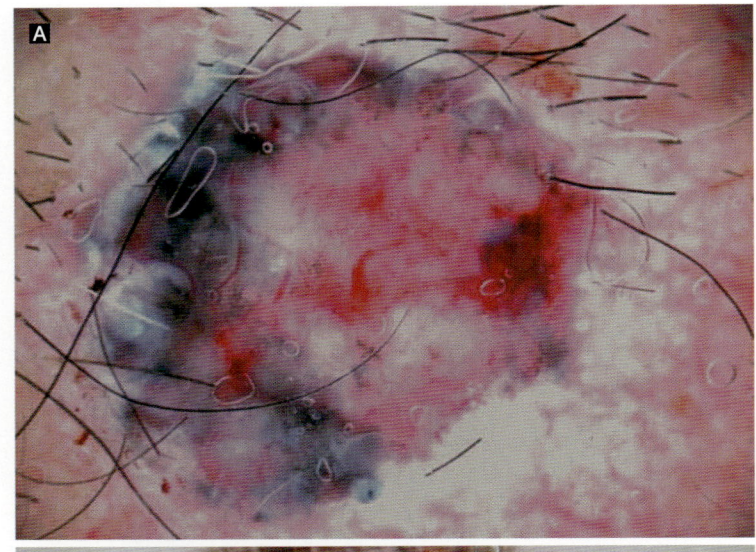

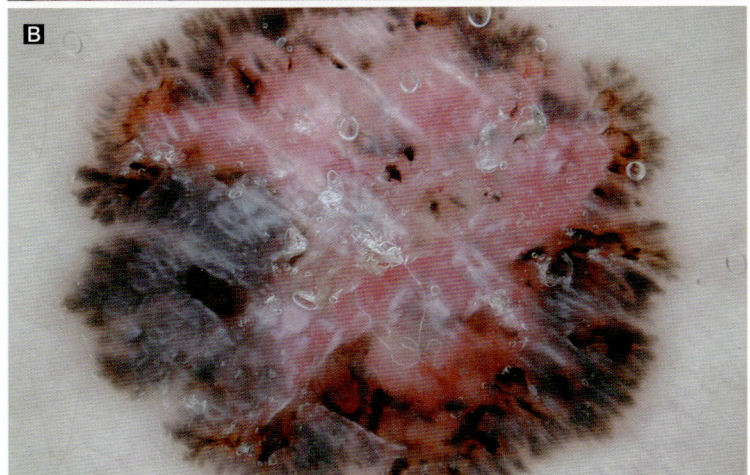

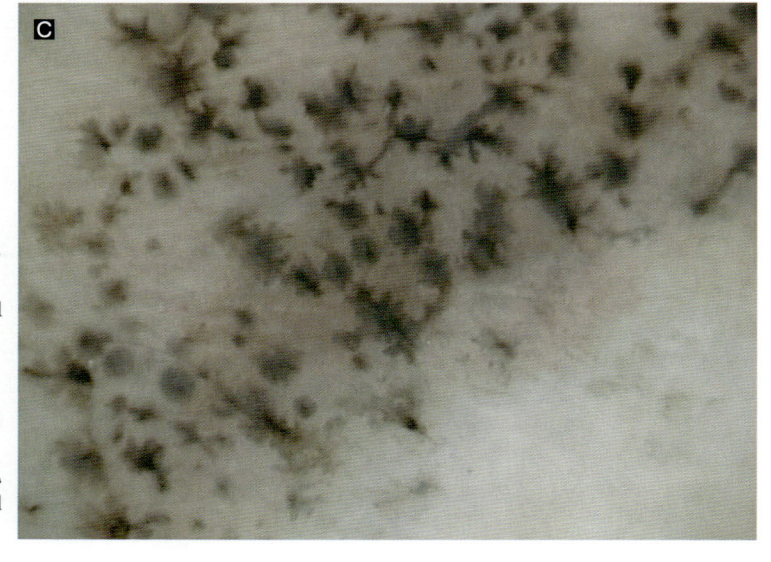

図23　基底細胞癌のダーモスコピー所見（3症例）
A では large blue-gray ovoid nests, arborizing vessels, 潰瘍などの所見がみられる.
B では定型的な (maple) leaf-like areas の所見がみられる.
C は表在型基底細胞癌の所見で, 定型的な spoke-wheel areas が認められる.

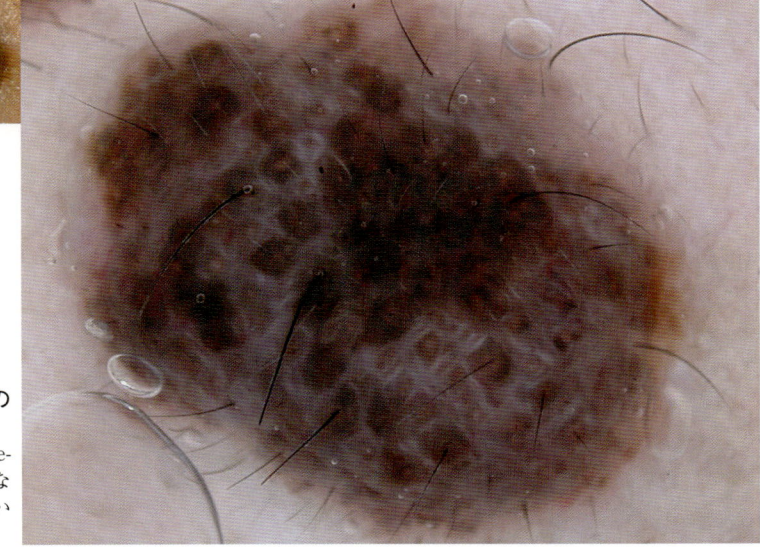

第 3 章　各疾患のダーモスコピー所見（顔面の病変）

図 24　Miescher 型母斑のダーモスコピー所見
濃褐色調の structureless areas の所見が主体で，粗大な pseudonetwork を伴っている．

ダーモスコピー所見（Menzies の診断基準）

- Negative feature：pigment network が認められない．
- Positive features（以下の 6 所見のうち少なくとも 1 つが認められる）（図 23）：① ulceration, ② large blue-gray ovoid nests, ③ multiple blue-gray globules, ④ maple leaf-like areas, ⑤ spoke-wheel areas, ⑥ arborizing vessels.

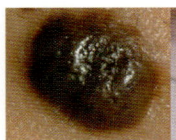

D）Miescher 型母斑

　顔面に好発する真皮内型母斑（ときに真皮内要素優勢の複合型）で，ドーム状に隆起する．青黒色調を呈することが多いが，年齢が上がると，紅色～常色へ褪色することが多い．

ダーモスコピー所見

- 灰青黒色調の structureless areas，あるいは淡紅色の structureless areas を呈し，ときに brown globules や blotches を伴う．また，peppering を伴うことも多い．
- しばしば剛毛が認められ，その毛包によって pseudonetwork 様所見を呈することがある（図 24）．
- しばしば comma-like vessels を伴う．
- wobble test にて病巣が移動し，ダーモスコピー所見も変化する．

E）悪性黒子型黒色腫（lentigo maligna melanoma：LMM）

　Melanoma *in situ* 病変の段階に相当する色素斑状の悪性黒子 lentigo maligna（LM）として発生する．進行して真皮内への侵入をきたしたものが悪性黒子型黒色腫である．LM と日光黒子の鑑別は特に重要であり，ダーモスコピー所見の有用性が期待される．

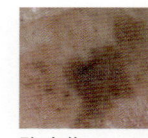

図 25 悪性黒子型黒色腫のダーモスコピー所見
Asymmetric pigmented follicular openings（→）や annular-granular structure, rhomboidal structures（○）などが認められる．

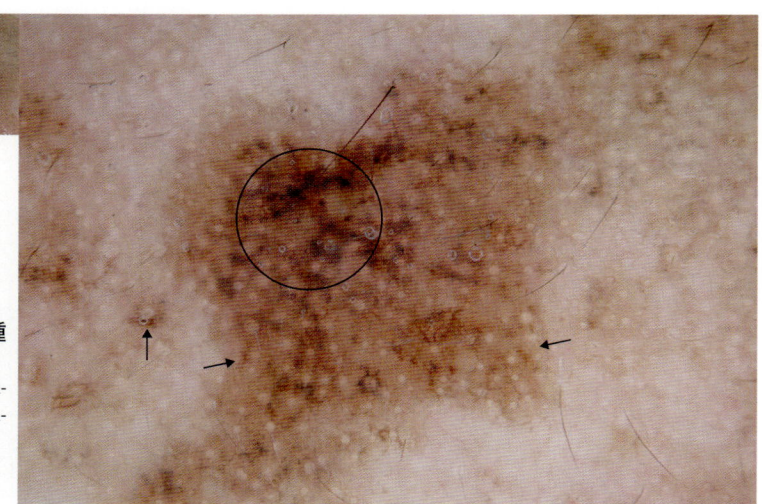

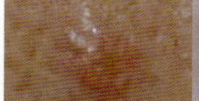

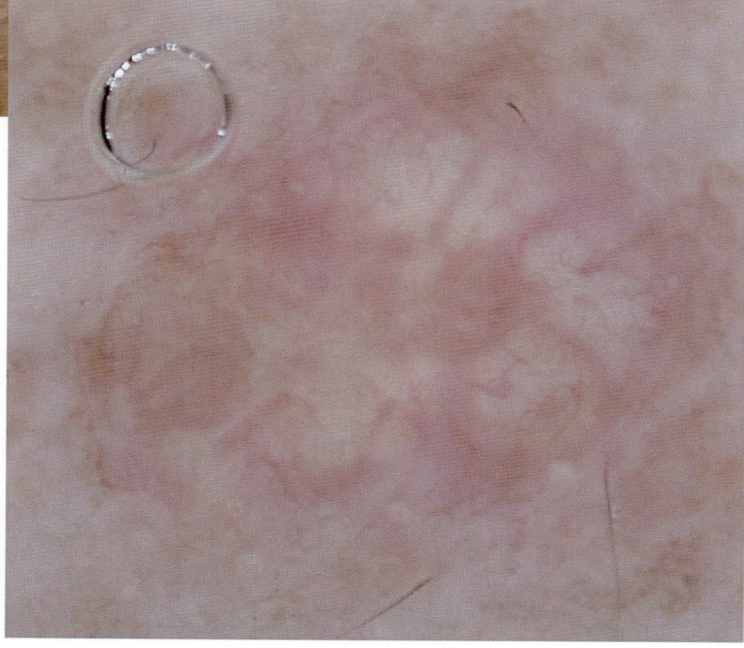

図 26 老人性脂腺増生症のダーモスコピー所見
黄白色調の塊状物を背景に，crown vessels の所見が認められる．

> **ダーモスコピー所見**
> - pseudonetwork が形成されるが，それとともに asymmetric pigmented follicular openings（毛孔辺縁の色素沈着が不均等で，一部が半弧状に濃い色調を呈する所見）がみられる（**図 25**）．さらに annular structures（毛孔を囲む濃い環状の色素沈着）の所見も認められるようになる．
> - 上記所見に毛包間のメラノファージに起因する blue-gray（slate-gray）granules が加わって annular-granular structures が形成される．
> - 毛包間で blue-gray granules が短線状に配列して short streaks となり，それが太く長くなって交差すると，rhomboidal structures の所見となる．

第 3 章　各疾患のダーモスコピー所見（掌蹠の病変）

- 当初，毛包は侵されず，pseudonetwork の所見を呈するが，毛包上皮内への腫瘍細胞の浸潤が強まると毛包も含めたびまん性の色素沈着となる（obliterated hair follicles）.
- さらに進行すると white scar-like areas や blue-whitish veil などを生じてくる.
- 悪性黒色腫の血管所見〔polymorphous (irregular) vessels〕が認められるようになる.

F）老人性脂腺増生症

高齢者の顔面に，表面平滑な黄色調の小結節としてみられ，しばしば多発する．

ダーモスコピー所見
- 病変中央部に淡黄色調部分がみられ，それを取り囲むように，淡白色から淡黄白色の塊状物が存在する.
- 上記の塊状物の上を数条の拡張した毛細血管がなだらかに屈曲しながら，病巣周囲から中心部へ向かうように走行し，全体として花冠状を呈する（crown vessels）（図 26，および巻末付録 2-C 参照）．この毛細血管はほとんど枝分かれすることがなく，病巣を横切ることもない.

3. 掌蹠の病変

　掌蹠は解剖学的に際立った特徴を有する部位である．まず無毛であって，毛包・脂腺系組織が存在しない．指紋で代表されるように，皮野（皮丘・皮溝で構成される皮膚表面の紋理）が平行線状に走行している．エクリン汗腺がよく発達している．正常ではほとんどメラニン色素が産生されない．以上がこの部位の特徴として上げられる．

　掌蹠の皮膚を皮丘，皮溝の方向に垂直に切り出した組織切片では 2 種類の表皮突起が識別される．1 つは，皮丘の下に位置する表皮突起（crista profunda intermedia）で，エクリン汗腺の導管はこの表皮突起を螺旋状に貫く．もう 1

図 27　掌蹠の皮膚を皮野（皮溝，皮丘）の方向に垂直に切り出した標本の図解
皮溝の下に位置する表皮突起（crista profunda limitans）と皮丘の下に位置し，エクリン汗管が通過する表皮突起（crista profunda intermedia）の 2 種類の表皮突起が区別できる．良性の母斑の母斑細胞は前者の表皮突起部に増殖し（褐色小点で示す），末端黒子型黒色腫の色素斑部や早期病変ではメラノサイトが後者の表皮突起部に増殖する（黒色顆粒で示す）．それぞれダーモスコピー所見上の parallel furrow pattern と parallel ridge pattern に対応する．

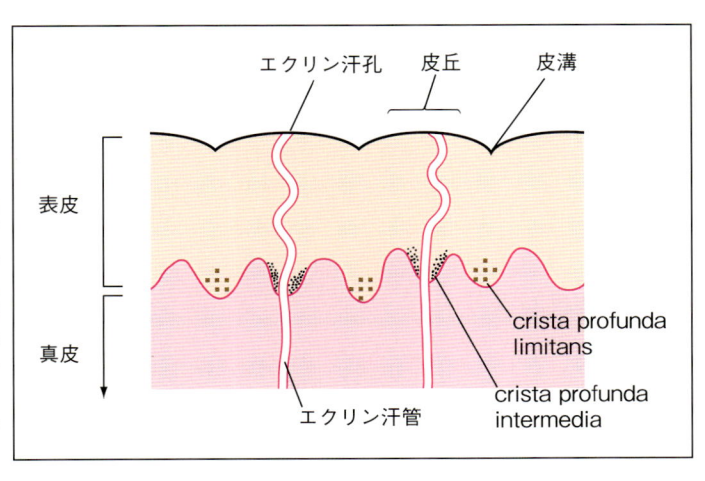

■ 第1部 総論

図28 掌蹠のメラノサイト系病変の代表的なダーモスコピー所見の図解
小さな白丸はエクリン汗孔の開口部を示す．皮溝に沿った平行線状色素沈着を示す parallel furrow pattern は，皮溝に一致する1本の実線で構成されるものが基本型であるが（A-1），皮溝の両側をふちどる2本実線である double line variant（A-2），1本点線の dotted line variant（A-3），2本点線の double dotted line variant（A-4）などの亜型がある．皮溝を横切る方向の線状色素沈着が加わった lattice-like pattern（B），ならびに皮野を斜め方向に横切る密な細繊維状色素沈着で構成される fibrillar pattern（C）も良性の母斑の定型的パターンである．これに対し，掌蹠の悪性黒色腫の色素斑部や早期病変では皮丘に一致する帯状の色素沈着である parallel ridge pattern が高率かつ特異的に認められる（D）．

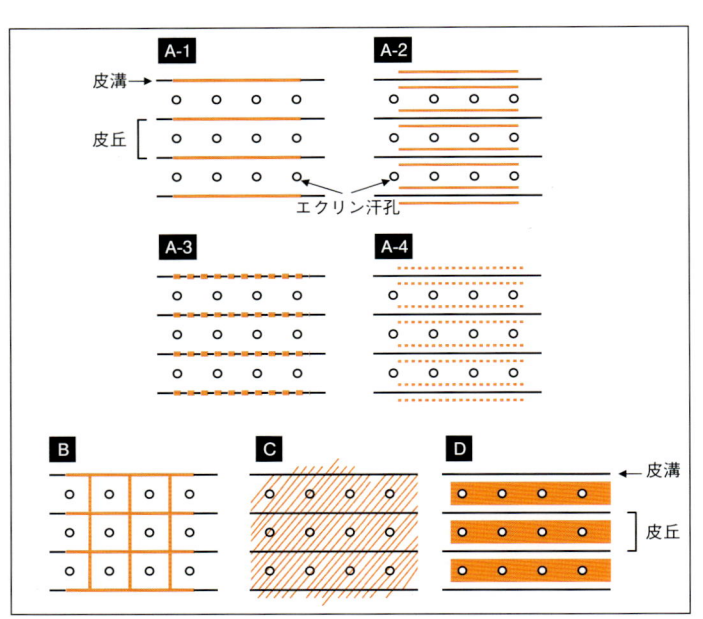

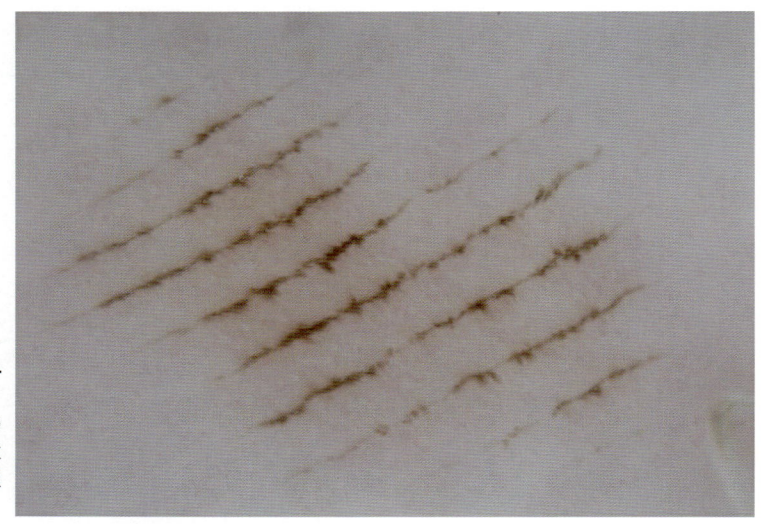

図29 掌蹠の母斑のダーモスコピー所見（1）：parallel furrow pattern
掌蹠の良性の色素細胞母斑の基本的な所見で，皮溝に一致する平行線状の色素沈着を呈する．

つは，皮溝の下に位置する表皮突起（crista profunda limitans）である（図27）．掌蹠の色素性病変，特にメラノサイト系病変のダーモスコピー所見の評価にあたっては，上記の特徴を頭に入れておくことが必要である．

A）色素細胞母斑

掌蹠の後天性色素細胞母斑の大多数は境界部型であり，境界部要素優勢の複合型もみられるが，真皮内型はまれである．そのために，この部の母斑は表皮の構築に依拠した特徴的ダーモスコピー所見を呈する．掌蹠のメラノサイト系

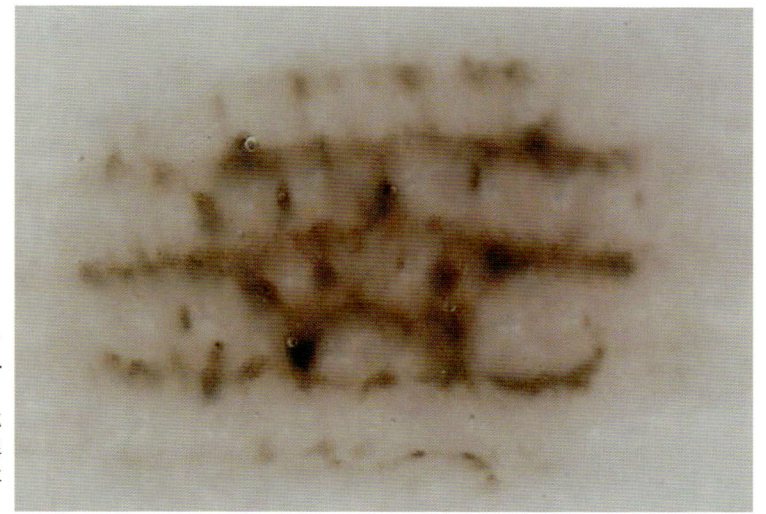

第３章　各疾患のダーモスコピー所見（掌蹠の病変）

図30　掌蹠の母斑のダーモスコピー所見（2）：lattice-like pattern
皮溝に沿った平行線状色素沈着に加え，これと直交する線状色素沈着がみられ，格子状のパターンを呈する．

病変で認められる代表的なダーモスコピーのパターンを模式図で**図28**に示した[13-18]．

ダーモスコピー所見

- 代表的なパターンが parallel furrow pattern（PFP；皮溝平行パターン）である．PFPは皮溝に沿った平行線状色素沈着を呈するもので（**図29**），1本の実線で構成されるものが基本型である．ただし，2本の実線が皮溝の両側に存在する二重線亜型 double line variant や点線亜型 dotted line variant などもみられる．
- PFPに，これと直交する線状色素沈着が加わったものを lattice-like pattern（LLP；格子様パターン）といい（**図30**），やはり掌蹠の母斑の代表的所見の1つである
- 掌蹠母斑のもう1つの代表的所見が fibrillar pattern（FP；繊維状パターン）であり，皮丘・皮溝を横切る方向に配列する細繊維状の密な線状色素沈着としてみられる（**図31**）．
- 掌蹠の母斑では，以上のいずれかのパターンがほぼ一様に分布して認められることが多い．1病巣内に2つ以上のパターンが併存することもあるが（**図32**），その場合でも，全体として秩序ある配置を示す．
- 以上のパターンに dots/globules などを伴うことがある．
- そのほかに，globular pattern，reticular pattern，homogeneous pattern などの報告もあるが[19-21]，いずれも頻度は低い．筆者らはこれらを non-typical pattern としてまとめていた．
- 信州大学皮膚科における掌蹠母斑のダーモスコピー所見のパターン別頻度を**表8**に示した．半数近くがPFPを呈する．白人でもほぼ同様なことが報告されている[19, 20]．

【注】：掌蹠の色素細胞母斑の主要3パターンのなかでもPFPがダーモスコピー所見の基本型であると考えられる．LLPの多くは足底の土踏まず部に，一部は足縁部

■ 第1部　総論

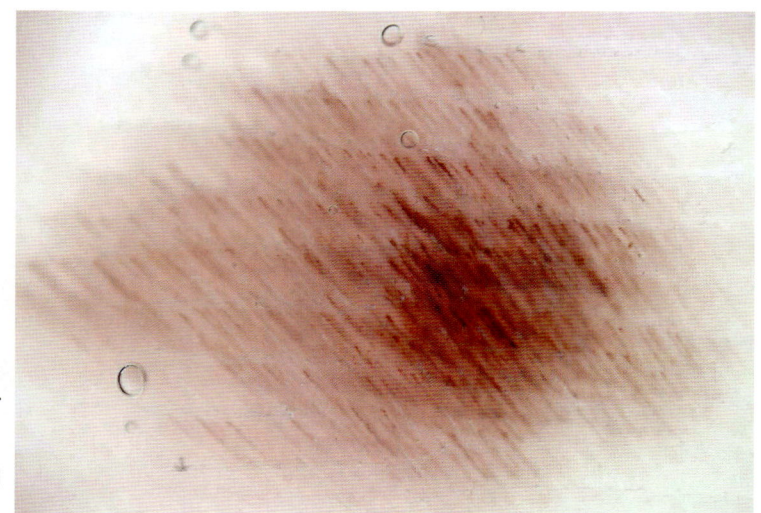

図31　掌蹠の母斑のダーモスコピー所見（3）：fibrillar pattern
細繊維状の色素沈着が皮溝を斜めに横切る方向に密に配列している．

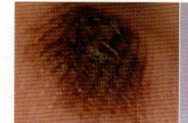

臨床像

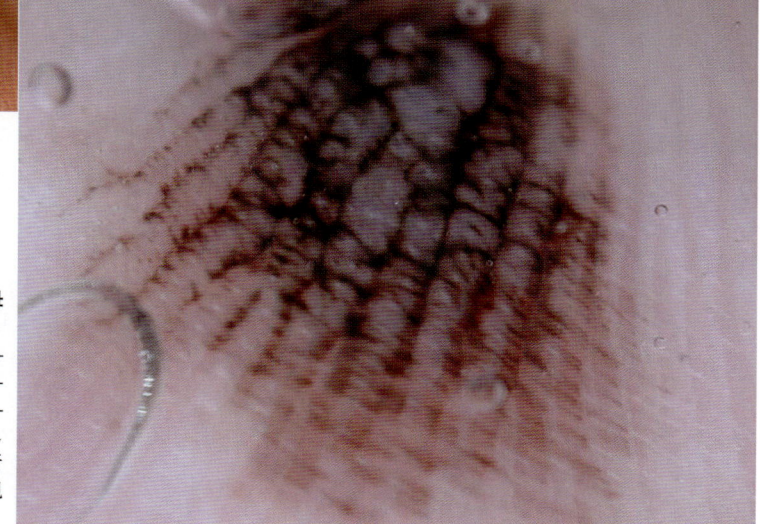

図32　足底の色素細胞母斑のダーモスコピー所見
この病変病巣内には，parallel furrow pattern，lattice-like pattern，fibrillar patternの3つの所見が併存して認められる．ただし，各所見の配置には一定の秩序と規則性が認められる．

表8　掌蹠の色素細胞母斑：ダーモスコピー所見のパターン別頻度

パターン	Saida, et al (2007)	Malvehy, et al (2004)*
parallel furrow pattern	40 (42%)	111 (53%)
Lattice-like pattern	13 (13)	26 (12.5)
Fibrillar pattern	20 (21)	13 (6)
Homogeneous pattern	2 (2)	15 (7)
Globular pattern	5 (5)	11 (5)
Reticular pattern	3 (3)	5 (2.5)
Non-typical pattern	14 (14)	29 (14)
Total	97 (100)	210 (100)

*文献19）より引用

第 3 章　各疾患のダーモスコピー所見（掌蹠の病変）

図 33　末端黒子型黒色腫の色素斑部のダーモスコピー所見（早期病変で認められる parallel ridge pattern の所見）
皮丘に一致する帯状の色素沈着が認められ，皮溝部は着色していない．

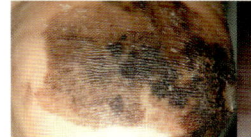

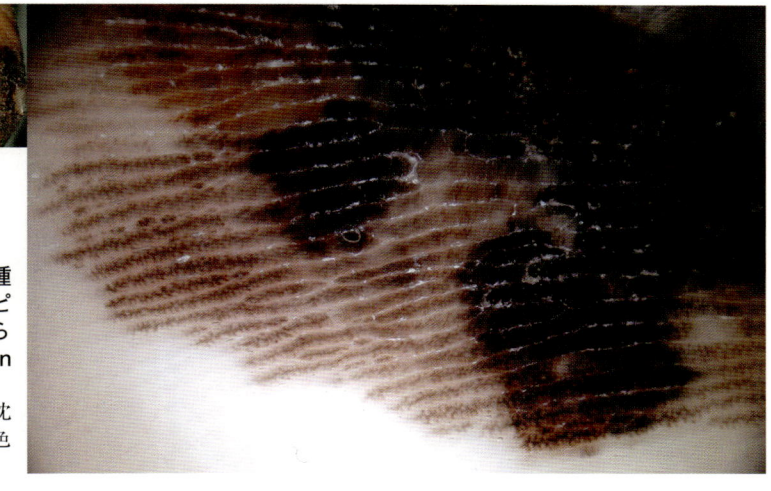

臨床像

にみられる．これらの部位では皮野が平行線状のみでなく，これと交差する方向にもみられる．このような解剖学的特徴によって LLP が生じると考えられる．他方，FP は足底では体重負荷が直接かかる部位に多くみられる．この圧迫のために，角層が斜め横方向へのずれを生じる．表皮基底層部で産生されたメラニン色素は，この角層の傾斜に沿って移動，分布する．これをダーモスコピーで観察すると繊維状の色素沈着としてみられることになる[17]．したがって，悪性黒色腫の病変でも，体重負荷部などでは FP の所見を呈することがある．

　掌蹠母斑のダーモスコピー所見の上記 3 主要パターンのいずれにおいても，母斑細胞巣は組織学的には皮溝の下に位置する表皮突起 crista profunda limitans 部に主として存在する．その意味からも PFP が基本型であるとみなすことができる[15, 17]．

　掌蹠でも先天性色素細胞母斑の場合は，母斑細胞の分布が真皮内要素優位なことや，真皮内型のことがあり，ダーモスコピーではびまん性パターンなどを呈することが多い．

B）末端黒子型黒色腫（acral lentiginous melanoma；ALM）

　掌蹠や爪部に生じる悪性黒色腫は末端黒子型黒色腫あるいは肢端黒色腫 acral melanoma と呼ばれ，最近，独特な分子異常を呈することが明らかにされた[22]．

ダーモスコピー所見

- Parallel ridge pattern（PRP）と称する特異な所見が高率かつ特異的に認められる．これは，皮丘に一致する帯状の色素沈着であって，ALM の色素斑部や ALM の早期病変で認められる（**図 33**）[14-18, 23-25]．PRP の ALM に対する診断感度は早期病変の段階から 86％，特異度は 99％である[16]．ALM の早期検出に極めて有用な所見である[25, 26]．
- ALM の病巣内にも母斑のパターンである PFP や LLP，FP などが認められることはあるが，その場合，これらの所見は病巣内の一部に不規則に分布し，母斑における全体的な秩序ある分布所見とは全く異なる．
- 少し進行した段階になると濃淡差のある不整な無構造領域である irregular

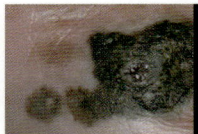

図34 進行期の末端黒子型黒色腫のダーモスコピー所見
Irregular diffuse pigmentation, blue-whitish veil, 潰瘍に加え，部分的に fibrillar pattern（□）も見いだされる．辺縁部の一部には parallel ridge pattern（○）も認められる．

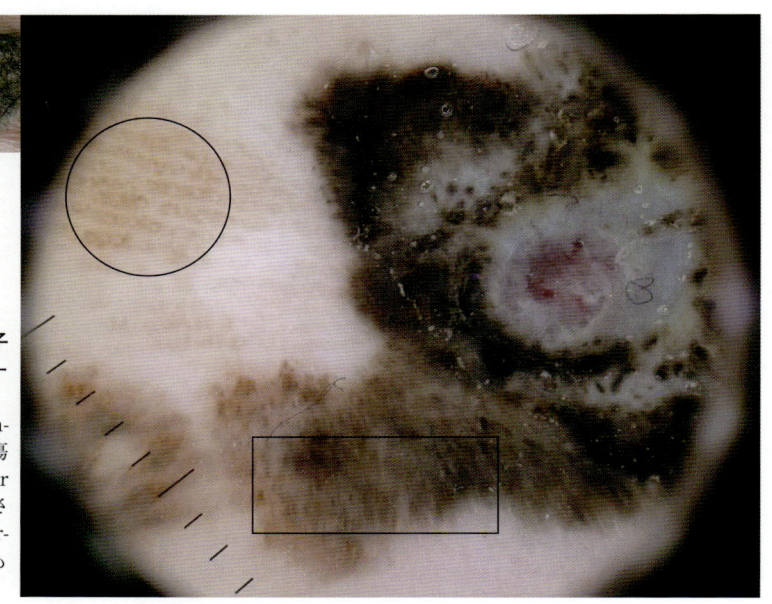

diffuse pigmentation を呈するようになる[16, 27]．また，irregular dots/globules, irregular streaks, abrupt edge なども認められるようになる．
- さらに進行すると blue-whitish veil や regression structures なども生じてくる（図34）．
- 掌蹠の無色素性黒色腫の診断には血管所見が役立つ可能性があるが，詳しい解析はなされていない．

【注】：PRP の所見に対応して，ALM の色素斑部やその早期病変では，組織学的に腫瘍細胞の増殖が皮丘の下に位置する表皮突起部 crista profunda intermedia に優位に認められる．このことは，掌蹠の悪性黒色腫早期病変と良性の母斑では，腫瘍細胞の増殖部位が異なることを意味する．組織発生論的にも極めて興味深い事実である[11, 24]．

C）皮内血腫と black heel

ダーモスコピー所見
- 掌蹠の皮内血腫は，他部位のそれと同様に red-bluish to red-black homogeneous areas の所見を呈する（図35）．
- Black heel（スポーツシューズなどによる摩擦で踵部に生じる表在性の出血斑）は，赤黒色調の玉石状色素沈着が主として皮丘部に多発，配列する所見を呈する（図36）．この所見を（reddish-black）pebbles on the ridges と呼んでいる[15]．

D）エクリン汗孔腫

エクリン汗孔腫は手足に好発するが，他部位にも生じる．紅色調結節として

第 3 章　各疾患のダーモスコピー所見（掌蹠の病変）

臨床像（→）

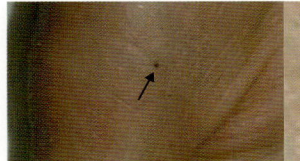

図 35　皮内血腫のダーモスコピー所見
定型的な red-bluish to reddish-black homogeneous areas が認められる．

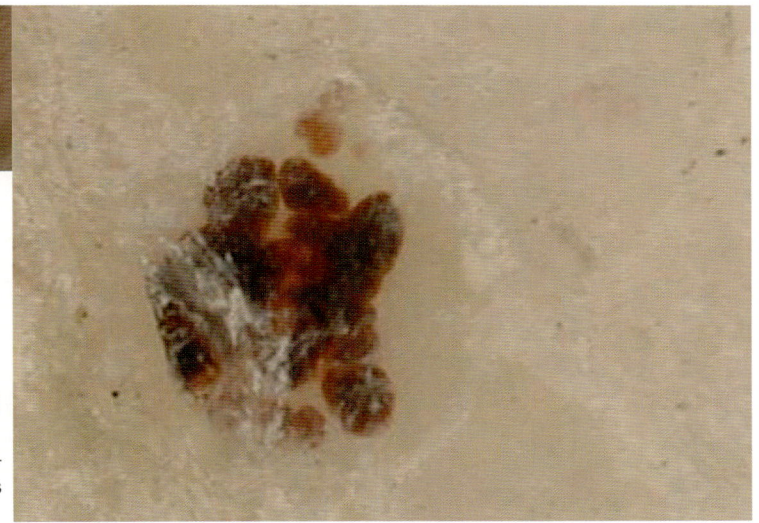

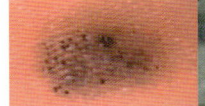

臨床像

図 36　いわゆる black heel のダーモスコピー所見
皮丘部を中心に境界明瞭な赤黒色の玉石状色素沈着が多数認められ，reddish-black pebbles on the ridges の所見を呈している．

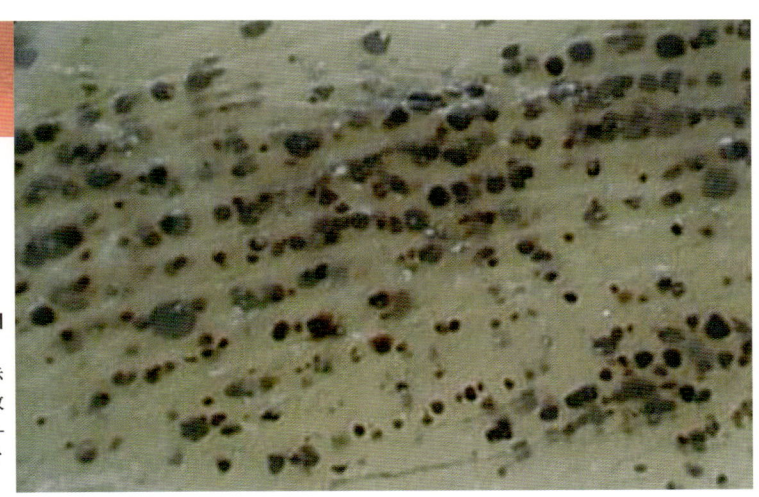

みられることが多いが，ときに黒色調を呈することもある．前者の場合は無色素性悪性黒色腫や血管拡張性肉芽腫との鑑別が，後者の場合は基底細胞癌や悪性黒色腫との鑑別が臨床上，問題になる．

ダーモスコピー所見
- 紅色結節の場合，やや粗大な淡白色調の網状構造（wide whitish network と仮称）がみられ，その網穴部分に細い hairpin vessels（loop-like vessels）が見いだされる（図 37）．この血管パターンは悪性黒色腫でみられる太く不規則な hairpin vessels とは異なる（毛細血管拡張性肉芽腫との鑑別については次項を参照）．
- 黒色調のエクリン汗孔腫は，無構造な黒色調色素沈着と blue-whitish veil 様所見を呈し，悪性黒色腫との鑑別が難しいが，pigment network，dots/globules などは見いだされない．基底細胞癌との鑑別も難しいが，血管所見

■ 第1部　総論

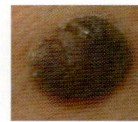

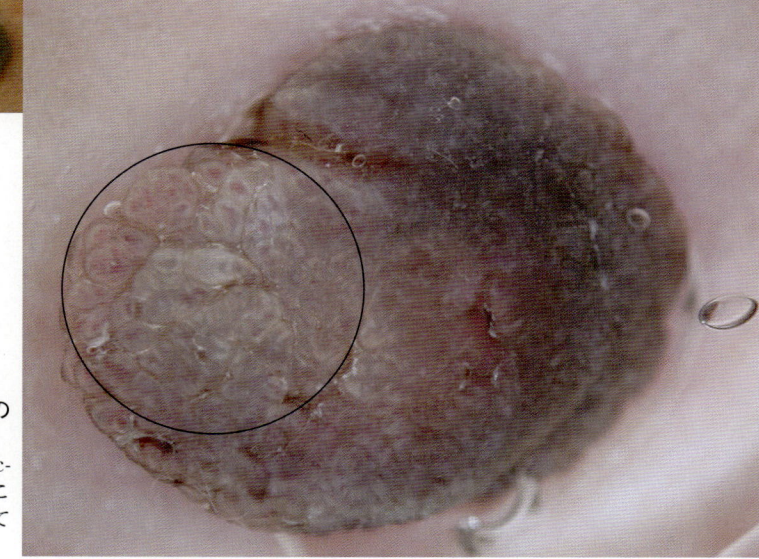

図37　エクリン汗孔腫のダーモスコピー所見
Exophytic papillary structures（○）がみられ，そこに hairpin vessels を伴っている．

が arborizing vessels とは異なる．

E）毛細血管拡張性肉芽腫

臨床的に無色素性悪性黒色腫との鑑別が問題になりうる．

ダーモスコピー所見
- 鮮紅色の無構造領域としてみられ，しばしばびらん，痂皮を伴う（**図38**）．
- 一部，表面の角化を反映して，淡乳白色調を伴うことがある．
- 悪性黒色腫に特徴的とされる linear-irregular vessels はみられない．
- エクリン汗孔腫との鑑別は，本腫瘍が強い鮮紅色を呈すること，エクリン汗孔腫では wide whitish network の所見がみられること，などが参考になる．

4. 爪甲の病変

　爪甲色素線条 melanonychia striata（longitudinalis）は，爪母部に存在する（通常ではメラニン色素を産生しない）メラノサイトがメラニン色素を産生することによって生じる．原因としては，薬剤やホルモンなどの影響による反応性のもの（この場合，複数の爪甲に色素沈着がみられることが多い）と，爪母部のメラノサイトが腫瘍化してメラニン色素を産生する場合がある．後者は通常，単発性病変としてみられる．腫瘍性病変としては良性の色素細胞母斑と悪性黒色腫があり，特に悪性黒色腫の早期病変と良性の母斑の鑑別が臨床的にしばしば問題になる[28]．また，爪甲下血腫も黒色調を呈し，悪性黒色腫との鑑別がときに問題になる．

第3章 各疾患のダーモスコピー所見（爪甲の病変）

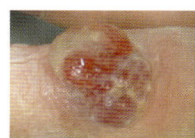

臨床像

図38 毛細血管拡張性肉芽腫のダーモスコピー所見
極めて鮮やかな紅色調の無構造な所見が特徴的である．上部の白色調は角質増生を反映する．右下方部の区画状の白色パターンは角質増生とともに病巣を分葉状に区画する線維性間質も関与している所見と考えられる．

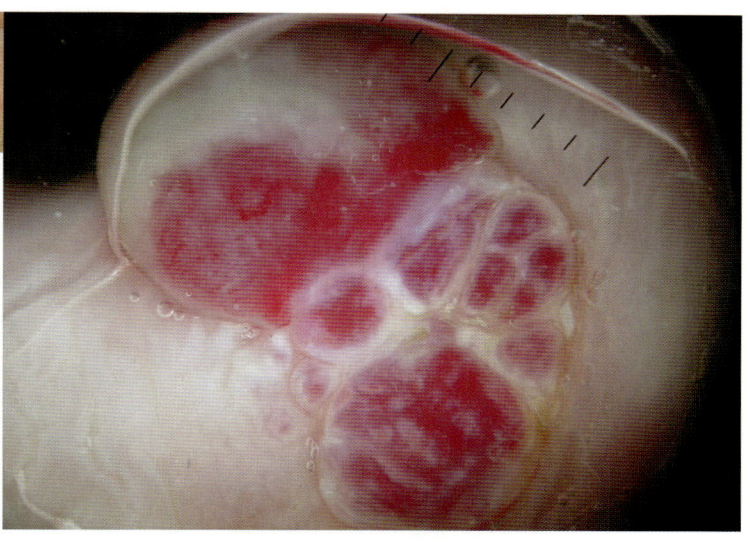

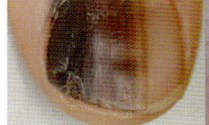

臨床像

図39 爪部の色素細胞母斑のダーモスコピー所見
爪甲に淡褐色から濃褐色の色素線条帯がみられる．外側へ向かって次第に濃さを増しており，各線条の不整は目立たない．爪上皮（○）にも色素沈着はみられない（下部の爪甲の色素沈着は透見されるが）．

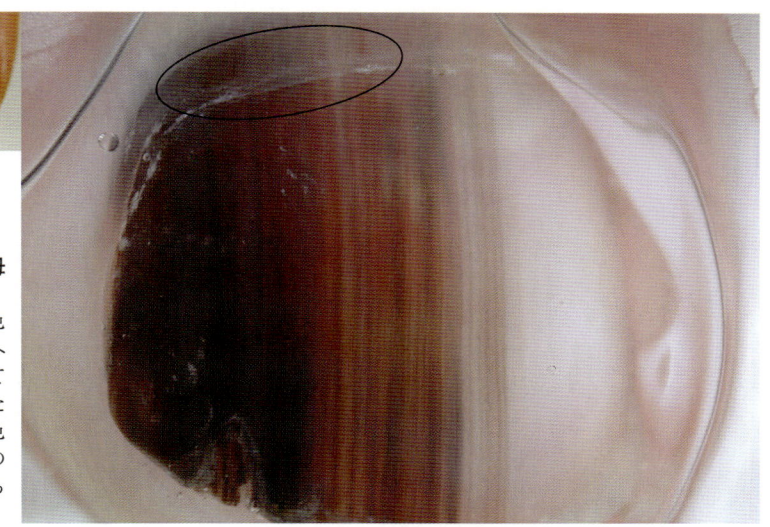

A）爪部色素細胞母斑

ダーモスコピー所見
- 爪甲の色素線条帯は比較的細い色素線条の集合で構成されており，各線条の色調，幅，分布に秩序があり，不規則，不整が目立たない（regular lines）（図39）．
- 通常は爪甲周囲の皮膚に色素沈着を伴わないが，まれに（特に小児の場合）爪下皮や指尖皮膚に色素斑を伴うことがある．この場合，この色素斑がparallel furrow patternなどの良性パターンを示せば，母斑と診断される．

■ 第1部　総論

臨床像

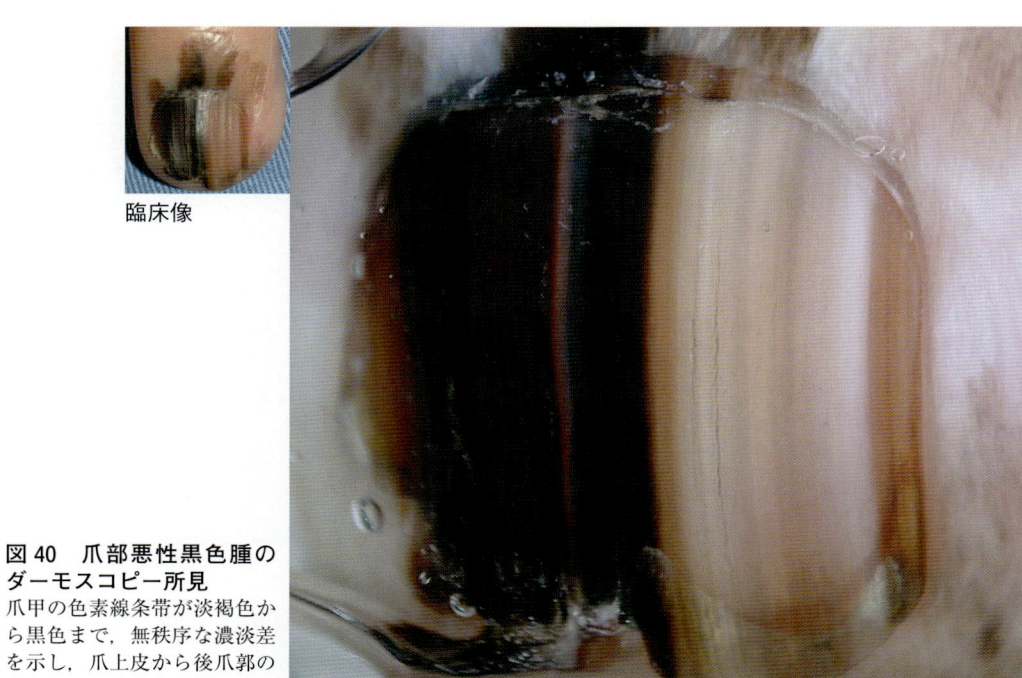

**図40　爪部悪性黒色腫の
ダーモスコピー所見**
爪甲の色素線条帯が淡褐色か
ら黒色まで，無秩序な濃淡差
を示し，爪上皮から後爪郭の
皮膚にも色素沈着を伴ってい
る．

臨床像

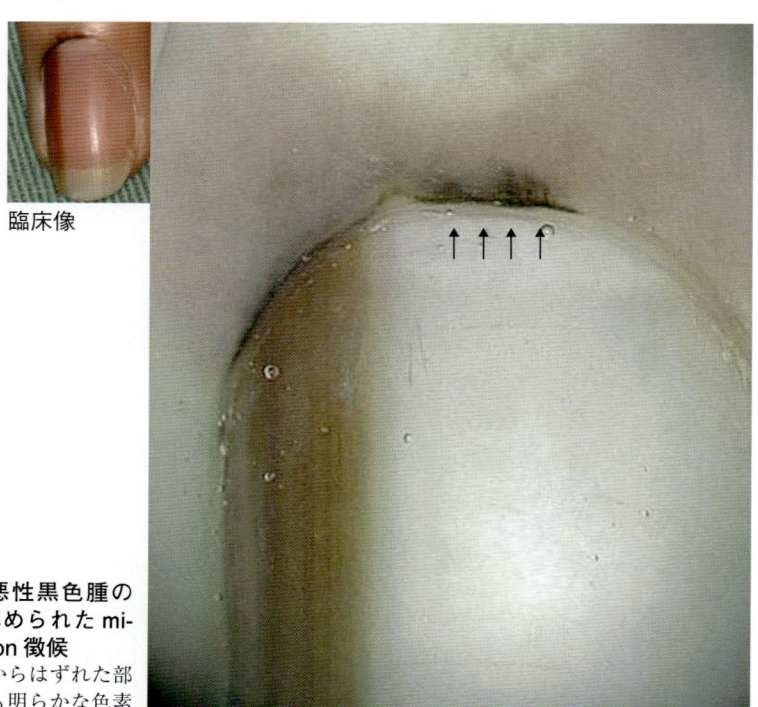

**図41　爪部悪性黒色腫の
早期病変で認められた mi-
cro-Hutchinson 徴候**
爪甲色素線条からはずれた部
位の爪上皮にも明らかな色素
沈着が認められる（→）．

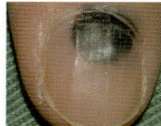

第3章　各疾患のダーモスコピー所見（爪甲の病変）

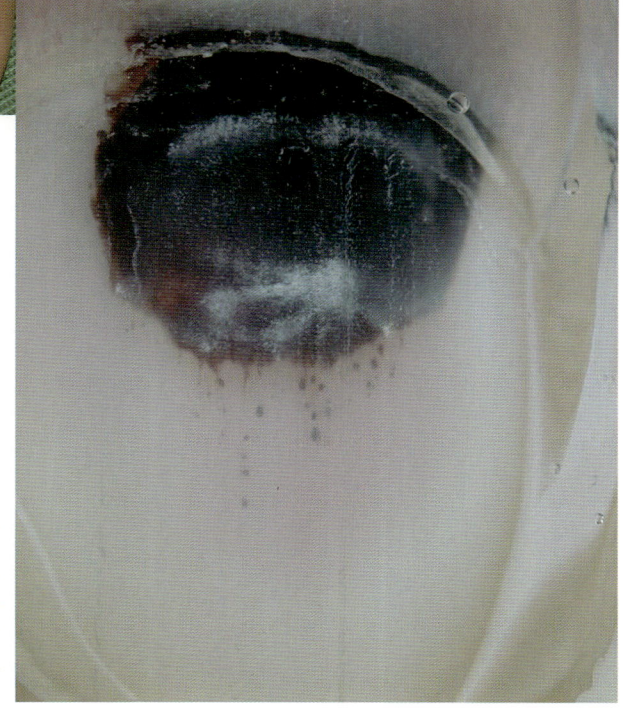

図42　爪下血腫のダーモスコピー所見
黒色調の色素沈着をきたしているが，境界が平滑で明瞭であり，一部に赤色調を伴っている．satellite も認められる．

逆に，parallel ridge pattern を示せば悪性黒色腫を疑って対処しなければならない．

B）爪部悪性黒色腫

ダーモスコピー所見
- 爪甲の色素線条帯を構成する各線条の色調，幅，分布が無秩序で，不規則，不整である（irregular lines）（図40）[29, 30]．
- 各線条を中枢側から末梢側へたどると，その幅や色調の濃さに無秩序な差異が認められる．
- 爪甲周囲の皮膚へ色素沈着を伴うことがあり（Hutchinson 徴候），その場合にはこの色素斑部のダーモスコピー所見が診断に役立つ．特に爪下皮や指尖皮膚に色素斑がみられ，parallel ridge pattern の所見を呈すれば悪性黒色腫の診断を確定できる[23]．
- 爪甲中枢端の爪上皮にダーモスコピーにて検出できる色素沈着を micro-Hutchinson 徴候といい，悪性黒色腫である可能性を強く示唆する（図41）．

C）爪下血腫

ダーモスコピー所見
- 爪甲に境界明瞭で，辺縁平滑な黒色から赤黒色の無構造な色素沈着として認められる（red-bluish to red-black homogeneous areas）（図42）．
- 周囲に赤黒色の衛星状出血巣（satellite）が小滴状に見いだされることが多い．

第2部

診断演習

初級編 ………………… 43

中級編 ………………… 91

上級編 ………………… 139

初級編 1　左側胸部にみられた黒褐色斑

所見は？診断は？

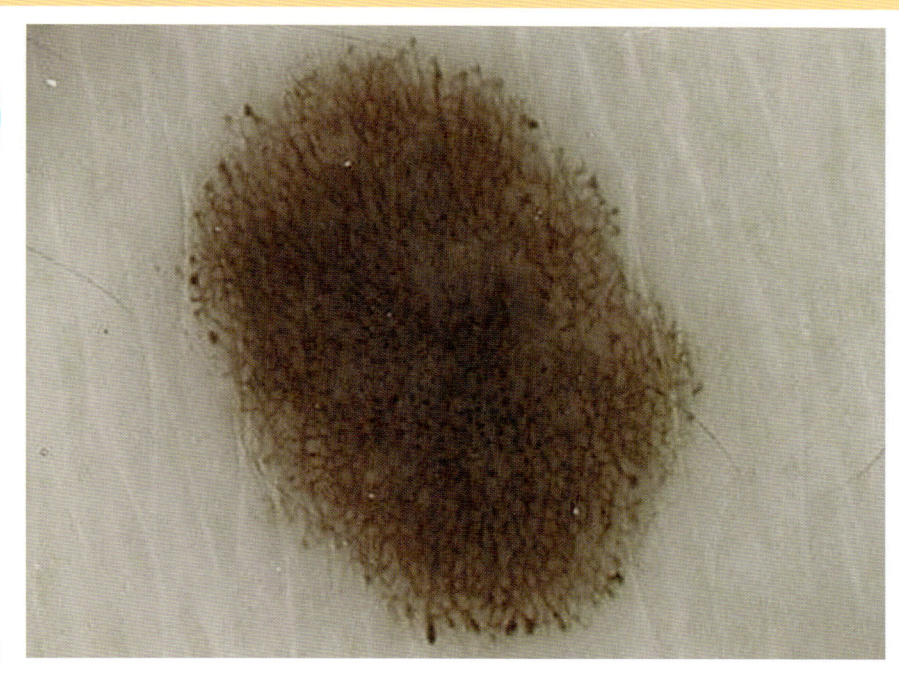

図1　ダーモスコピー像

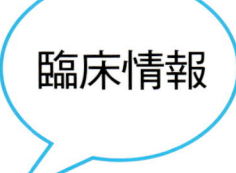

臨床情報

23歳，女性．10歳代より体幹などに黒褐色斑が数個生じ，徐々に増大してきた．

初診時，左側胸部などに黒褐色調の色素斑が数個散在していた．図1は最も大きな9×4 mm大の病変（図2）のダーモスコピー像である．

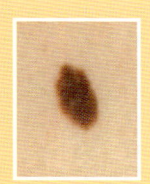

図2　臨床像

チェックポイント
（解答は次頁）

1. この病変の主要なダーモスコピー所見は何か？
2. 病巣辺縁部に何が認められるか？
3. 全体像から判定して，良性，悪性のどちらの可能性が高いか？CASH法や3-point checklistで判定してみよう．
4. ABCD rule, Menzies法, 7-point checklistでも評価してみよう．

■ 第2部　診断演習

> **こう読む**　中央部は比較的びまん性の褐色調色素沈着を示し（図1′：＊），辺縁部は網目状の色素沈着（pigment network）（#）を示す．また，辺縁部には顆粒状の dots/globules（→）が散在性に見いだされる．中央部の一見，無構造 homogeneous（structureless）に見える部分でも，よく見ると網目状のパターンを認識することができる．

チェックポイントの解答

1. Pigment network
2. Dots/globules（図1′：→）がいくつか認められる．
3. 良性病変と判定される（CASH 法：単調な色調，対称性で均一な所見；3-point checklist：0点）．
4. いずれの診断手順でも良性と判定される〔ABCD rule：TDS＝2×0.5＋3×0.5＝2.5（A：0，B：0，C：2，D：3），7-point checklist：0点，Menzies 法：symmetry の存在〕．

診断　Clark 母斑

　Clark 母斑は後天性色素細胞母斑の一型であって，若年者の体幹などに好発する．ごくありふれた良性の病変で，円形から楕円形状の黒褐色斑としてみられることが多い．かつて，dysplastic nevus（異形成母斑）とも呼ばれ，一部の研究者はこれを良性の母斑と悪性黒色腫の中間病変と位置付けたため，概念の混乱をきたした．ここでは，Clark 母斑を単なる良性の母斑とみなし，悪性黒色腫の早期病変とは別のものである，という立場から解説する（14頁参照）．

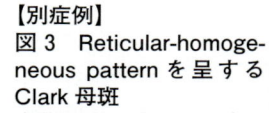

【別症例】
図3　Reticular-homogeneous pattern を呈する Clark 母斑
病巣周辺部に網目状の定型的な pigment network が認められ，中央部は homogeneous pattern を呈している．網紐が辺縁部で次第に淡くなるのは，本母斑の組織学的な fade out（周辺部で病勢が次第に弱まること）に対応する．＊は小脱色素斑．

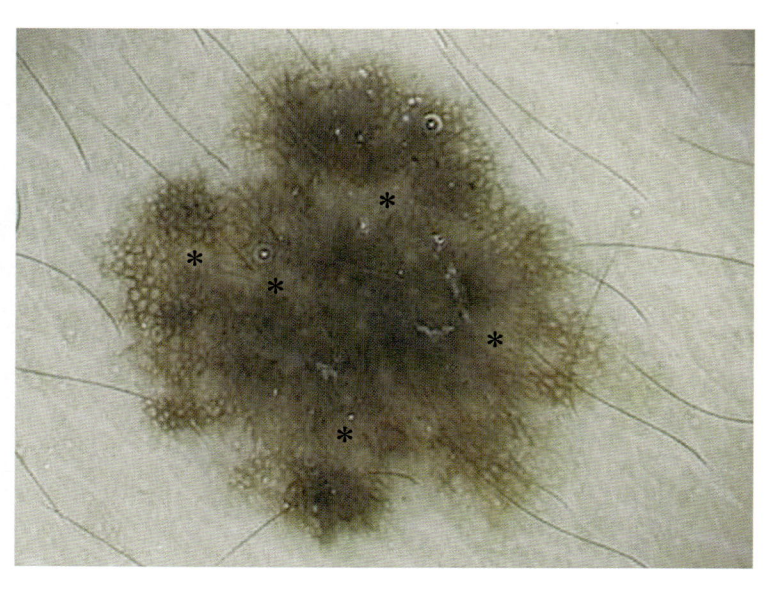

初級編 1　左側胸部にみられた黒褐色斑

【図1'の記号説明】
＃：pigment network
＊：homogeneous areas
→：dots/globules

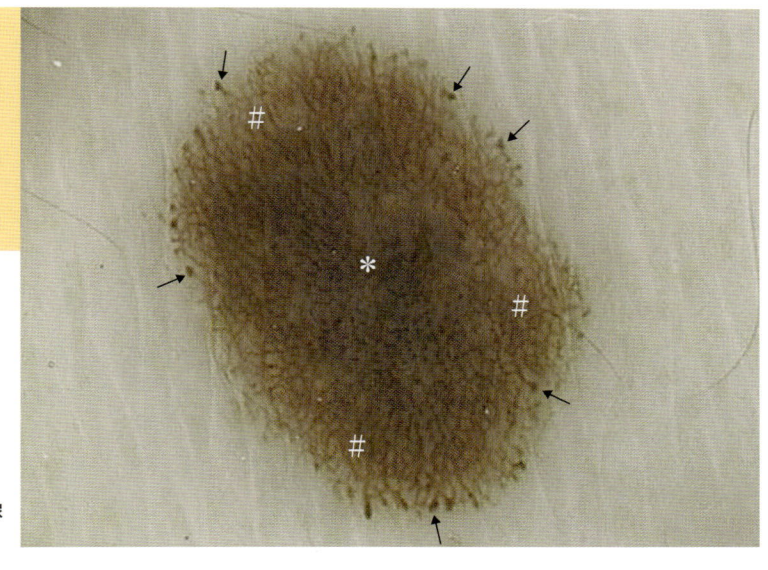

図1'　ダーモスコピー像
（記号を加え再掲）

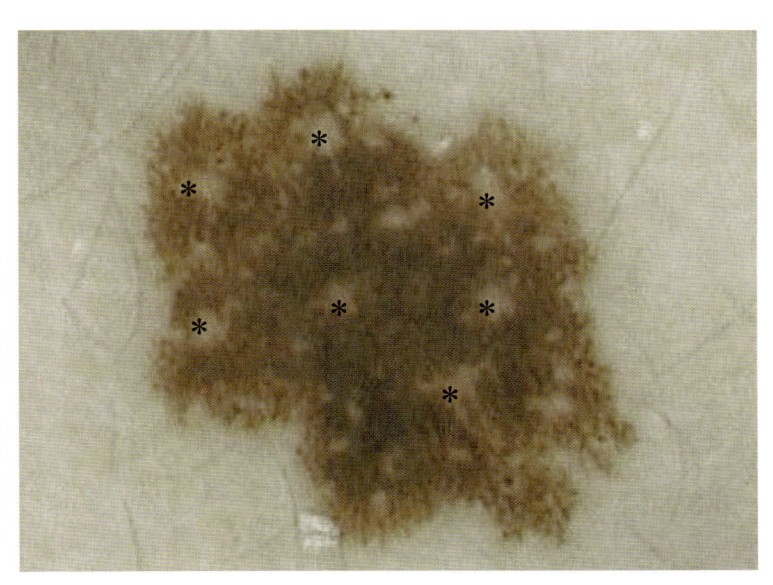

【別症例】
図4　Globular-homogeneous pattern の Clark 母斑
病巣辺縁部を中心に褐色調の dots/globules が比較的規則的に分布しており，中央部には homogeneous pattern を伴う．globules は表皮・真皮境界部から真皮上層に存在する母斑細胞の胞巣に対応する．＊は小脱色素斑．

Clark 母斑の
ダーモスコピー所見　Clark 母斑の代表的なダーモスコピー所見として以下の3パターンが挙げられる．① reticular pattern（主として pigment network からなるもの；図3），② globular pattern（dots/globules が主体のもの；図4），③ homogeneous pattern（無構造な色素沈着を示すもの）．上記の3パターンはしばしば併存して認められる．図1'は中央部が homogeneous pattern，辺縁部が reticular pattern を呈している（reticular-homogeneous pattern）．図3，図4も中央部に無構造な部分を伴っている．Clark 母斑のダーモスコピー診断において重要なことは，上記のような所見が全体として対称性に，秩序ある分布を示すことである．これに対し，悪性黒色腫の早期病変は非対称性で無秩序なダーモスコピー所見を示すことが特徴である．なお，図3，図4で認められる小脱色素斑

■ 第2部　診断演習

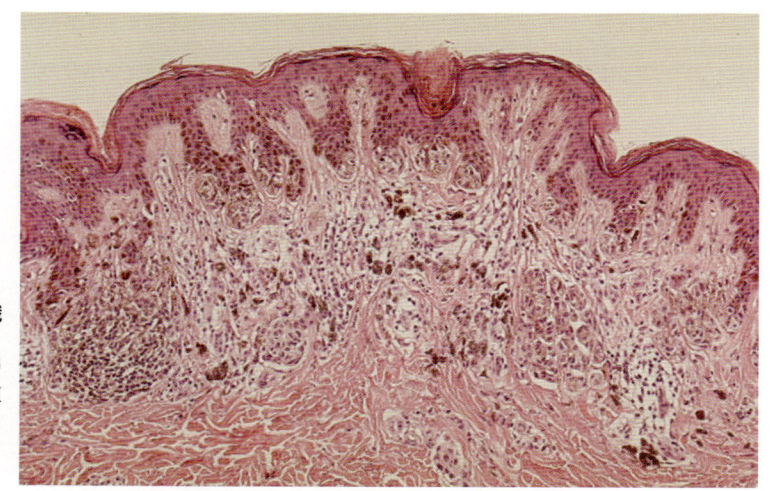

図5　図1の病変の組織像（病巣中心部）
表皮突起先端部や真皮上層で母斑細胞が盛んに増殖し，表皮・真皮境界部から真皮上層に多量のメラニン色素が存在している．

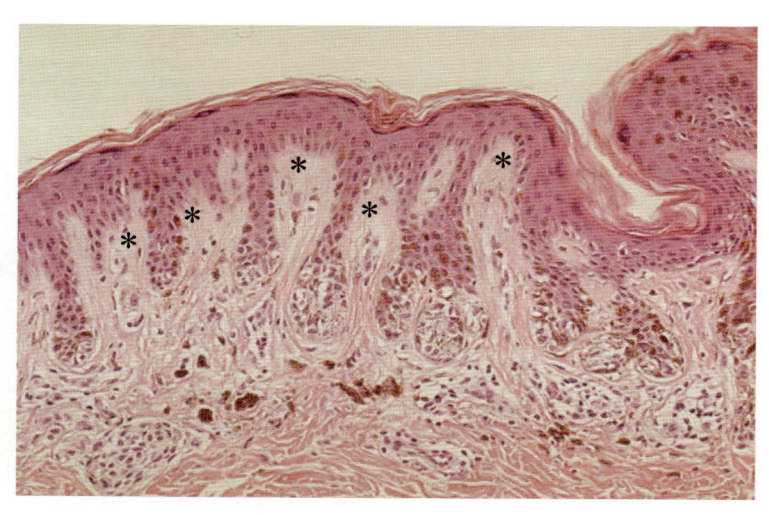

図6　図1の病変の組織像（病巣辺縁部）
延長した表皮突起の先端部に母斑細胞巣が存在し，多量のメラニン色素を伴う．これに対し，真皮乳頭（＊）上の表皮には母斑細胞の増殖はみられず，メラニン色素も乏しい．

（＊）は生毛の開孔部に相当する（perifollicular hypopigmentation）．

病理組織学的所見との対応関係

図1のダーモスコピー所見と病理組織学的所見の対応関係を見てみよう．組織学的に病変中央部において病勢が強く，表皮真皮境界部から真皮上層にメラニン色素が多量にびまん性に存在している（**図5**）．これが中央部の homogeneous な色素沈着（**図1'**：＊）に対応する．病変辺縁部では表皮突起が延長し，その先端部を中心に母斑細胞（メラノサイト）が増殖して胞巣を形成し，かなり多量のメラニン色素を伴っている（**図6**）．図1' の dots/globule（→）はこれらの胞巣に対応する．また，真皮乳頭（**図6**：＊）の上に位置する表皮には母斑細胞の増殖はなく，メラニン色素も目立たない．この真皮乳頭頂部が pigment network の網目の穴に相当し，網紐がメラニン色素に富む表皮突起に相当する．Clark 母斑における表皮突起の延長は規則的であるので，定型的な typical pigment network を呈する．図1' 中央の homogeneous な部分でもかすかにだが網目状パターンを認識できるのは，ここにもメラニン色素の増量を伴った表皮突起の延長があるからである（**図5**）．

初級編 2　鼻部に生じた黒色小結節

所見は？診断は？

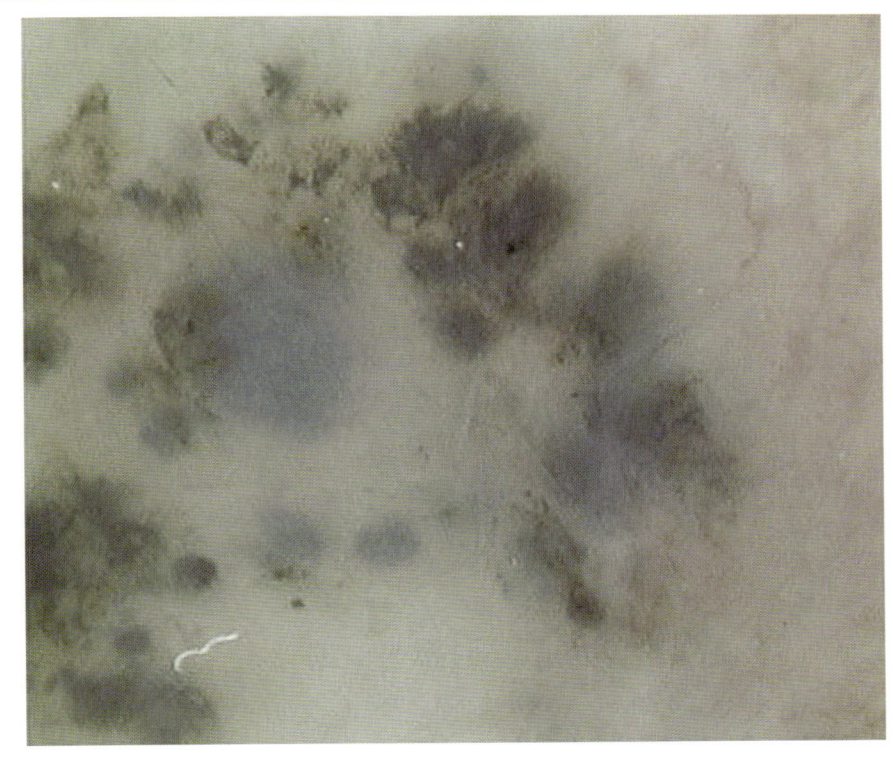

図1　ダーモスコピー像

臨床情報

78歳，男性．数年前，鼻部に黒色の小皮疹が生じ，徐々に増大してきた．
初診時，左鼻翼部に灰黒色から黒褐色調の小結節が多発，集簇する 11×10 mm の大きさの局面状結節が認められた（図2）．皮疹の表面は平滑で，過角化は認められない．

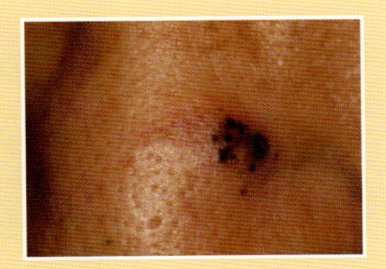

図2　臨床像

チェックポイント

1. メラノサイト系病変の所見は認められるか？
2. 良性病変と悪性病変のどちらの可能性が高いか？　3-point checklist で評価してみよう．
3. 中央部の青灰色の類円形状の所見を何と呼ぶか？
4. 周辺部の灰黒褐色調の部分の所見をどう捉えるか？
5. 血管所見は認められるか？

（解答は次頁）

■ 第2部　診断演習

こう読む

やや大型で卵円形を呈する灰青色の色素沈着 large blue-gray ovoid nests（図1'：＊）と黒褐色調の木の葉状形態の leaf-like areas（#）が多発しており，松葉状形態の spoke wheel areas（▶）と蛇行状の arborizing vessels（→）も見いだされる．網目状の色素沈着 pigment network は認められない．

チェックポイントの解答

1. 認められない．
2. 3-point checklist は総点2で（非対称性と blue-white structures），悪性腫瘍を疑う．
3. Large blue-gray ovoid nests
4. やや大型の構造物（図1'：#）は leaf-like areas，小型で突起を有するものは spoke wheel areas（▶）．
5. 蛇行状の arborizing vessels（→）が認められる．

診断　基底細胞癌

基底細胞癌のダーモスコピー所見

基底細胞癌（base cell carcinoma；BCC）か悪性黒色腫かが問題になる表面平滑な黒色調病変の鑑別に，ダーモスコピーはきわめて有用である．BCC のダーモスコピー所見は以下のようにまとめられる（Menzies の診断基準，27頁）．①pigment network が認められず，②arborizing vessel, large blue-gray ovoid nest, leaf-like areas, multiple blue-gray globules, spoke wheel areas, ulceration のうち少なくとも1つの所見を呈する．本症例は pigment network の所見を示さず，large blue-gray ovoid nests, leaf-like areas, spoke wheel areas を呈するので BCC と診断される．

pigment network は表皮内でのメラニン色素の増量と表皮突起の延長，顕

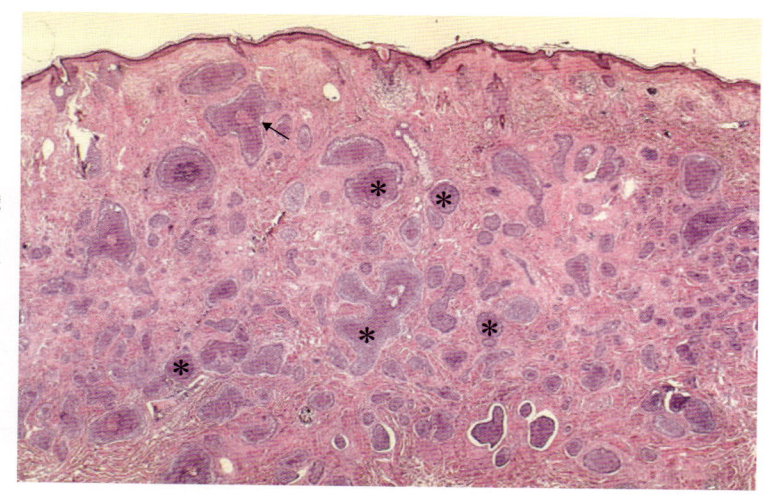

図3　図1の病変の組織像（弱拡大）
大小種々の腫瘍細胞巣が表皮直下から真皮深層にまで乱雑に存在している．中深層部に存在する充実性胞巣（＊）が large blue-gray ovoid nests に，比較的上層の多少不整な形状の胞巣（→）が leaf-like areas に相当する．

初級編2　鼻部に生じた黒色小結節

【図1'の記号説明】
* ：large blue-gray ovoid nests
\# ：leaf-like areas
▶ ：spoke wheel areas
→ ：arborizing vessels

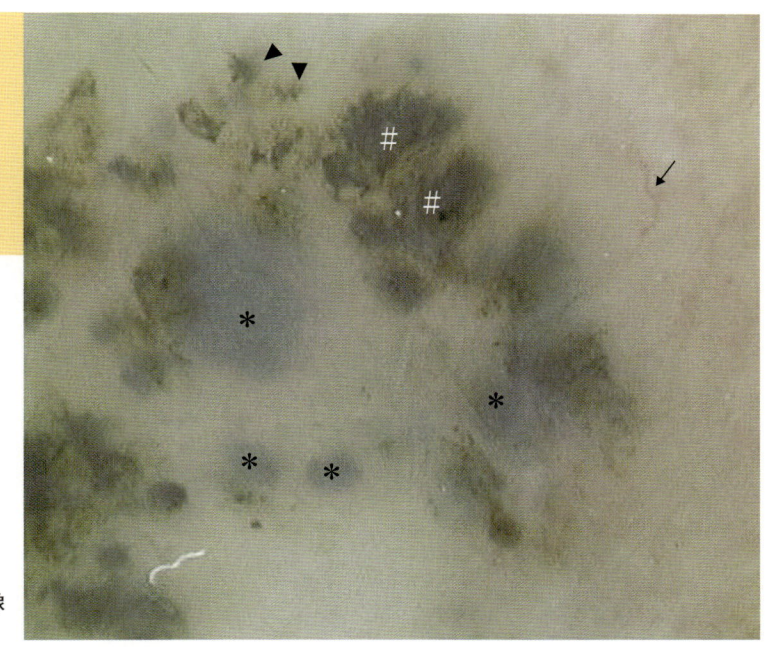

図1'　ダーモスコピー像
（記号を加え再掲）

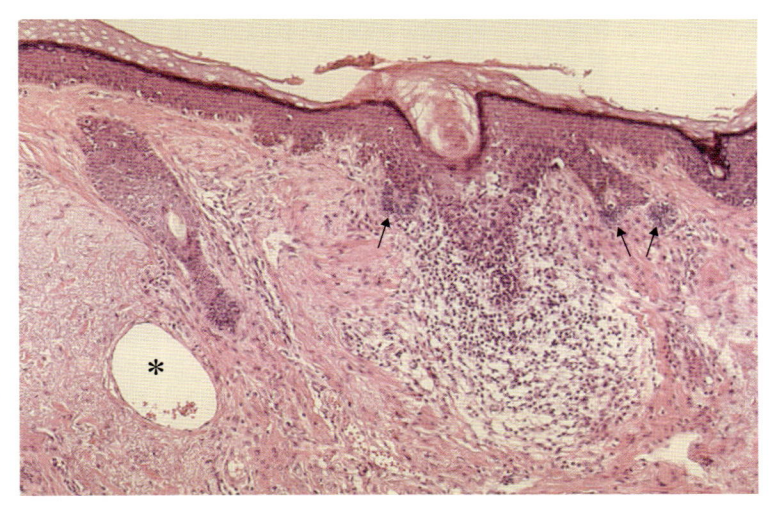

図4　図1の病変の組織像（浅層の強拡大）
表皮（毛包漏斗部）から真皮内へ蕾状に増殖する小胞巣（→）が spoke wheel areas に対応する．近傍の間質には arborizing vessels に対応する開大した毛細血管腔（＊）が認められる．

著化によって生じる所見である．BCC の被覆表皮にはメラニン色素の増量がなく，多くは高齢者の顔面に生じるので，表皮は萎縮性で表皮突起も目立たない．そのために BCC では pigment network が認められない．

病理組織学的所見との●
対応関係

本症例においてダーモスコピー所見と病理組織学的所見（図3，図4）との対応関係をみると，large blue-gray ovoid nests はメラニン色素を含有する大型の充実性胞巣が真皮の中深層部に存在（図3：＊）することに対応する．spoke wheel areas は表皮下面から真皮内へ分芽状に突出する小胞巣を反映し，表在型の BCC に特徴的な所見だが，他病型の BCC でも，同様の小胞巣が存在すれば（図4：→），この所見が見いだされる．(maple) leaf-like areas は真皮上中層部に存在する不整な形状の胞巣（図3：→）に対応する所見である．

■ 第2部　診断演習

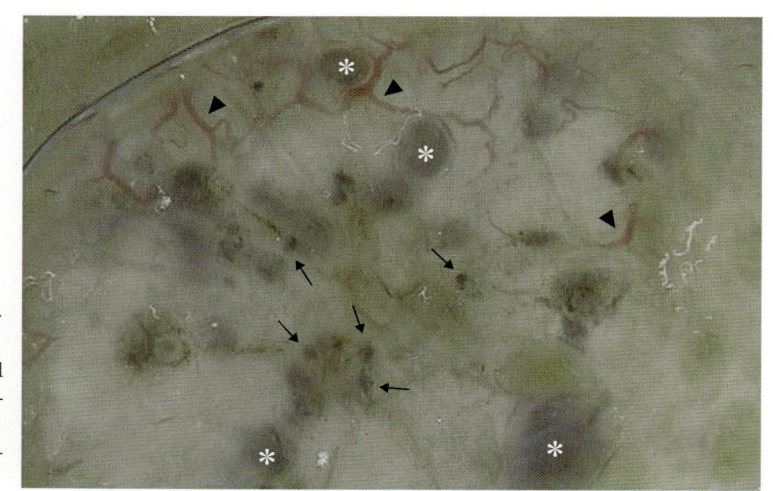

【別症例】
図5　基底細胞癌のダーモスコピー所見
Large blue-gray ovoid nests（＊），multiple blue-gray globules（→）とともに定型的な arborizing vessels（▶）が認められる．

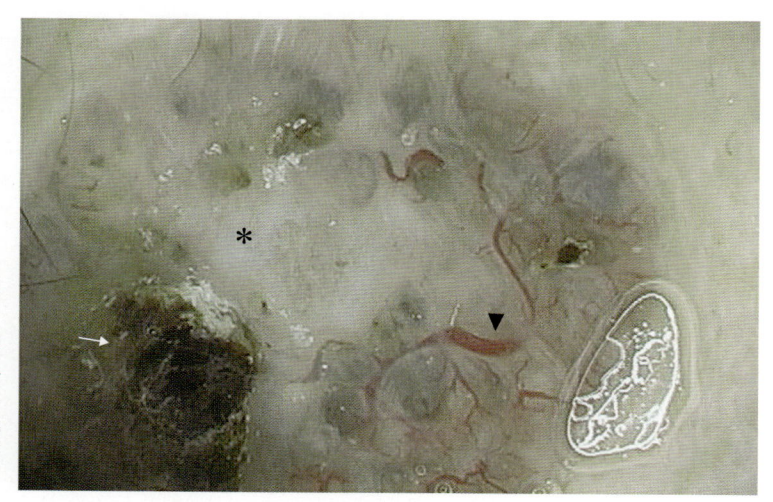

【別症例】
図6　基底細胞癌のダーモスコピー所見
灰青黒色の大型の塊状色素沈着としてみられ，blue-whitish veil の所見を示し（＊），arborizing vessels（▶）を伴う．一部は潰瘍化し，痂皮を付す（→）．

arborizing vessels　　図5の BCC では定型的な large blue-gray ovoid nests（＊）とそれより小型の顆粒状色素沈着 multiple blue-gray globules（→）が見いだされる．後者は真皮内の小型の胞巣を反映する．図5でもう1つ目立つのが蛇行状に走行する毛細血管拡張である（▶）．これは arborizing vessels と呼ばれ，BCC に特異性の高い所見である．組織学的に BCC の真皮上層には拡張した毛細血管が高率に見いだされ（図4：＊），arborizing vessel に対応することがわかる．

結節型の基底細胞癌　　図6は結節型の BCC のダーモスコピー所見であり，大型の灰青黒色調の色素沈着塊としてみられる．すりガラス状の blue-whitish veil（＊）の所見に加え，痂皮の付着する潰瘍化した部分（→）が認められる．このダーモスコピー所見は結節型の悪性黒色腫との鑑別が問題になるが，メラノサイト系病変のダーモスコピー所見（pigment network, pseudonetwork, dots/globules, streaks など）を欠如することと，定型的な arborizing vessels が認められることから，BCC と診断される．

初級編 ❸　右前腕にみられた黒褐色斑

所見は？診断は？

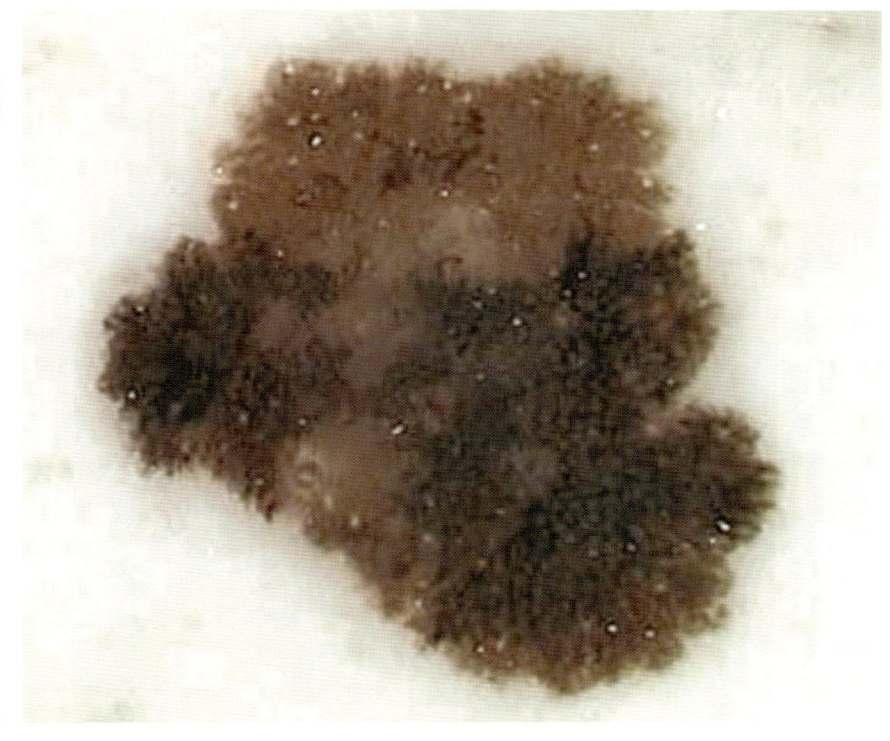

図1　ダーモスコピー像

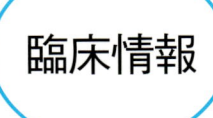

臨床情報

29歳，男性．マウンテンバイクが趣味で，10歳代から日光曝露の機会が多かった．初診の1年半ほど前に右前腕に黒褐色斑が生じているのに気づいた．徐々に拡大してきたので，当科を受診した．

初診時，右前腕屈側に 7.1×6.2 mm の黒褐色斑が存在していた（図2）．全体としてやや不整なヒョウタン型の形状を呈し，色調に多少の濃淡差が認められた．

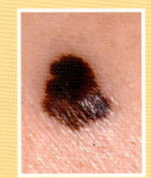

図2　臨床像

✓チェックポイント

1. 肉眼的には検出できない所見が多数みられる．どんな所見か？
2. CNMD 2000 の二段階診断法の第1段階ではどう評価されるか？
3. このダーモスコピー所見から良性，悪性のどちらを疑うか？CASH法や3-point checklistで検討してみよう．
4. ABCD rule, Menzies法, 7-point checklistでも評価してみよう．

（解答は次頁）

■ 第2部　診断演習

こう読む

辺縁部に streaks と呼ばれる線状色素沈着が多数みられ（図1'：▶），部分的に網目状の pigment network（○）が認められる．中央部などは無構造な structureless area の所見を呈しており，その一部はやや灰色調を帯びている．dots/globules も少数だが見いだされる（→）．また，全体的形状が非対称性で不整であり，外形に切れ込み状陥入 notching（➡）を伴う．色調の濃淡差も不規則，非対称である．

チェックポイントの解答

1. Streaks（図1'：▶），pigment network（○），dots/globules（→）など．
2. 上記1の所見よりメラノサイト系病変と判定される．
3. 悪性腫瘍と判定される（CASH法：多彩な色調，無秩序で非対称性の多様な構造所見，3-point checklist：2〜3点）．
4. いずれの診断手順でも悪性と判定される〔ABCD rule：TDS＝7.6（A：2，B：5，C：4，D：5），7-point checklist：4〜5点，Menzies法：多色性の非対称性病変＋radial streaming（streaks）など〕．

診断　悪性黒色腫（表在拡大型）の早期病変

ダーモスコピー所見　本症例はダーモスコピーにて streaks と pigment network の所見が認められることから生毛部のメラノサイト系病変と判定される．そして形状，色調の顕著な不整と非対称性，部分的に認められる irregular streaks，不規則に分布するやや粗大な atypical pigment network などの所見より悪性黒色腫と診断される．非隆起性で，blue-whitish veil のような青色調の色調を欠如することから，腫瘍細胞の深部への侵入は否定され，悪性黒色腫の早期病変と判定される．大部分は melanoma in situ 段階の病変とみなされるが，structureless area の一部はやや灰色調を帯びているので，一部，乳頭真皮への侵入をきたしているものと考えられる．

病理組織像　図3に本症例の組織像を示した．表皮内にメラノサイトの個別性増殖が目立ち，一部では密集するように増殖している（＊）．また，右側部では真皮乳頭層内に腫瘍細胞巣が認められる（＃）．メラニン色素の分布にかなり顕著な偏りが認められ，また表皮突起の長さ，間隔が一様でないことがわかる．atypical pigment network の所見はこれらの組織学的所見を反映している．streaks は表皮に沿ったメラノサイトの密集性の増殖や融合する胞巣を反映する．灰色調の所見は腫瘍細胞の乳頭真皮内への侵入を示唆する所見である．

臨床像との比較　本症例の臨床像（図2）とダーモスコピー像（図1）を見比べると，ダーモスコピーによって形状と色調の不規則性と非対称性がきわめて明瞭になることがわかる．また，肉眼的にはまったく認識できないさまざまな所見（streaks, pigment network, globules など）をはっきりと把握できるようになる．肉眼

初級編3　右前腕にみられた黒褐色斑

【図1'の記号説明】
- ▶：irregular streaks
- ○：pigment network
- →：dots/globules
- ➡：notching

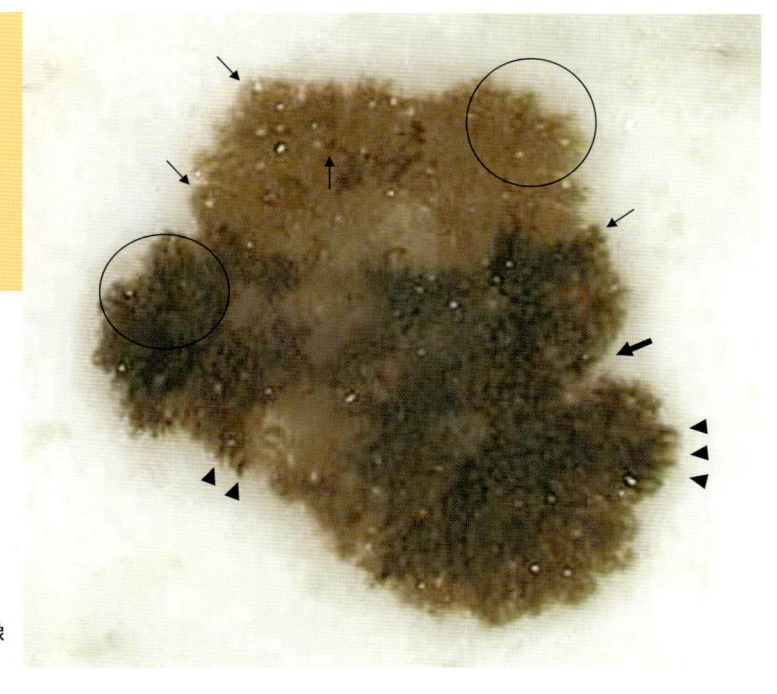

図1'　ダーモスコピー像
（記号を加え再掲）

図3　図1の病変の組織像
表皮突起の長さ，形状，間隔が不規則である．表皮内には異型メラノサイトが乱雑に増殖し，特に左方の表皮内では密に増殖し（*），メラニン色素が目立つ．右方部（#）では異型メラノサイトが真皮乳頭へ侵入している（tumor thickness ＝ 0.4 mm）．

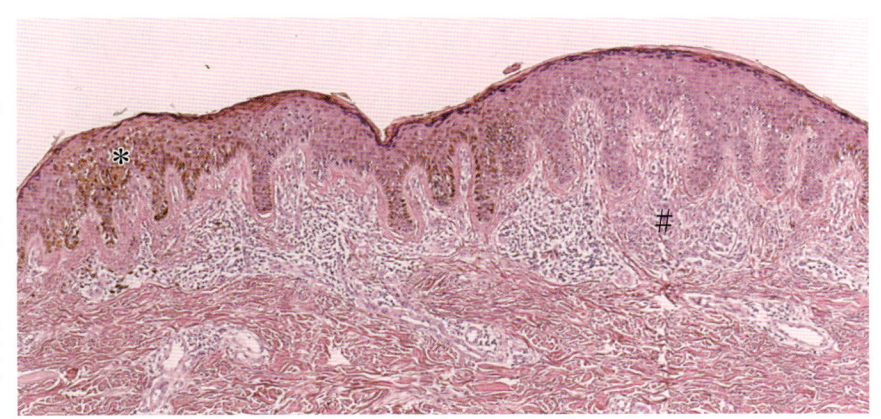

的にはClark母斑か悪性黒色腫早期病変か即断しかねる病変であるが，ダーモスコピー所見をみれば，明らかに良性の母斑ではなく，悪性黒色腫の早期病変であると確定診断できる．

悪性黒色腫早期病変のダーモスコピー所見
　図4は下腿に生じた悪性黒色腫早期病変のダーモスコピー所見であるが，やはり形状の不整，色調とパターンの無秩序な分布が目立つ．streaks, atypical pigment network（図4：○），structureless areaなどの所見が見いだされることから，悪性黒色腫の早期病変と診断される（tumor thickness ＝ 0.85 mm）．

良性のClark母斑のダーモスコピー所見
　図5に良性のClark母斑のダーモスコピー所見を掲げた．中央部のstructureless areaを囲んでほぼ均一なtypical pigment networkが分布し，辺縁部

53

■ 第2部　診断演習

【別症例】
図4　下腿に生じた悪性黒色腫（表在拡大型）早期病変のダーモスコピー所見
右方部は不整なパターンのatypical pigment networkの所見を呈するが（○），左方の大部分はstructure-less areaとしてみられ，所見の左右非対称性が目立つ．streaksやperipheral dots/globulesも認められる．

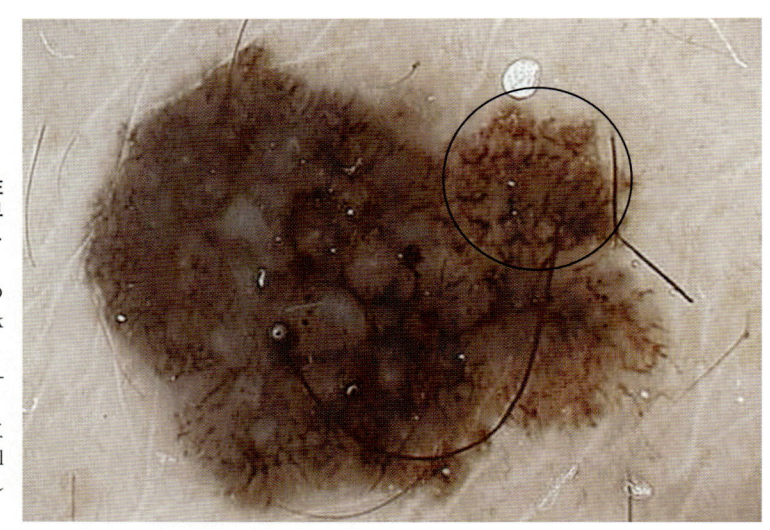

【別症例】
図5　Clark母斑のダーモスコピー所見
中央部のstructureless areaを囲んで，規則的なtypical pigment networkがほぼ一様に分布し，辺縁部で次第に消退する（fade out）傾向を示す．

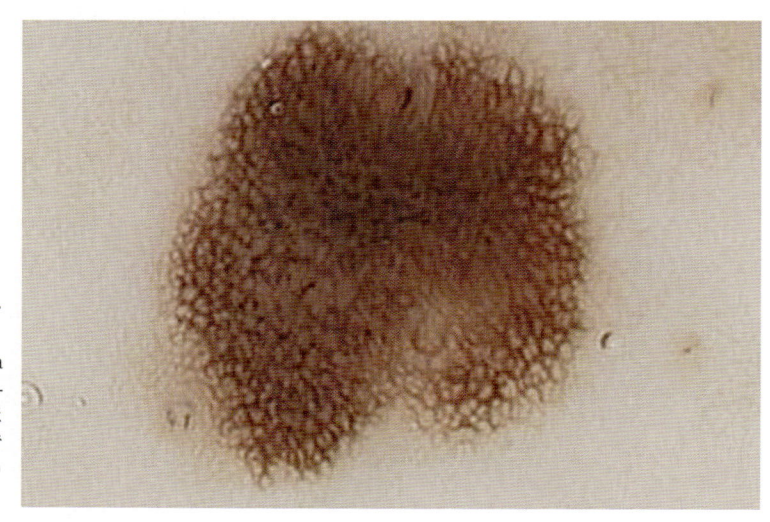

で次第にfade outしており，全体として秩序ある所見を呈している．これに比べると，図1，図4のダーモスコピー所見ではパターンの不規則性とその分布の無秩序性，色調の濃淡と分布の不整が顕著であることがわかる．

● **ダーモスコピーによる悪性黒色腫の診断法**

ダーモスコピーによる悪性黒色腫（生毛部）の診断法としてはABCD ruleなど多数の診断手順が提唱されている．しかし，重要なことは，全体的構築，色調の濃淡，所見の分布の無秩序性，不規則性を評価することである．悪性黒色腫がこのように不整で無秩序な所見を呈するのは，遺伝子の不安定性などのために性状の異なる腫瘍細胞（sub-clones）が次々に生じてくるからである．

初級編 4　右足内踝部にみられた黒色結節

所見は？診断は？

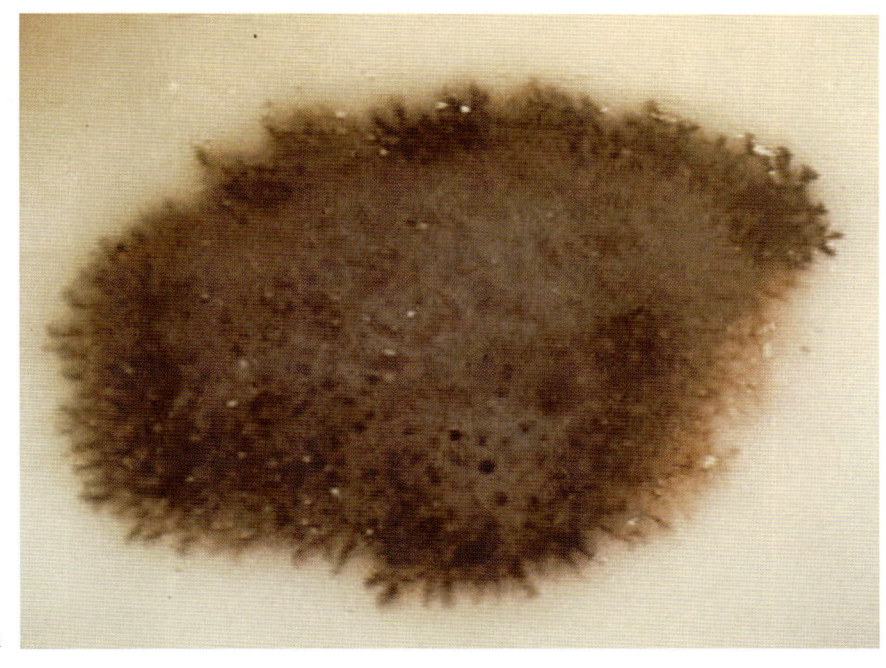

図1　ダーモスコピー像

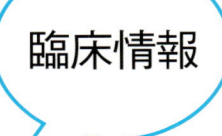

臨床情報

　4歳，女児．1歳頃，左足内踝部に黒色斑が生じ，次第に増大，隆起してきた．
　初診時，右内踝のやや後下部に大きさ8×6×1 mmの黒色結節が認められた（図2）．形状は全体として楕円形状を呈するが，辺縁部に多少の凹凸が認められた．色調はほぼ一様．皮疹表面は軽度角化性であった．

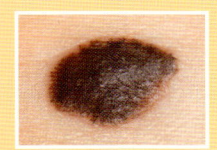

図2　臨床像

✓チェックポイント

1. もっとも目立つダーモスコピー所見は何か？
2. このダーモスコピー所見の全体的構築パターンを何と呼ぶか？
3. CNMD 2000の二段階診断法の第1段階ではどう評価されるか？
4. 良性か悪性か，3-point checklistやCASH法で評価してみよう．
5. ABCD rule, Menzies法，7-point checklistでも評価してみよう．
6. この病変は，診断確定のために生検すべきか否か？

（解答は次頁）

■ 第2部　診断演習

こう読む

辺縁部に棒状あるいは偽足状の streaks（（図1'：▶）が多数，ほぼ一様に放射状に分布して認められ，定型的な starburst pattern の所見を呈する．ただし，右下部では streaks が欠如し，pigment network の所見を示している．辺縁部以外は黒褐色のびまん性色素沈着（structureless areas あるいは blotches）（#）を示し，特に中央部は多少灰白色調を帯びている．一部ではこの灰白色調色素沈着が網目状を呈する（negative pigment network：○）．白色光輝性の顆粒（milia-like cyst）も散見される（→）．

チェックポイントの解答

1. 病巣辺縁部に配列する多数の streaks．
2. Starburst pattern．
3. Streaks の存在からメラノサイト系病変と判定される．
4. 3-point checklist は 2 点（右下部での streaks の欠如と粗大な pigment network の存在）で，悪性腫瘍を疑う．CASH 法では良性と判定される（色調が単調，ほぼ一様な秩序ある所見）．
5. ABCD rule では疑わしい病変〔TDS＝4.7（A：1，B：4，C：2，D：4）〕，7-point checklist（3点）と Menzies 法（非対称性病変＋pseudopods など）では悪性黒色腫と判定される．
6. 悪性黒色腫を否定できないので，生検を実施すべき病変だが，幼児であるので，経過観察とする考え方もある．

診断　Spitz 母斑

ダーモスコピー所見●　本症例は多数の streaks と pigment network の存在からメラノサイト系病変であると判定される．棒状，偽足状の streaks が病巣辺縁部に放射状に分布
Starburst pattern●　する所見は starburst pattern と呼ばれ，色素性の Spitz 母斑あるいはその亜型の Reed 母斑（pigmented spindle cell nevus）に特徴的なダーモスコピー所見である．本症例では右下部の一部で streaks が欠如しているが，全体としてほぼ定型的な starburst pattern を呈しており，Spitz 母斑と診断される．starburst pattern を構成する streaks には，本症例のようにやや先端が太った偽足状のものと，図3のように細い棘状のものがあり，後者は「紫ウニの棘状」とも形容される．

病理組織学的所見●　図4に本症例の病理組織学的所見を示した．表皮・真皮境界部にメラノサイトの胞巣が多数存在し，メラニン色素も多量に認められる．胞巣は大型で融合傾向を示すが，境界明瞭であり，表皮上部への個別性増殖はまったく認められない．Spitz/Reed 母斑のダーモスコピー所見の最大の特徴である starburst pattern の構成要素である streaks は，病巣辺縁部に位置する境界明瞭な融合する胞巣（図4：#）に対応するものである．図4でもみられるように，Spitz 母斑は表皮・角層の過形成を伴うが，図1'の内部が多少灰白色調を呈するの

【図1′の記号説明】
- ►：streaks
- ○：negative pigment network
- #：structureless areas
- →：milia-like cyst

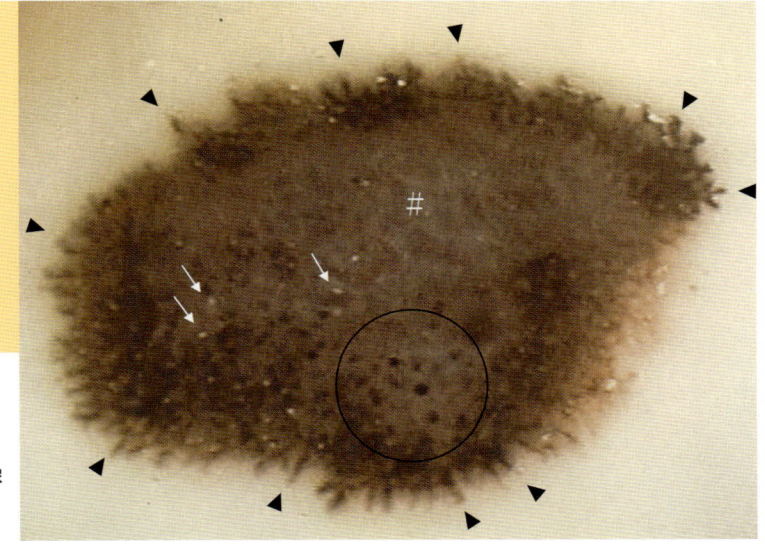

図1′　ダーモスコピー像
（記号を加え再掲）

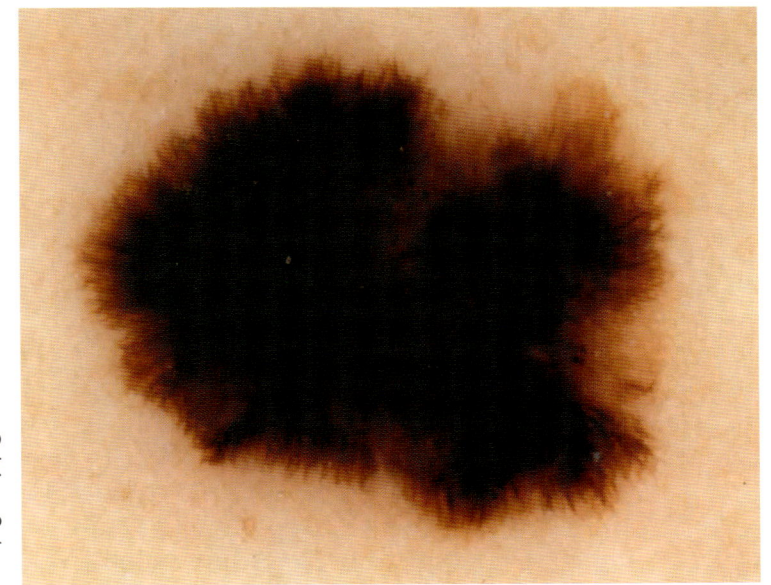

【別症例】
図3　Spitz/Reed 母斑のダーモスコピー所見（原図：大原國章）
Streaks が細く，棘状の starburst pattern を呈している．

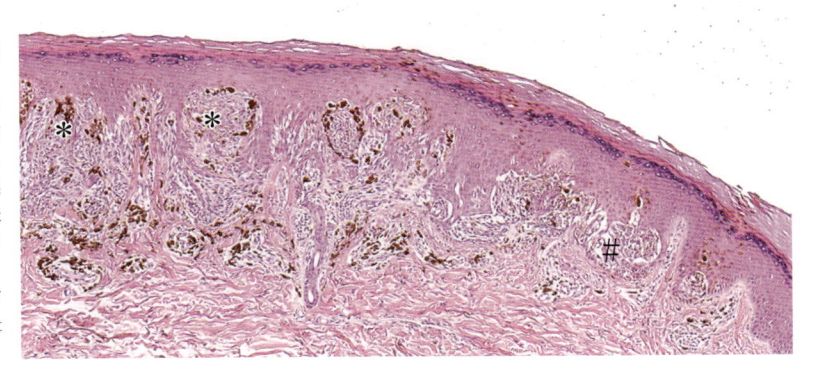

図4　図1の病変の病理組織像
表皮・真皮境界部に境界明瞭な胞巣を形成して類上皮状から紡錘形状のメラノサイトが増殖している．右端部の融合する胞巣（#）が streaks に相当する．表皮・角層は過形成を示し，メラニン色素を含有する胞巣（*）が真皮乳頭層部に規則的に分布するために，negative pigment network の所見が生じる．

初級編4　右足内踝部にみられた黒色結節

■ 第2部　診断演習

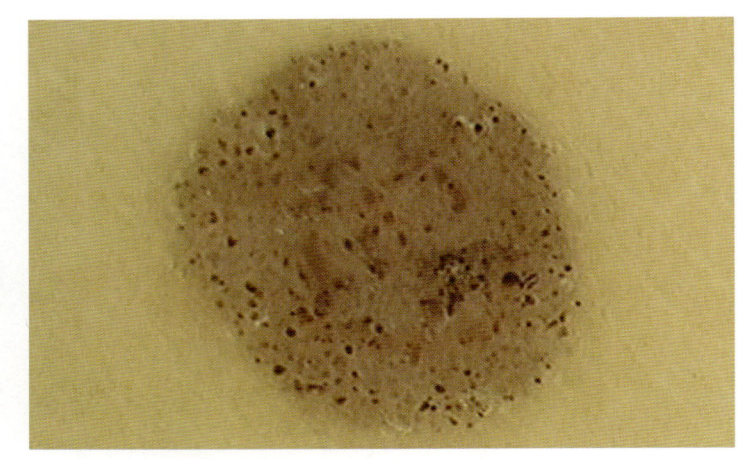

【別症例】
図5　乏色素性のSpitz母斑のダーモスコピー所見
紅白色調の無構造，びまん性病変内にbrown globulesが比較的規則性に散在している．

【別症例】
図6　多数のstreaksを伴う悪性黒色腫のダーモスコピー所見（melanoma *in situ*）
Streaksの形状，向き，分布が不整なこと，peripheral dots/globulesを伴うこと（○），外形に陥入notching（→）がみられることなどから，Spitz母斑ではなく，悪性黒色腫であると診断される．

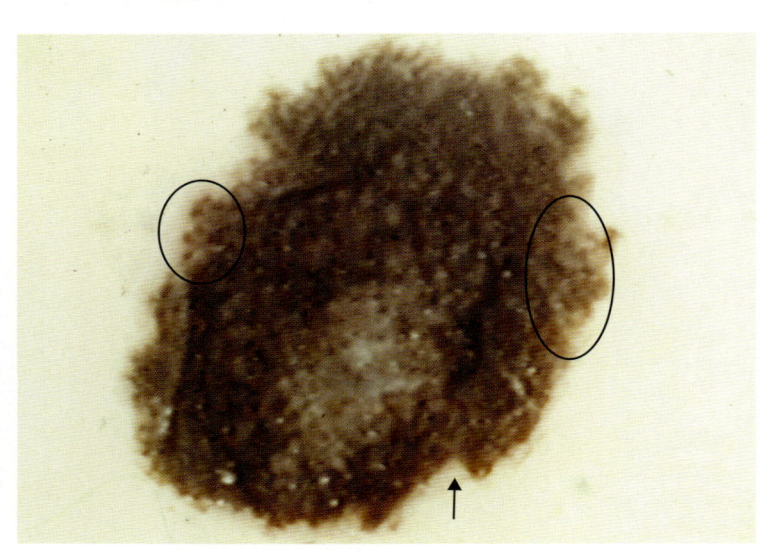

はこの角質増生に起因する．negative pigment networkは，この角質増生による灰白色調部分に**図4**の＊で示すような（メラニン色素を含有する真皮乳頭頂部の）胞巣が黒褐色顆粒として比較的規則的に分布するために生じるのである．多発性のmilia-like cystは脂漏性角化症に特徴的なダーモスコピー所見であるが，Spitz母斑でも角質増生に伴って少数認められることがある．

無〜乏色素性のSpitz母斑　Spitz母斑はメラニン色素に乏しく，紅色調を呈することがある．**図5**にそのようなSpitz母斑のダーモスコピー所見を示した．紅白色調の病変内に褐色の顆粒（brown globules）が散在性に認められ，globular patternを呈する．このglobulesは一部のメラニン色素を含有する胞巣に対応する．**図5**でも白色調のトーンが認められるのは，やはり角質増生を反映している．

悪性黒色腫との鑑別　悪性黒色腫もまれにstarburst pattern様所見を呈することがあるが，streaksの形状，方向，分布が不規則，不整であり（**図6**），atypical pigment network，peripheral dots/globules，blue-whitish veilなどの所見を伴うことが多いので，鑑別できる．

初級編 5　右肩に生じた黒色局面状皮疹

所見は？ 診断は？

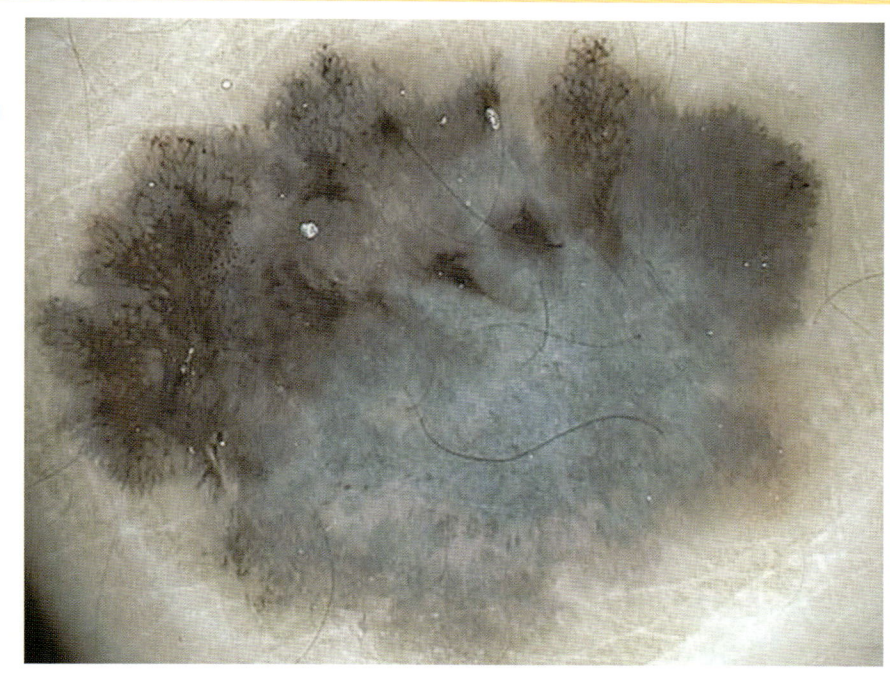

図1　ダーモスコピー像

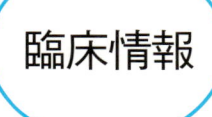

臨床情報

24歳，女性．10歳代に右肩に黒色斑が生じているのに気づいた．1〜2年前から徐々に隆起してきた．2か月程前，近医を受診した際には径12 mmの黒色隆起性病変としてみられたという．液体窒素による凍結療法を2回施行された後に，当科へ紹介された．

初診時，右上背部に14 × 11 × 1 mmの，辺縁がやや不整な黒褐色局面状皮疹が認められた（図2）．この皮疹の下方部はやや灰色調を帯びていた．

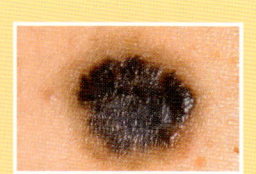

図2　臨床像

チェックポイント

1. CNMD 2000の二段階診断法の第1段階ではどう評価されるか？
2. 悪性病変か良性病変かを3-point checklistやCASH法で評価してみよう．
3. 中央下部の青灰色部分は何と呼ばれる所見か，どのような組織学的所見に対応するものか？
4. Streaksやperipheral dots/globulesは認められるだろうか？
5. ABCD rule, Menzies法, 7-point checklistでも評価してみよう．

（解答は次頁）

■ 第2部　診断演習

こう読む

辺縁部に不規則に分布する不整な atypical pigment network（図1'：○）がみられ，streaks（→）や dots/globules（▶）も局所的に見いだされる．病変下半部には青灰色から青白色調の blue-white structures が広範に存在し（＊），その一部は peppering と呼ばれる顆粒状の所見を呈する．所見の全体的な非対称性と分布の無秩序性が目立つ．

チェックポイントの解答

1. Pigment network（図1'：○）の存在よりメラノサイト系病変と判定される．
2. 悪性腫瘍と判定される（3-point checklist：3点，CASH法：多様な色調，無秩序で非対称性の多様な構造所見）．
3. Regression structures（blue-white structures）．悪性黒色腫の消退現象による真皮上層の線維化とメラノファージの存在に対応．
4. 認められる（上記「こう読む」参照）．
5. いずれの診断手順でも悪性と判定される〔ABCD rule：TDS＝6.1（A：1，B：3，C：4，D：5），7-point checklist：7点，Menzies法：多色性の非対称性病変＋radial streaming（streaks），peripheral dots/globules, broadened network など〕．

診断　悪性黒色腫（表在拡大型）

ダーモスコピー診断　本症例はダーモスコピーにて atypical pigment network，不規則に分布する irregular streaks，辺縁部に目立つ peripheral dots/globules などの所見が認められる．全体的構築の非対称性と各種所見の不規則な分布が目立つ．以上の所見から本症例は悪性黒色腫（おそらく表在拡大型）と診断される．

Blue-white structures　下半部の青灰色から青白色を呈する所見（図1'：＊）は従来，regression structures と呼ばれたもので，真皮上層における線維化を反映する white（scar-like）areas とメラノファージの集簇を反映する blue areas（peppering に対応）からなる所見である．これに対し，blue-whitish veil と呼ばれる所見は青灰色のすりガラス状を呈するもので，主に隆起性病変部で認められ，真皮網状層における多量のメラニン色素の存在を反映する．regression structures と blue-whitish veil はいずれも青灰白色調を呈し，区別の難しいことがあるので，両者を blue-white structures と総称することが提案された．

組織像　図3に本症例の組織像を示した．表皮内に異型メラノサイトの個別性増殖と不整な胞巣形成が目立ち，一部では真皮内への侵入，増殖が認められる．組織学的に表在拡大型の悪性黒色腫と診断される．病巣辺縁部などには表皮下層部に大小不整な融合する胞巣が認められ，peripheral dots/globules や streaks の所見に対応する．注目すべき所見は，真皮上層における顕著なメラノファージの集簇巣と線維化である（図3：＊）．これが blue-white structures の所見

【図1′の記号説明】
- ○：atypical pigment network
- →：streaks
- ▶：dots/globules
- ＊：blue-white structures

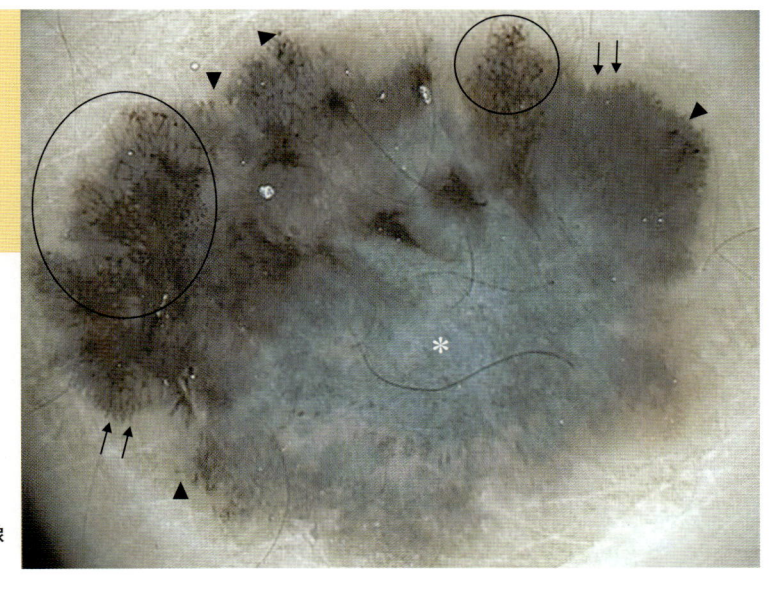

図1′　ダーモスコピー像
（記号を加え再掲）

図3　図1の病変の組織像
表皮内と真皮乳頭層に類円形の異型メラノサイトの不規則，乱雑な増殖が認められる．表皮突起の形状，間隔が不規則である．右方の真皮乳頭層には多数のメラノファージが集簇し，線維化を伴う（＊）．（tumor thickness ＝ 0.98 mm）

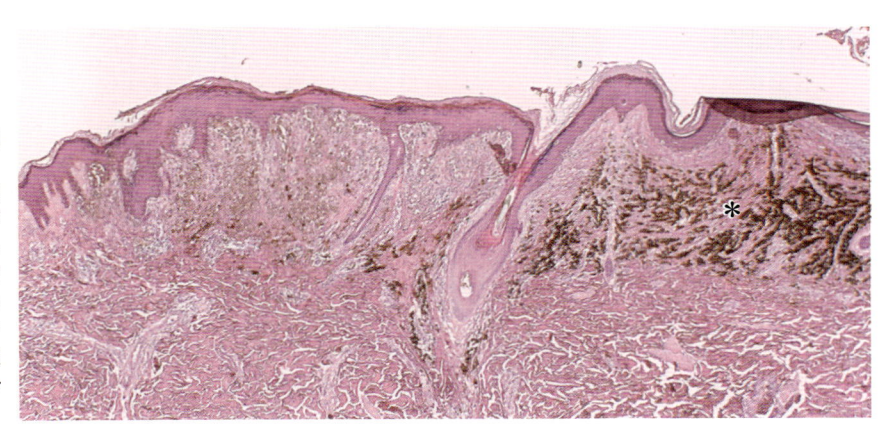

に対応するものであり，この部分で黒色腫細胞が傷害され，消退したことを意味する．このような所見は，通常は免疫学的機序によって引き起こされるものだが（自然消退現象），本症例では前医で施行された凍結療法によって生じた可能性が考えられる．

悪性黒色腫のダーモスコピー所見

悪性黒色腫は当初は表皮に沿って増殖するので，ダーモスコピーでも黒褐色調が主体の病変としてみられ，pigment network や irregular dots/globules などの所見を呈する．たとえば，図4の症例の周辺部では pigment network と peripheral dots/globules が明瞭に認められる．少し進行して腫瘍細胞が真皮乳頭層へ侵入し，表皮突起の凹凸が減弱すると network パターンがわかりにくくなり，灰褐色調の structureless areas としてみられるようになる（図4：#）．さらに進行して腫瘍細胞が真皮深部へ侵入し，そこで多量のメラニン色素を産生すれば blue-whitish veil の所見を呈するようになる（図4：＊）．図5の症例では左方部に peripheral dots/globules が多数認められ，中央から右方

【別症例】
図4 大腿部に生じた表在拡大型悪性黒色腫のダーモスコピー所見
周辺部には pigment network と多数の dots/globules（○）が認められ，表皮に沿ったメラノサイトの増殖を示す所見である．中間部では network パターンが不明瞭となり，灰褐色調を帯びている（#）．さらに中央部では青灰色調の structureless area の所見を呈し（*），真皮深部への侵入が示唆される（tumor thickness = 4.30 mm）．

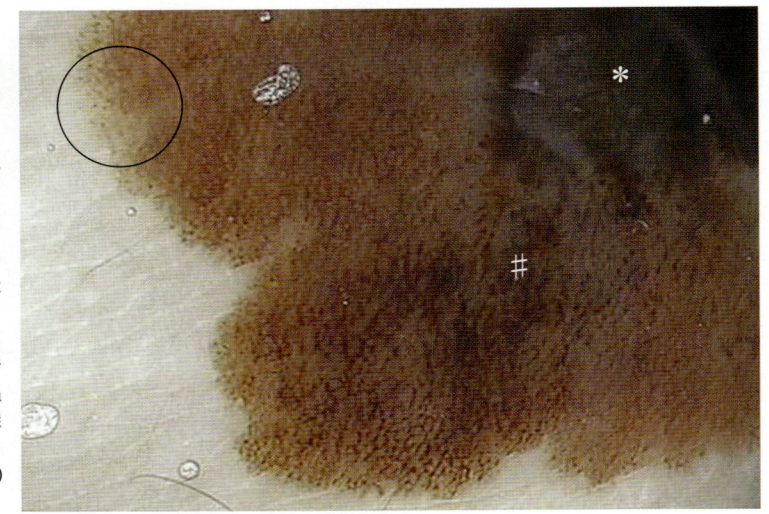

【別症例】
図5 背部に生じた表在拡大型悪性黒色腫のダーモスコピー所見
左方の辺縁部には dots/globules が多発しているが（#），そのほかの大部分は無構造な structureless areas の所見（*）を呈する．後者はやや青色調を帯びており，真皮内やや深部への侵入が示唆される（tumor thickness = 2.40 mm）．

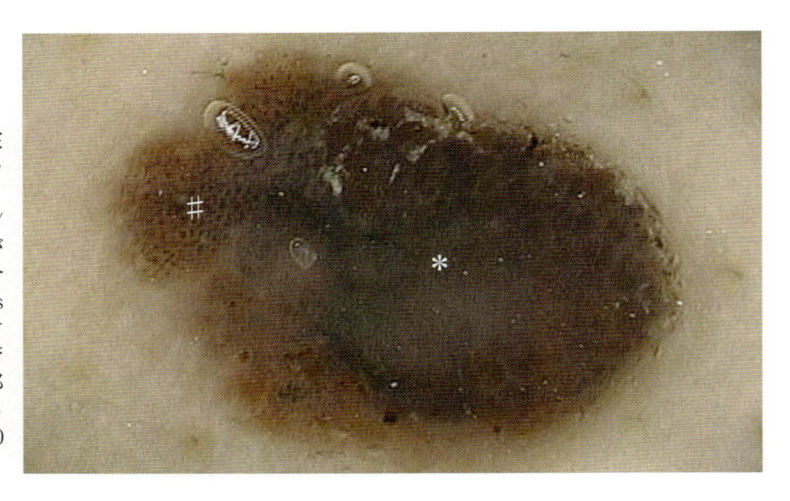

部には広範な structureless areas が存在し，左右非対称性のダーモスコピー所見を呈する．後者の一部はやや青色調を帯びており，真皮内へかなり侵入した悪性黒色腫であると診断される．このように，ダーモスコピー所見によって悪性黒色腫原発巣の進行度（浸潤の深さ）をある程度評価することが可能である．

初級編 ⑥ 右足底前方部にみられた褐色斑

所見は？ 診断は？

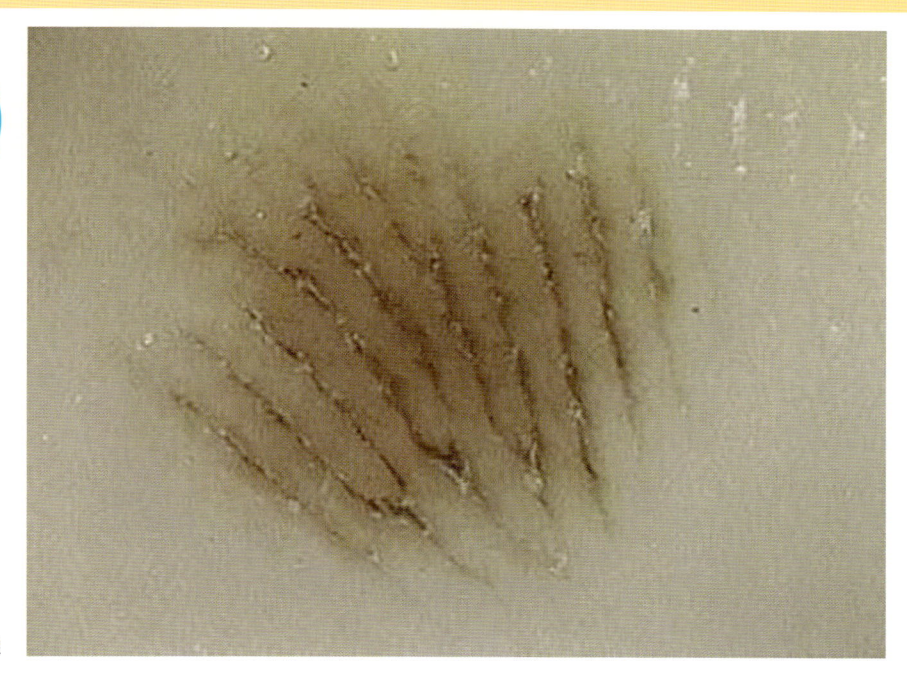

図1 ダーモスコピー像

臨床情報

31歳，女性．5～6年前に右足底前方部に「ほくろ」が生じているのに気づいた．その後，徐々に増大してきた．
初診時，右足底の拇趾球部内側寄りの部位に，大きさ5.6×5.2 mmの類円形状の濃褐色斑が認められた（図2）．形状の不整や色調の濃淡差は目立たない．

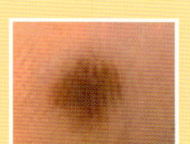

図2 臨床像

チェックポイント

1. 毛髪・毛包は認められるか？
2. このダーモスコピー所見は何と呼ばれるか？
3. ダーモスコピー所見によって本病変の診断を確定できるか？
4. このダーモスコピー所見が，どのような組織所見と対応するのか，考察してみよう．

（解答は次頁）

■ 第2部　診断演習

> **こう読む**　平行に走行する皮溝（図1′：→）に一致する直線状の色素沈着が認められる．この所見は parallel furrow pattern と呼ばれる．両矢印（↔）の長さが皮丘の幅に相当する．本症例では平行線状色素沈着の背景にやや淡い褐色のびまん性色素沈着を伴っている．

チェックポイントの解答

1. 足底であるので，無毛である．
2. Parallel furrow pattern（皮溝平行パターン）
3. 良性の色素細胞母斑と確定診断できる（本文参照）．
4. 皮溝の下に位置する表皮突起部におけるメラノサイト（母斑細胞）の増殖（本文参照）．

診断　足底の色素細胞母斑（境界部型）

色素細胞母斑の鑑別
　色素細胞母斑は掌蹠にもかなり頻繁に認められる．特に足底は有色人種における悪性黒色腫の最好発部位であり，日本人では全悪性黒色腫の約30％が足底に生じる．そのため，足底に色素斑状病変がみられたら，それが単なる良性の色素細胞母斑なのか，それとも悪性黒色腫の早期病変なのかの鑑別がしばしば問題になる．臨床的には，他部位の色素性病変の場合と同様に，大きさ，形状，色調などの臨床情報を評価して鑑別が行われる．しかし，臨床所見のみでは判断に迷うこともけっしてまれではない．

掌蹠病変のダーモスコピー所見
　ダーモスコピーは，この鑑別に絶大な威力を発揮することが，筆者らの一連の研究によって明らかにされた（30頁参照）．掌蹠の色素性病変のダーモスコピー所見を評価する際に重要なことは，皮丘・皮溝と色素沈着との関係を正しく把握することである．生毛部とは異なり，掌蹠では皮丘・皮溝が平行線状に規則的に走行している．

掌蹠の色素細胞母斑
　ダーモスコピー上，掌蹠の色素細胞母斑では，この皮溝部に沿った直線状の色素沈着が高頻度（約50％）にみられ，parallel furrow pattern（PFP）と呼ばれる．PFPは図1′のように，1本の実線で構成されることが多いが，そのほかに皮溝を挟んだ二重線状（図3）や二重点線（図4）などで構成される亜型も存在する[15]．図1′は1本の実線で構成されるPFPの定型例である．

病理組織学的所見との対応関係
　本症例のダーモスコピー所見と病理組織学的所見の対応関係を検討してみよう．図5は図1の病変の全摘標本を皮丘・皮溝と垂直方向に切り出した病理組織標本の所見である．皮丘・皮溝に対応する皮表の凹凸パターンが角層表面に明瞭に認められる．そして，この皮溝（図5：▶）の下部に位置する表皮突起（crista profunda limitans）部に母斑細胞巣が存在していることがわかる．この部位の胞巣を構成する母斑細胞が産生したメラニン色素が表皮・角層内を垂直に上方へ移動，分布することによって，皮溝に一致するPFPのダーモスコピー所見が形成されるのである．

初級編6　右足底前方部にみられた褐色斑

【図1'の記号説明】
→：皮溝に一致する線状の色素沈着
↔：皮丘の幅

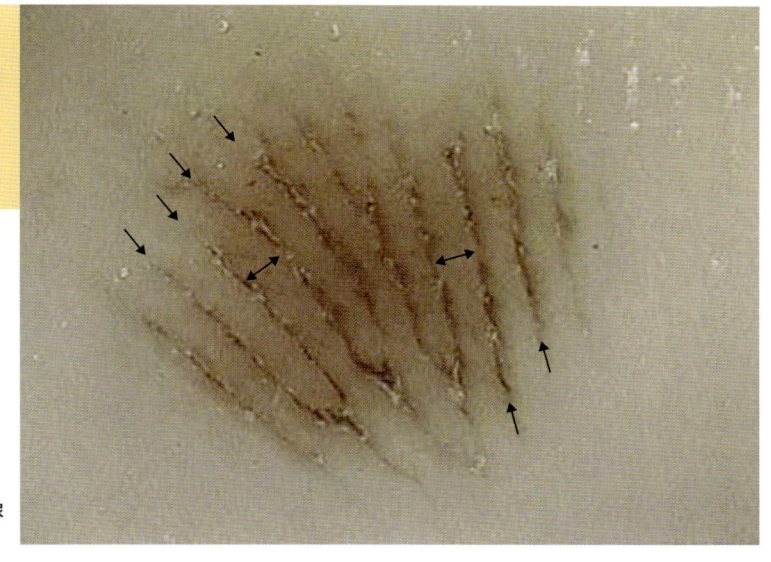

図1'　ダーモスコピー像
（記号を加え再掲）

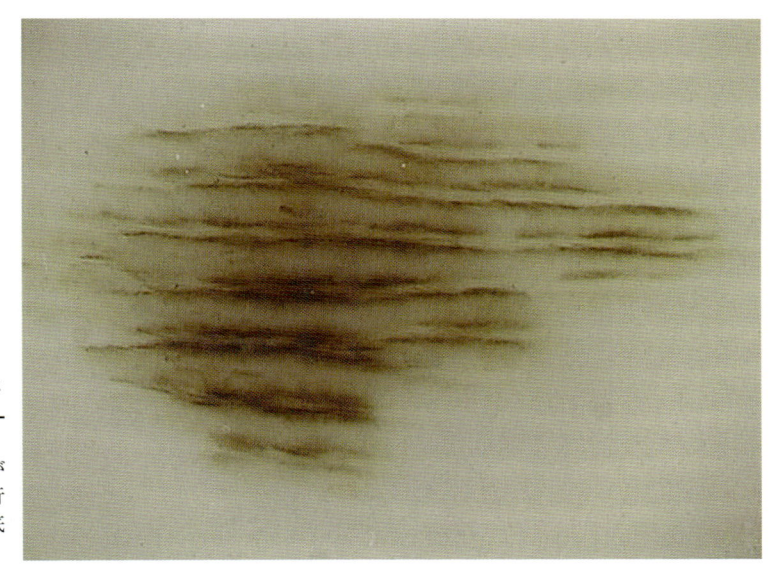

【別症例】
図3　二重実線で構成される parallel furrow pattern の亜型
皮溝を挟んで2本の実線が認められ，全体として平行線状に配列している（足底の色素細胞母斑）．

PFP と LLP● 　掌蹠の母斑では皮溝に一致する直線に加え，これと直交する線状色素沈着がみられ，全体として格子状のパターンを呈する lattice-like pattern（LLP）も認められる．PFP と LLP は，掌蹠の良性の色素細胞母斑にきわめて特徴的なダーモスコピー所見であり，その感度は67％，特異度93％，positive predictive value は98％である[16]．したがって，掌蹠の色素性病変がこのいずれかのダーモスコピー所見を呈したら，まず間違いなく良性の母斑であると判定できるのである．

掌蹠の悪性黒色腫●　これに対して，掌蹠の悪性黒色腫の色素斑部や早期病変では，皮丘部に一致する帯状の色素沈着が高率に認められ，parallel ridge pattern と呼ばれる．こ

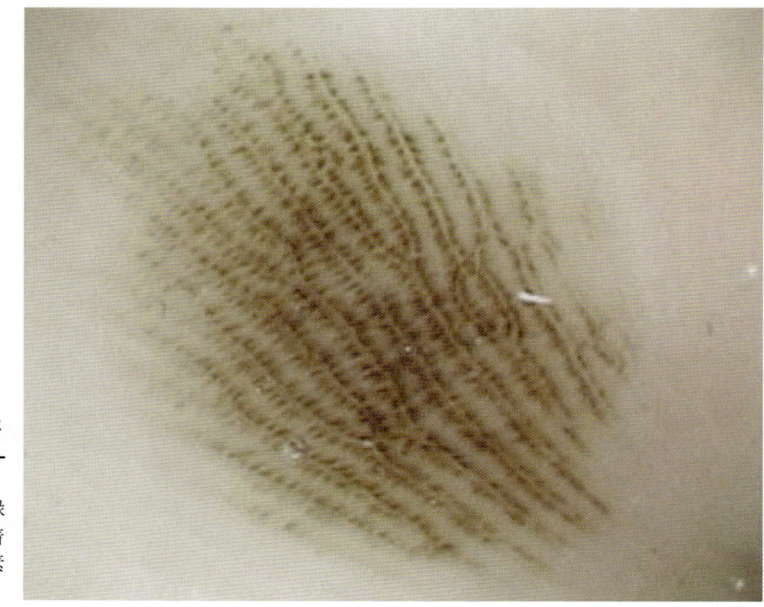

【別症例】
図 4　二重点線で構成される parallel furrow pattern の亜型
平行に走行する皮溝の両縁に沿って点線状の色素沈着が認められる（足底の色素細胞母斑）.

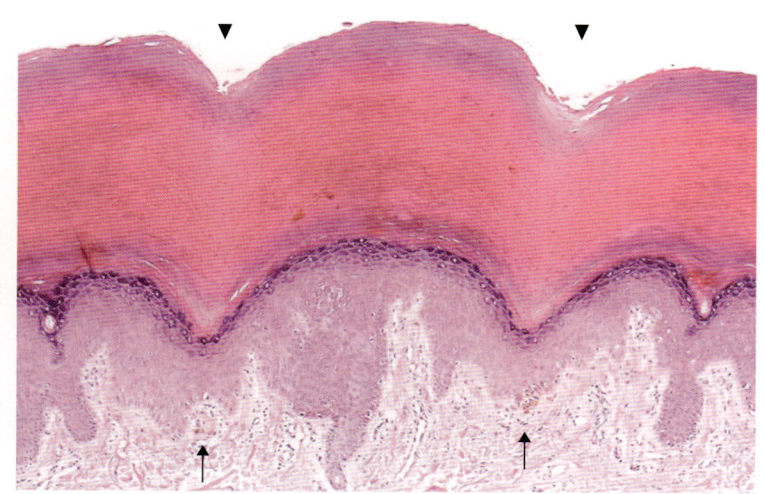

図 5　図 1 の病変の病理組織学的所見
皮丘・皮溝に垂直方向に切り出した組織標本であり，皮丘・皮溝に対応する凹凸が角層表面に認められる．母斑細胞巣は主として皮溝（▶）下部に位置する表皮突起部（→）に存在していることがわかる．

のように，無侵襲なダーモスコピーにより掌蹠の悪性黒色腫と色素細胞母斑をほぼ確実に鑑別することが可能となり，不必要な生検を避けることができるようになった．

初級編 7　右足底に生じた褐色斑

所見は？診断は？

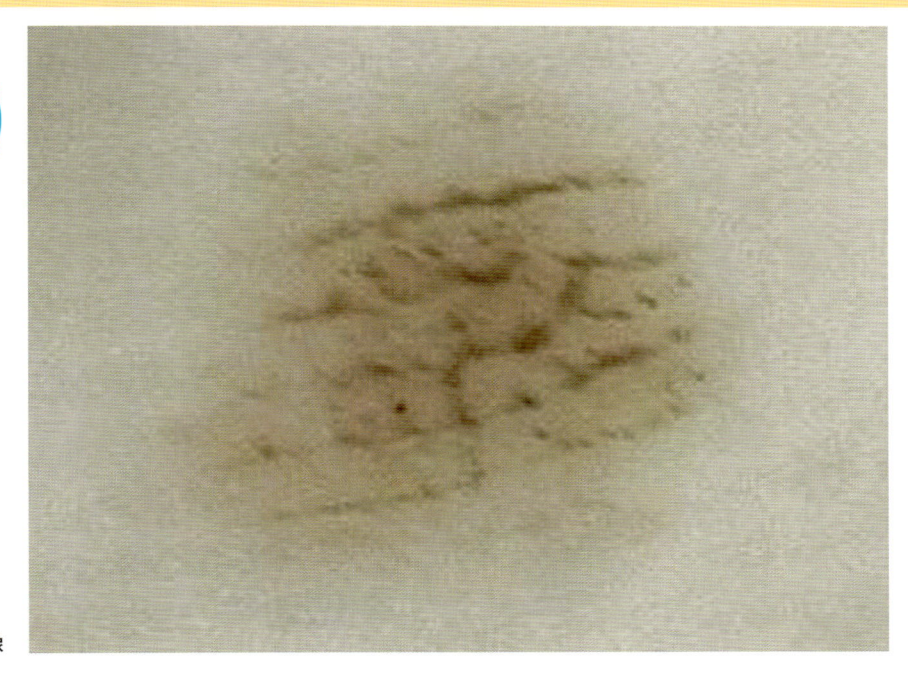

図1　ダーモスコピー像

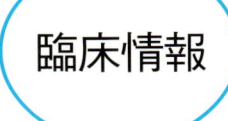

臨床情報

47歳，男性．20歳代に右足底に径1mm程度の大きさの色素斑が生じているのに気づいた．その後，徐々に増大してきた．

初診時，右足底内側の土踏まず後方部に，大きさ4.5×3mmの，類円形の褐色斑が認められた（図2）．境界はやや不鮮明だが，形状の不整は目立たない．

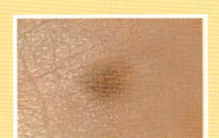

図2　臨床像

チェックポイント
（解答は次頁）

1. このダーモスコピー所見は何と呼ばれるか？
2. Parallel furrow pattern との異同は？
3. 良性か悪性か，所見の全体的秩序の評価から判定してみよう．
4. なぜ，このような所見を呈するのか，考察してみよう．

■ 第2部　診断演習

> **こう読む**
>
> 皮溝（図1′：→）に一致する直線状色素沈着と，これに直交する線状色素沈着が認められ，全体として格子状のパターンを呈する．このダーモスコピー所見を lattice-like pattern と呼ぶ．皮丘部には顆粒状の dots/globules（▶）も少数認められる．背景には淡褐色のびまん性色素沈着を伴っている．

チェックポイントの解答

1. Lattice-like pattern（格子状パターン）
2. 皮溝に沿った色素沈着だけでなく，これを横切る方向の線状色素沈着もみられる．
3. 全体として，規則的で単調なパターンを示しており，良性と判定される．
4. 病変が存在する解剖学的部位（土踏まず部など）の皮野の特徴を反映していると考えられる（本文参照）．

診断　足底の色素細胞母斑（境界部型）

Lattice-like pattern (LLP)

　掌蹠の良性の色素細胞母斑の代表的なダーモスコピー所見として，64頁に記述した parallel furrow pattern（PFP）のほかに，今回の症例で示した lattice-like pattern（LLP）を挙げることができる（31頁参照）．LLP は掌蹠の母斑の10〜20％で認められる．本パターンは皮溝に一致する線状色素沈着に加え，これに直交する線状色素沈着がみられ，全体として格子状のパターンを呈するものである．その意味で，筆者らはこのパターンを PFP の一亜型とみなしてきた．LLP を呈する掌蹠の色素細胞母斑の別症例を図3，図4に示した．これら2症例の所見からも，LLP を PFP の亜型とする見方が支持される

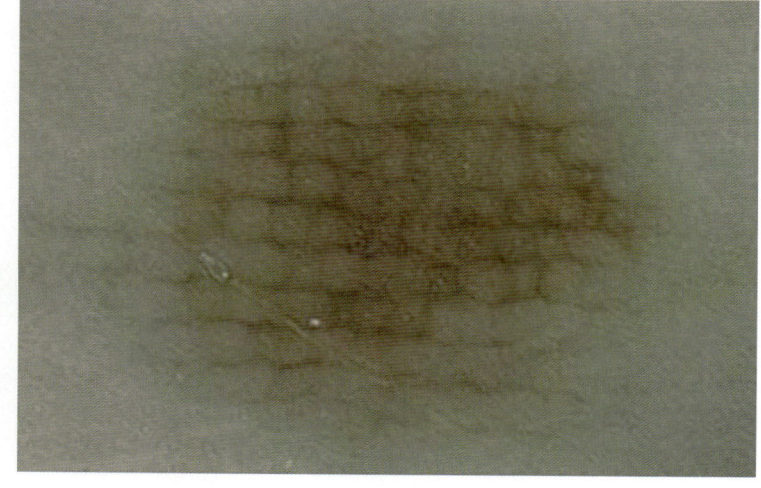

【別症例】
図3　lattice-like pattern を呈する足底の色素細胞母斑
皮溝に一致する平行線状色素沈着とこれに直交する線状色素沈着で構成され，全体として格子状パターンを呈する．

【図1′の記号説明】
→：皮溝に一致する線状色素沈着
▶：dots/globules

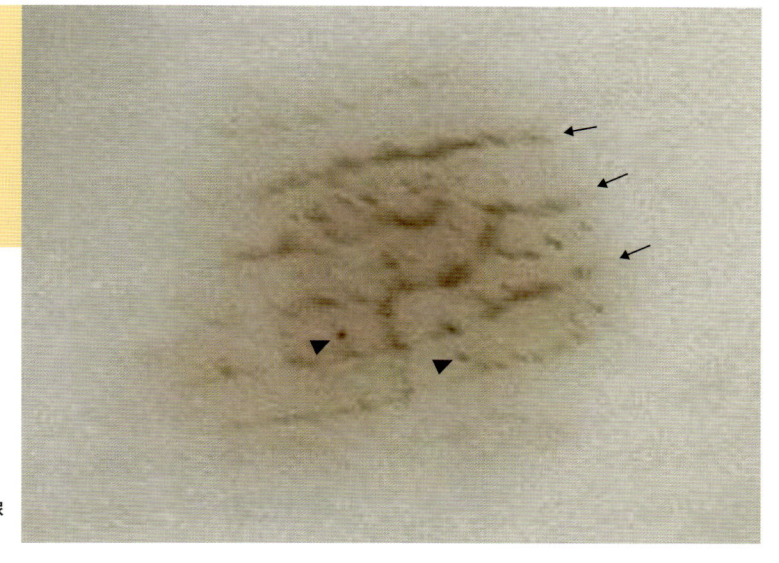

図1′　ダーモスコピー像
（記号を加え再掲）

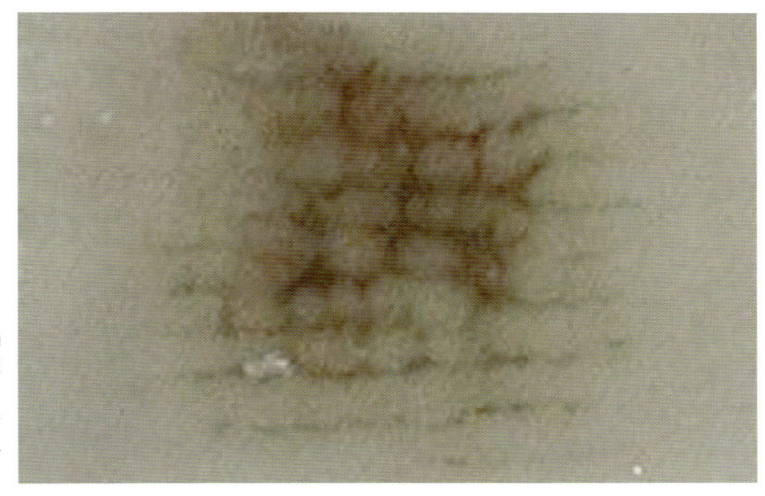

【別症例】
図4　lattice-like patternを呈する足底の色素細胞母斑
この症例でも，やはり格子状の色素沈着が認められる．

のではないだろうか．

PFP/LLPを呈する掌蹠の色素性病変　PFPとLLPは掌蹠の良性の色素細胞母斑に特徴的なダーモスコピー所見であり，65頁で記述したように，掌蹠の母斑における感度は67％，特異度93％，positive predictive value 98％である[16]．すなわち，掌蹠の色素性病変がPFPかLLPのいずれかのダーモスコピー所見を呈したら，まず間違いなく良性の母斑であると判定できるのである．LLPの所見は，掌蹠の悪性黒色腫の色素斑部でも約5％の頻度で見いだされる．しかし，悪性黒色腫では，LLPは病変内のごく一部に不規則に分布して認められるのみであり，良性の母斑のように，病変全体にわたって一様なLLPを呈することはない．

病理組織学的所見　PFPは皮溝の下部に位置する表皮突起であるcrista profunda limitans部に母斑細胞巣が存在するために生じることは64頁で述べたとおりである．しかし，LLPの病理組織学的背景はまだ十分には解明されていない．図5は図1′

■ 第2部　診断演習

図5　図1の病変の病理組織学的所見
皮丘・皮溝に垂直方向に切り出した病理組織標本だが，土踏まず部のためか，皮丘・皮溝の凹凸がやや不明瞭になっている．しかし，母斑細胞巣は主として皮溝下部に位置する表皮突起部（→）に存在している．

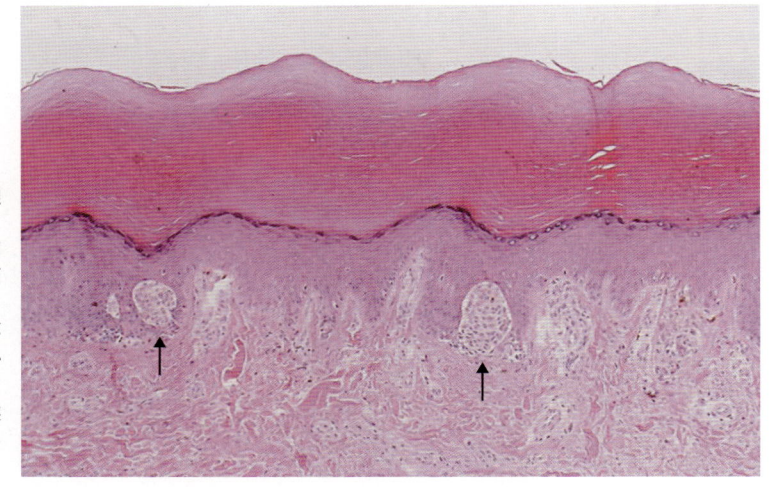

の病変の病理組織学的所見であるが，表皮突起先端部を中心に境界明瞭な母斑細胞巣が存在しており，良性の母斑であることが確認できる．しかし，この標本でもわかるように，皮表の凹凸パターンがやや不明瞭であり，また表皮突起の存在様式もPFPの母斑でみられたように規則的ではない．したがって，この病理組織学的所見によってLLPの成因を説明するのは難しいように思われる．

● LLPを呈する足底の母斑の分布

LLPの成因に関して興味深いことは，このパターンを呈する母斑の足底における分布である．筆者らの検討の結果，LLPを呈する足底の母斑の圧倒的多数が土踏まず部に分布することが明らかにされた[17]．土踏まず部では，皮野（皮丘・皮溝によって形成される紋様）が足底の他部位とは異なって，定型的な平行線状パターンが不明瞭となり，平行線状の皮溝のみでなく，それと交わるような皮溝も認められる．LLPの成因は，土踏まず部などにおける上述のような皮溝の走行パターンによって説明できると筆者らは考えている．

> **コラム　ダーモスコピーで悪性黒色腫を見落とさないための7か条**
>
> Argenzianoは，ダーモスコピー診断において，以下の7項目に従うと，悪性黒色腫の見落としを防ぐのに，役立つと述べている
> （Argenziano G, et al : J Am Acad Dermatol 56 : 508, 2007）．
> 1) 臨床的に疑わしくない病変であってもダーモスコピーを実施する．
> 2) ダーモスコピー所見と臨床所見の相関がわかりにくい病変は生検する．
> 3) ダーモスコピーで非定型的な色素パターンを呈する病変は生検する．
> 4) Spitz母斑様のダーモスコピー所見を呈する病変は生検する．
> 5) 広範な自然消退現象を呈する病変は生検する．
> 6) 母斑を多発する者では，短期間でダーモスコピー所見が変化した病変を生検する．
> 7) 異型な血管所見を呈する紅色病変は生検する．

初級編 ⑧　左足底にみられた黒褐色斑

所見は？ 診断は？

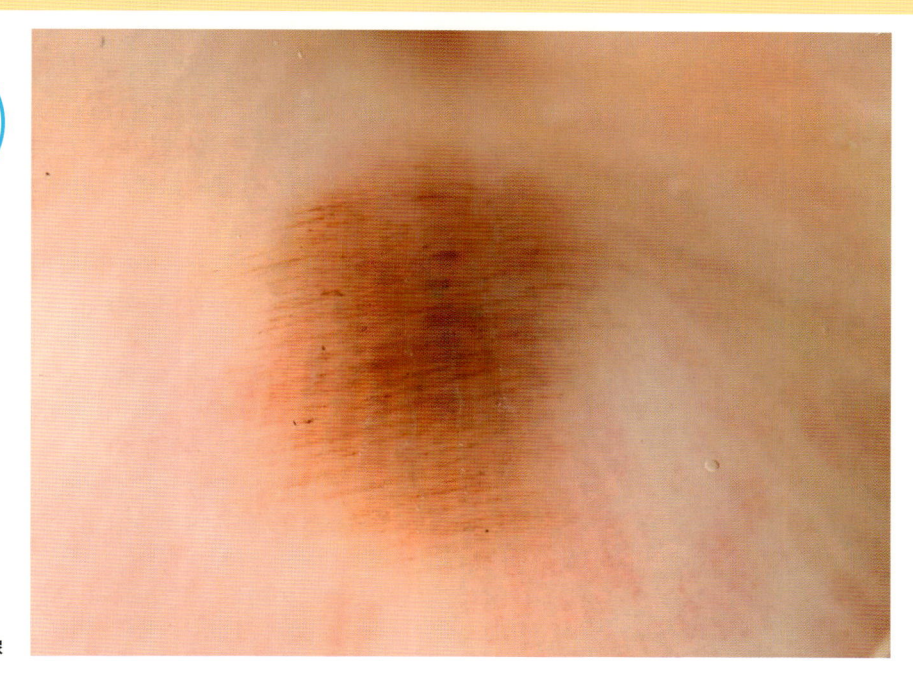

図1　ダーモスコピー像

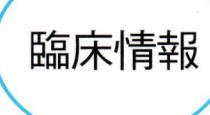

臨床情報

　41歳，女性．1年前，左足底に小さな色素斑が生じているのに気づいた．その後，徐々に増大してきた．
　初診時，左足底の第4趾間中枢側に相当する部位に，大きさ6×4.5 mmの，類円形状の黒褐色斑が認められた（図2）．色調が辺縁部で徐々に淡くなり，境界不鮮明である．形状の不整は目立たない．

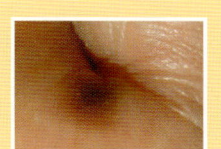

図2　臨床像

✓ チェックポイント
（解答は次頁）

1. このダーモスコピー所見の特徴は何か？
2. 皮丘，皮溝が同定できるだろうか？
3. このダーモスコピー所見は何と呼ばれるか？
4. 診断は何か？　悪性病変の可能性はないか？
5. このような特徴的所見を呈する理由を考えてみよう．

■ 第2部　診断演習

こう読む

褐色調の密集する細繊維状の色素沈着が平行線状の皮丘・皮溝（図1′：→）を横切る方向に配列して認められる．このパターンを fibrillar pattern と呼ぶ．中央部では各細繊維の色調がやや濃いが，その配列パターンはほぼ一様で，規則的な細繊維状パターンを呈する．

チェックポイントの解答

1. 皮溝・皮丘を横切る方向に配列する細繊維状の色素沈着が密に存在する．
2. やや白色調が目立つ平行線（→）を認識できる．これが皮溝に相当する．
3. Fibrillar pattern（繊維状パターン）
4. 色素細胞母斑と診断される．ただし，fibrillar pattern が部分的に，または不規則に分布する場合は悪性黒色腫の可能性を否定できない（本文参照）．
5. 体重負荷などのため，角層が水平方向へのズレを起こすため（本文参照）．

診断　足底の色素細胞母斑（境界部型）

64頁でも記述したように，足底は日本人の悪性黒色腫の最好発部位なので，足底の色素斑状病変が単なる良性の色素細胞母斑か，それとも悪性黒色腫の早期病変か，正確に鑑別しなければならない．

Fibrillar pattern●　掌蹠の良性の色素細胞母斑の代表的なダーモスコピー所見として，63～66頁（初級編6），67～70頁（初級編7）の症例で示した parallel furrow pattern（PFP）と lattice-like pattern（LLP）のほかに，今回示す fibrillar pattern を

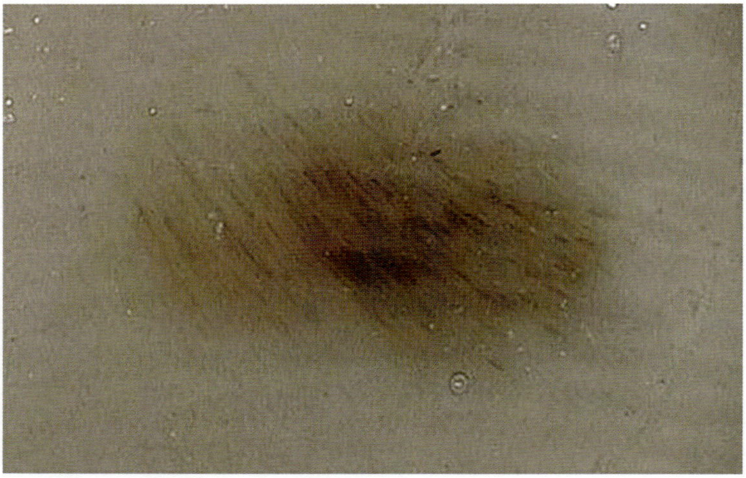

【別症例】
図3　fibrillar pattern（thin filamentous variant）を呈する足底の色素細胞母斑
無数の繊細な繊維状色素沈着が皮丘・皮溝を斜めに横切るように走行している．

初級編 8　左足底にみられた黒褐色斑

【図1′の記号説明】
→：皮丘・皮溝の方向

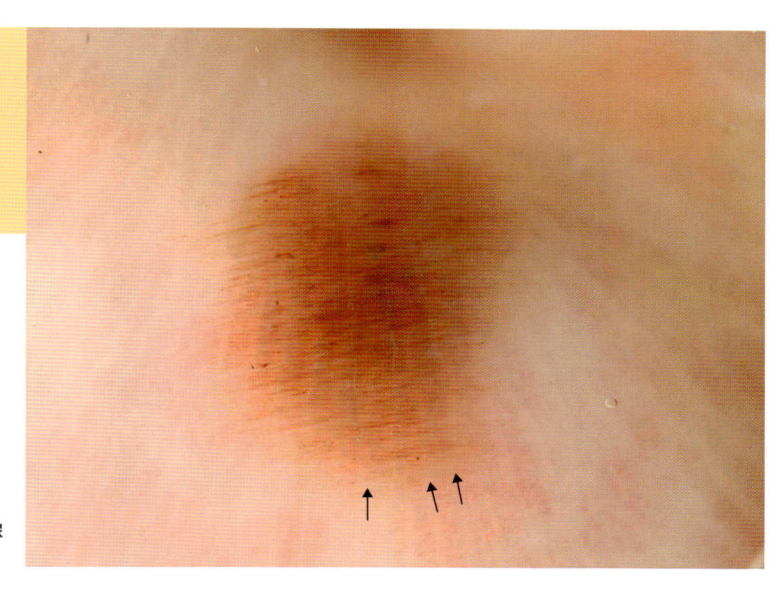

図1′　ダーモスコピー像
（記号を加え再掲）

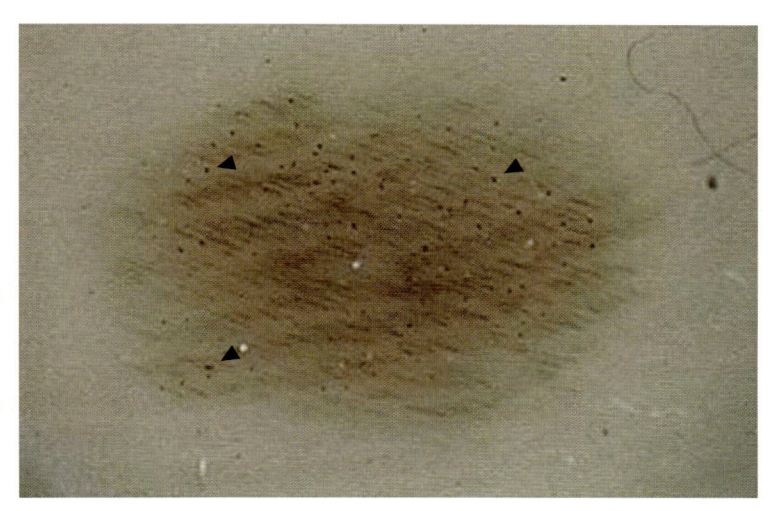

【別症例】
図4　fibrillar pattern
（thick fibrillar variant）
を呈する足底の色素細胞
母斑
やや太めの繊維状色素沈着
が畳の目のようなパターン
をなして，皮丘・皮溝を斜
めに横切る方向に配列して
いる．dots/globules（▶）
も認められる．

挙げることができる（31頁参照）．掌蹠の母斑の10〜20％が本症例のような定型的なfibrillar patternの所見を呈する．初級編6と7で解説したPFPとLLPが主として皮溝に沿った平行線状パターンを示すのに対し，今回のfibrillar patternでの細繊維状色素沈着は皮丘・皮溝を斜めに，あるいは直角に横切る方向に配列することが大きな特徴である．

　Fibrillar patternを呈する掌蹠の色素細胞母斑の別症例を図3，図4に示した．fibrillar patternは，図3のようにきわめて繊細な細繊維で構成されるもの（thin filamentous variant），図4のようにやや太めの繊維が畳の目のように配列するもの（thick fibrillar variant）など，いくつかの亜型に分けることも可能である．しかし，皮丘・皮溝を横切る方向に配列する無数の繊維状色素沈着を示すという点で，本質的に同一所見であると筆者らは考え，fibrillar

■ 第2部　診断演習

図5　図1の病変の病理組織学的所見
表皮・角層が右斜め上方に傾いていることがわかる（斜線 a, a'）．表皮突起先端部の母斑細胞巣（＊）で産生されたメラニン色素は，斜線 a, a' に沿った方向へ移動，分布することになる．ダーモスコピーではこれは直線 b として認識される．角度 r が大であるほど直線 b は長くなる．皮溝は顆粒層では（→）に，角層表面は（⇒）に相当する．

悪性黒色腫での fibrillar pattern

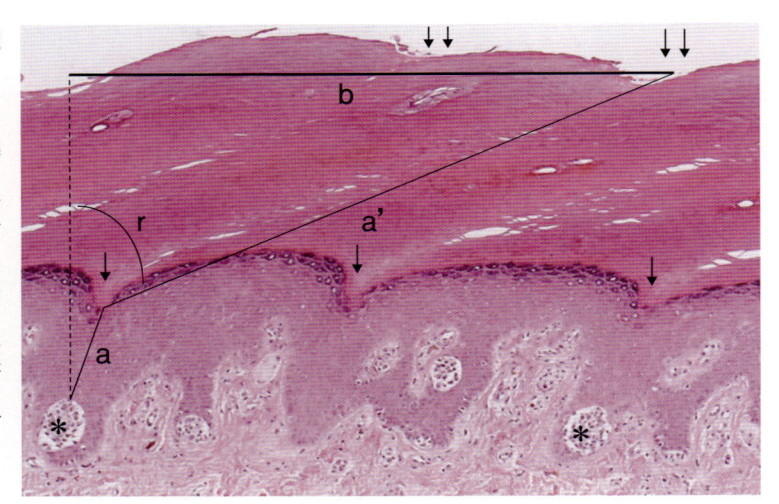

pattern と総称している．
　興味深いことに，fibrillar pattern と同様の所見は，掌蹠の悪性黒色腫の色素斑部でも 20％程度の頻度で見いだされる．ただし，悪性黒色腫で fibrillar pattern がみられる場合は，病変内のごく一部に見いだされるに過ぎない．これに対し，母斑では図1～4でもわかるように，病変全体にわたってほぼ一様な fibrillar pattern の所見が認められるので，鑑別に迷うようなことはない．

病理組織学的所見との対応関係

　64頁で解説したように，PFP が生じるのは，皮溝の下部に位置する表皮突起 crista profunda limitans 部に母斑細胞巣が存在するためである．しかしなぜ，掌蹠の母斑が fibrillar pattern を呈するのか，その病理組織学的所見との対応関係はまったく不明であった．筆者らは埼玉医科大学の土田らと共同でこの点を研究し，fibrillar pattern の成因を以下のような考え方で説明できることを明らかにした[17]．
　図1'の病変の全摘標本を皮丘・皮溝と垂直方向に切り出した病理組織標本の所見が図5である．表皮顆粒層の凹凸から皮丘，皮溝が判別され，やはり主として皮溝（顆粒層の→）下部に位置する表皮突起部（crista profunda limitans）に境界明瞭な母斑細胞巣（＊）が存在していることがわかる．この標本で気づくことは，表皮・角層が右斜め上方に傾いていることである（斜線 a, a' で示す）．表皮下層の母斑細胞巣で産生されたメラニン色素は，この右斜め上方へのケラチノサイトの流れに乗って，斜線 a, a' に沿って分布することになる．このように分布するメラニン色素をダーモスコピーで上から観察すると，b のような直線として認識されるはずである．この直線 b が fibrillar pattern の各細線に相当するものと考えられる．fibrillar pattern の母斑は足底でも体重負荷が強くかかる部位に多く分布することを筆者らは確認している[17]．上述の角層の斜行は体重負荷などに起因する機械的圧迫によるものと推測される．

初級編 ⑨ 左足底に生じた黒褐色斑

所見は？ 診断は？

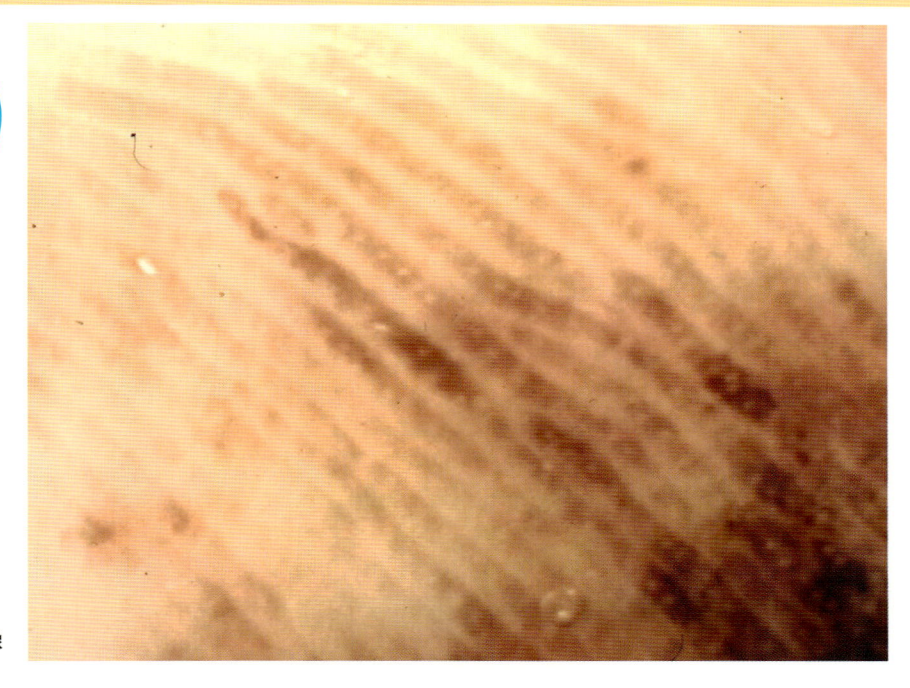

図1 ダーモスコピー像

臨床情報

59歳，男性．約10年前，左足底に黒褐色斑が生じているのに気づいた．その後，ごく徐々に拡大してきた．

初診時，右足底前方部に，大きさ30×25 mmの濃淡差のある不整な形状の黒褐色斑が認められた（図2）．隆起性病変や浸潤は伴わない．

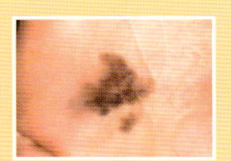

図2 臨床像

チェックポイント

1. このダーモスコピー所見の特徴は何か？
2. 皮丘，皮溝を区別できるか？
3. 色調の主体は何色か？ そのことの意味は？
4. このダーモスコピー所見を何と呼ぶか？
5. 診断は何か？ 進行度はどうか？

（解答は次頁）

■ 第2部　診断演習

こう読む

平行に配列する皮丘部（図1'：↔）に一致した帯状の色素沈着が認められ，典型的な parallel ridge pattern の所見を呈する．淡褐色から濃褐色調の帯状色素沈着の中央部に規則的に配列する白点（→）はエクリン汗腺の開孔部である．⇢は皮溝部．

チェックポイントの解答

1. 褐色の帯状色素沈着が平行に配列して認められる．
2. 帯状の色素沈着部にエクリン汗孔が白点状（図1'：→）に認められ，この部が皮丘部（↔）であることがわかる．
3. 淡褐色から濃褐色であるので，メラニン色素の増量部位が主として表皮下層部であると判断される．
4. Parallel ridge pattern（皮丘平行パターン）
5. 末端黒子型黒色腫であって，真皮内へほとんど侵入していない早期病変とみなされる．

診断　末端黒子型悪性黒色腫の早期病変

足底の色素斑状病変の鑑別

足底は日本人における悪性黒色腫の最好発部位である．しかし，足底には良性の色素細胞母斑も頻繁に認められる．したがって，足底に色素斑状病変がみられたら，それが悪性黒色腫の早期病変か，単なる良性の母斑かを慎重に判別しなければならない．このことは日常診療でしばしば経験されるジレンマである．この両者の鑑別にダーモスコピーは絶大な威力を発揮する．

Parallel ridge pattern の重要性

今回の足底病変は図1'に示すように，ダーモスコピー上，定型的な parallel ridge pattern の所見を呈している．parallel ridge pattern は掌蹠の悪性黒色腫早期病変において感度86％，特異度99％と高率かつ特異的に見いだされる所見である[16]．したがって，図2の病変は末端黒子型悪性黒色腫の早期病変（melanoma in situ）であると診断することができる（33頁参照）．

皮丘・皮溝に直交する方向で切り出した組織標本

図3は，この症例の標本を皮丘・皮溝に直交する方向に切り出した組織標本である．掌蹠の皮膚をこのように切り出すと，皮丘・皮溝の下部にそれぞれ対応する表皮突起が存在することがわかる．この症例では，主として皮丘の下部に位置する表皮突起である crista profunda intermedia 部（図3：→）にメラノサイトの個別性増殖が認められる．この部位で産生されたメラニン色素のために parallel ridge pattern を生じるのである．この症例では parallel ridge pattern の色調が淡〜濃褐色であるから，メラニン色素が主として表皮内に存在しているものと予想される．事実，病理組織学的に本症例では，メラノサイトの増殖が表皮内に限局されており，真皮内への侵入は起こしていなかった．すなわち，melanoma in situ 段階の早期病変と確定診断された．

初級編9　左足底に生じた黒褐色斑

【図1'の記号説明】
↔：皮丘
⇠⇢：皮溝
→：エクリン汗腺の開孔部

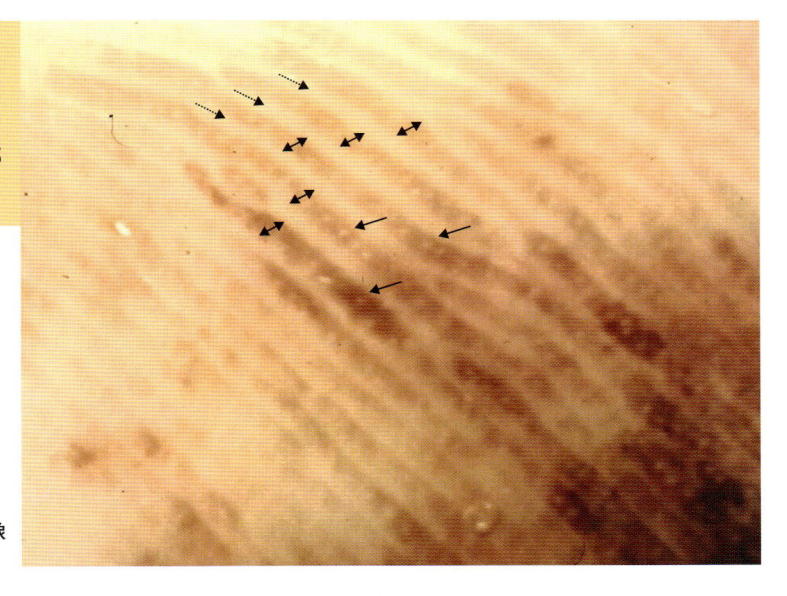

図1'　ダーモスコピー像
（記号を加え再掲）

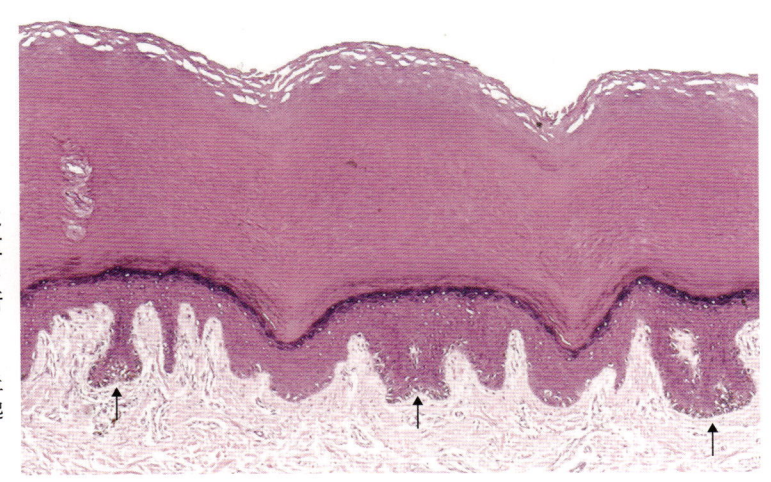

図3　図1の病変を皮野に垂直に（皮丘・皮溝と直交する方向に）切り出した標本の病理組織学的所見
角層表面の凹凸から皮丘，皮溝が識別され，その皮丘の下部に位置する表皮突起部（→）に異型メラノサイトの個別性増殖が目立つ．

掌蹠の母斑と悪性黒色腫の鑑別

64頁の症例で記載したように，掌蹠の良性の色素細胞母斑はダーモスコピーにて皮溝に一致する色素沈着（parallel furrow pattern）を呈することが多い．この所見は，皮丘部に色素沈着をきたす悪性黒色腫早期病変のダーモスコピー所見とは対照的であり，容易に判別できる．このように，ダーモスコピーは掌蹠の母斑と悪性黒色腫の鑑別にきわめて有用な診断法なのである．

別症例のダーモスコピー所見

図4は末端黒子型悪性黒色腫早期病変の別症例のダーモスコピー所見である．やはり定型的な parallel ridge pattern を呈しており，色調も褐色調が主体で，灰青色調を全く帯びていないことから，早期病変と判定される．図5はさらに別の掌蹠病変のダーモスコピー所見で，やはり parallel ridge pattern を呈しているが，この症例では色調が多少灰色のトーンを帯びているので，真皮内への侵入を起こしていることが示唆される．このように，ダーモスコピー所見の

【別症例】
図 4 足底の悪性黒色腫早期病変のダーモスコピー所見（原図：大原國章）
皮丘に一致する淡褐色から中濃褐色の帯状色素沈着がみられ，定型的な parallel ridge pattern の所見を呈している．

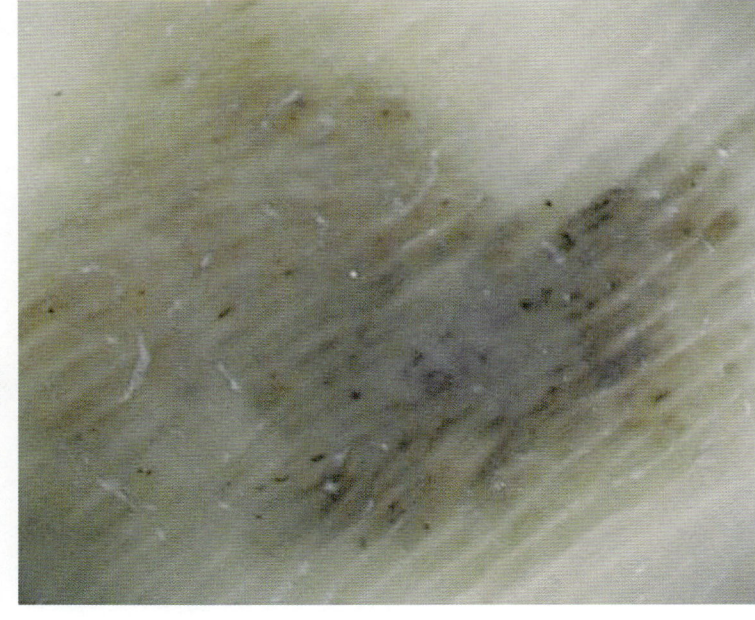

【別症例】
図 5 末端黒子型悪性黒色腫のダーモスコピー所見
皮丘一致性の帯状色素沈着（parallel ridge pattern）を呈するが，一部はびまん性で灰黒色を帯びており，腫瘍細胞の真皮への侵入，増殖が示唆される．

色調などにより悪性黒色腫原発巣の進行度をある程度予測することが可能である．

初級編 10　左足底にみられた黒褐色斑

所見は？診断は？

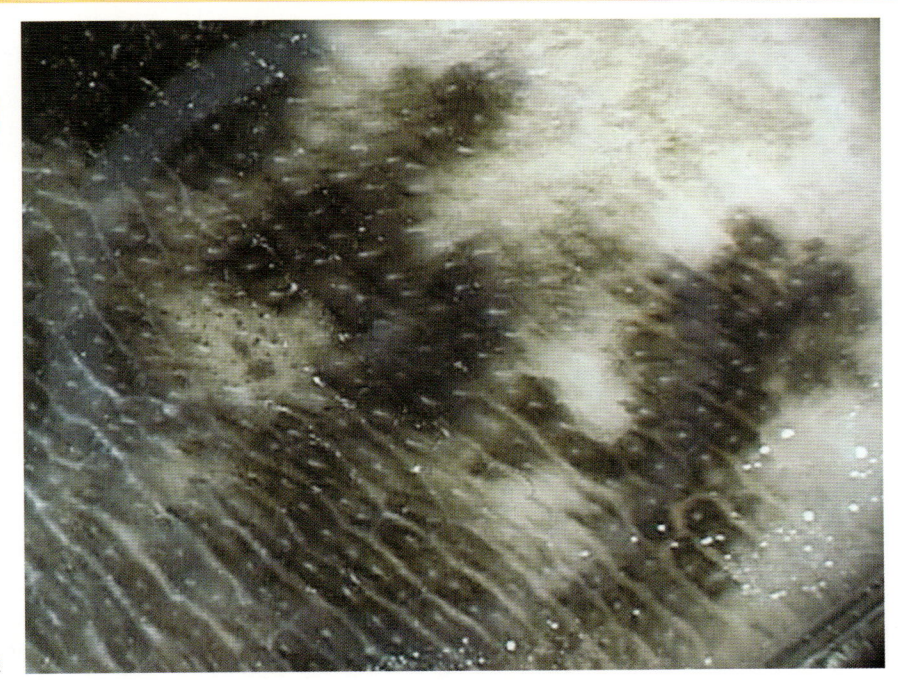

図1　ダーモスコピー像

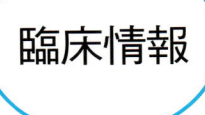

臨床情報

　67歳，男性．30歳頃，左足底に爪甲大の黒褐色斑が生じているのに気づいた．この5～6年で拡大がやや目立ってきた．
　初診時，右足底内側の後方部に，大きさ54×42 mmの濃淡差のある黒褐色斑が認められ，一部に軽度の浸潤を触知した（図2）．形状は不整で，辺縁の境界は明瞭な箇所と不明瞭な箇所とがある．

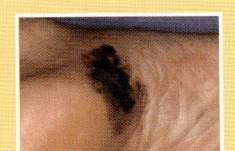

図2　臨床像

チェックポイント

1．このダーモスコピー所見の特徴は何か？
2．色素沈着は皮丘，皮溝のどちらに認められるか？
3．規則的に配列する白点は何か？
4．このダーモスコピー所見を何と呼ぶか？　その組織学的背景は？
5．診断は何か？　進行度はどうか？

（解答は次頁）

■ 第 2 部　診断演習

こう読む　皮丘（図1'：↔）に一致する黒褐色の帯状色素沈着が認められ，ほぼ定型的な parallel ridge pattern の所見を呈する．帯状色素沈着の中央部にはエクリン汗腺の開孔部が白点（→）として規則的に配列している．左上部（＊）には青黒色調の無構造なびまん性色素沈着も認められる．

チェックポイントの解答
1. 平行に配列する黒色調の帯状色素沈着がみられる．
2. 色素沈着は皮丘部に一致してみられる．
3. エクリン汗腺の開孔部（図1'：→）
4. Parallel ridge pattern（皮丘平行パターン）．皮丘の下部に位置する表皮突起部でのメラノサイトの増殖を示唆する．
5. 末端黒子型黒色腫と診断される．青黒色のびまん性色素沈着（＊）の存在から真皮内へかなり侵入した，やや進行段階の病変と判定される．

診断　やや進行した末端黒子型悪性黒色腫

●足底の悪性黒色腫のダーモスコピー所見

　日本人の悪性黒色腫の約 30％は足底に生じ，その大多数は末端黒子型としてみられ，色素斑状病変を伴う．この末端黒子型悪性黒色腫の色素斑部をダーモスコピーで観察すると，今回の症例で示したような，皮丘に一致する帯状の黒褐色色素沈着が高率に見いだされる．これを筆者らは parallel ridge pattern と名付けた．図1' でみられるように，parallel ridge pattern は平行に走行する皮丘部が帯状に着色する所見であり，独特な所見なので，他のパターンと見誤ることはない．

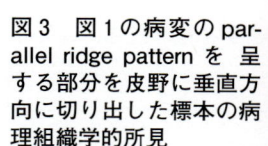

図3　図1の病変の parallel ridge pattern を呈する部分を皮野に垂直方向に切り出した標本の病理組織学的所見
角層表面の凹凸から皮丘，皮溝が識別できる．この皮丘の下部に位置する表皮突起部（→）に異型メラノサイトの個別性増殖が目立つ．

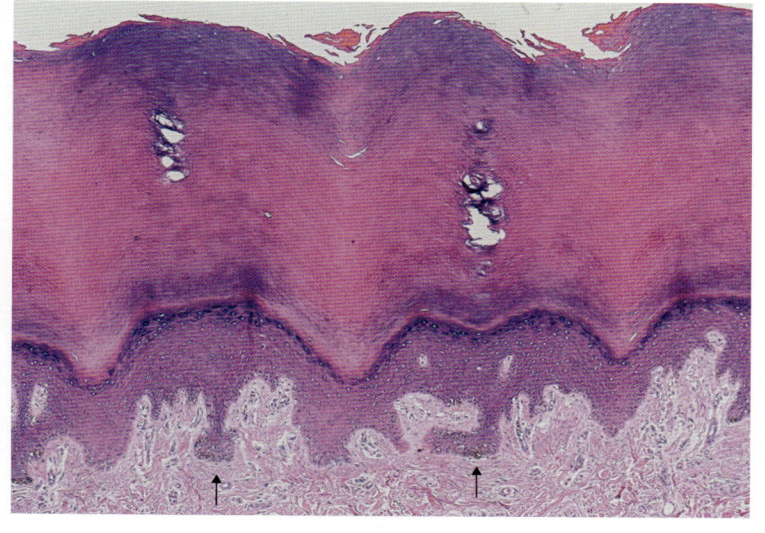

初級編 10　左足底にみられた黒褐色斑

【図1'の記号説明】
↔：皮丘部
→：エクリン汗腺開孔部
＊：びまん性色素沈着

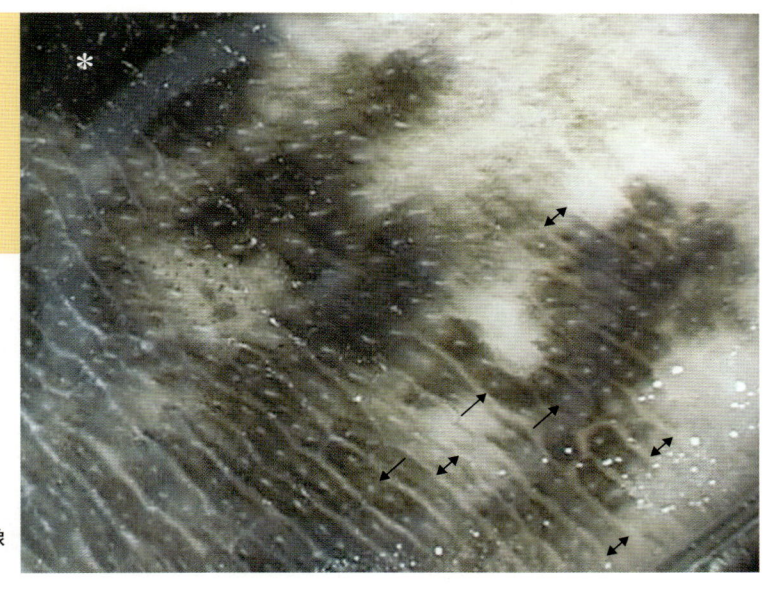

図1'　ダーモスコピー像
（記号を加え再掲）

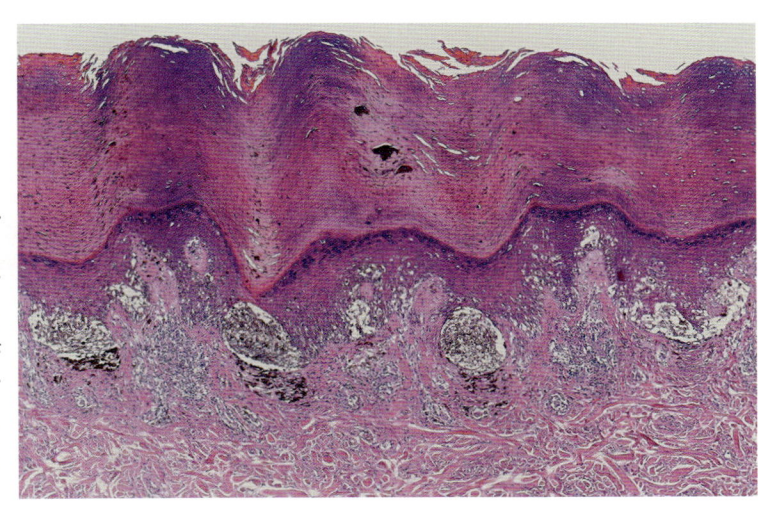

図4　図1の病変のdiffuse pigmentation としてみられる部分の病理組織学的所見
ここでは皮丘，皮溝に無関係に，異型メラノサイトが表皮内から真皮上層に大小不整な胞巣を形成して，あるいはびまん性に増殖している．図3よりも進行した段階の所見である．

Parallel ridge pattern の診断学的意義　Parallel ridge pattern が掌蹠の悪性黒色腫で検出される感度は86％，特異度は99％であり，診断確定にきわめて有用である[16]．すなわち，掌蹠の色素斑状病変でこの所見が見いだされたら，まず間違いなく悪性黒色腫と診断できるのである．また，掌蹠の悪性黒色腫では濃淡差の目立つ無構造な黒褐色色素沈着（irregular diffuse pigmentation）も高頻度に見いだされる（感度85％，特異度96.6％）．今回の症例でも，左上部に無構造な青黒色調色素沈着が認められ，irregular diffuse pigmentation の所見とみなすことができる．青黒色の色調から，メラニン色素を産生する腫瘍細胞が真皮内へすでに侵入しているものと判定される（33頁参照）．

病理組織学的所見　図1'の病変の病理組織学的所見を図3，図4に示した．図3は parallel

■ 第2部　診断演習

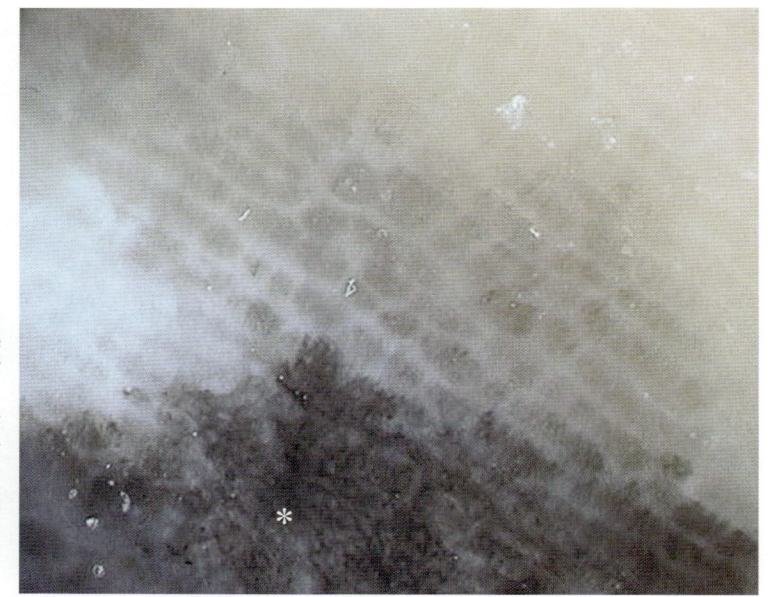

【別症例】
図5　末端黒子型悪性黒色腫のダーモスコピー所見
Parallel ridge patternの所見とともに，下方部には青黒色の無構造色素沈着が目立ち（*），ここでは腫瘍細胞が真皮のかなり深部にまで侵入，増殖していることが示唆される．

ridge patternに相当する部位の所見で，皮丘の下部に位置する表皮突起（crista profunda intermedia）部に異型メラノサイトの個別性増殖が目立つことがわかる．ここで産生されるメラニン色素のためにparallel ridge patternが生じるものと理解される．64頁に記載したように，掌蹠の良性の色素細胞母斑はダーモスコピーにて皮溝に一致する色素沈着であるparallel furrow patternを呈することが多く，病理組織学的にも母斑細胞巣が皮溝の下部に位置する表皮突起（crista profunda limitans）部に主として見いだされる．悪性黒色腫早期病変の細胞と良性の母斑細胞が解剖学的に異なった表皮突起部で増殖を始めることは組織発生論的にもきわめて興味深い事実である．

　図4は本症例の青黒色の無構造色素沈着部位の病理組織学的所見である．ここでは異型メラノサイトが表皮内に大小不整な胞巣を形成して連続性に増殖し，また真皮内への侵入も起こしている．これがirregular diffuse pigmentationとして認められるのである．

別症例の●
ダーモスコピー所見

　図5に末端黒子型悪性黒色腫の別症例のダーモスコピー所見を示した．やはりparallel ridge patternの所見が認められ，下方部には青黒色の無構造領域（irregular diffuse pigmentation）も見いだされる．この無構造領域は図1のそれよりも青色調が強いので，blue-whitish veilとみなすこともできる（60頁および「用語解説」174頁）．したがって，ここでは腫瘍細胞がかなり深部にまで侵入していることが示唆される．

初級編 11 右足の踵に生じた褐色斑

所見は？ 診断は？

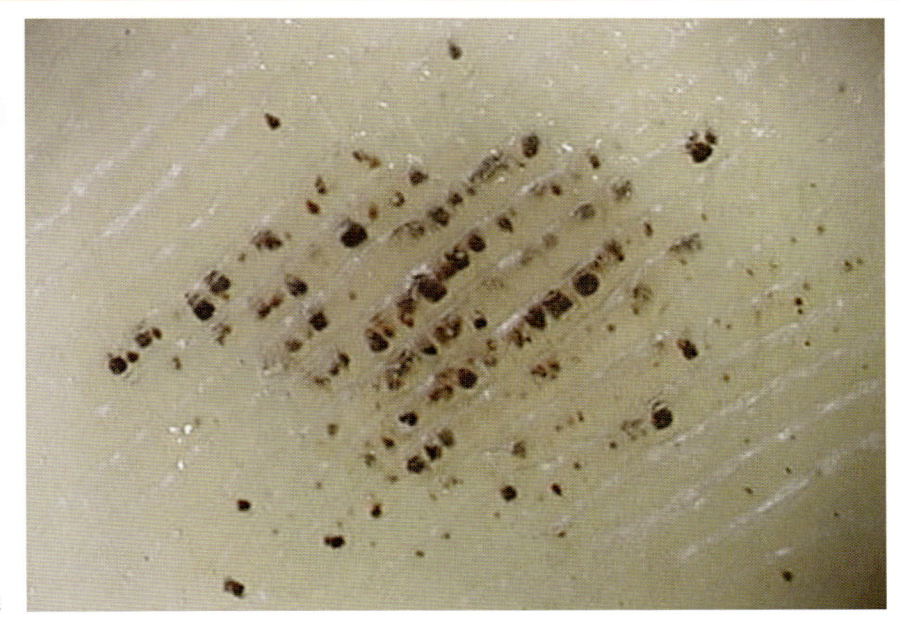

図1 ダーモスコピー像

臨床情報

15歳，男性．約1週間前に右足の踵に「ほくろ」のような褐色斑が生じているのに気づいた．10日ほど前，学校の体育で運動靴を履いてバレーボールをした．
初診時，右踵やや外側部に，大きさ8.8×6 mmの不整形状で境界やや不明瞭な褐色斑が認められた（図2）．

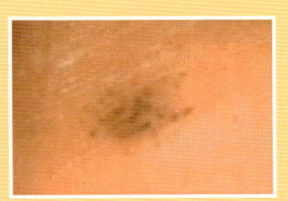

図2 臨床像

チェックポイント

1. このダーモスコピー所見の主体は何か？
2. 所見を構成する要素の色調，境界にどのような特徴があるか？
3. Dots/globules との異同はどうか？
4. 所見は主として皮丘，皮溝のどちらに認められるか？
5. この所見を何と呼ぶか？ 診断は何か？

（解答は次頁）

■ 第2部　診断演習

> **こう読む**　黒色から赤黒色調の多数の滴状色素沈着が列状に配列して認められる．よくみると，その存在部位が平行に走行する皮丘部（図1'：↔）であることがわかる（図1'の→は皮溝の位置を示す）．この赤黒色顆粒は多少の大小不同を示すが，いずれも境界が明瞭，平滑で，玉石様にみえる（pebbles on the ridges）．また，赤黒色調の微細点状色素沈着も見いだされる（satellites）．

> **チェックポイントの解答**
> 1. 褐色調で類円形の顆粒状物が列状に分布している．
> 2. 褐色調の顆粒状物はやや赤色調を帯びており，境界が平滑かつ明瞭である．
> 3. やや大型で赤色調を帯びていて，一列に配列する点が特異といえる．
> 4. 皮丘部に存在している〔皮溝は白色線状にみえる（→）〕．
> 5. Pebbles on the ridges と呼ぶ．black heel に特徴的な所見．

診断　　いわゆる black heel（靴擦れによる出血斑）

Black heel のダーモスコピー所見

いわゆる black heel は，スポーツシューズ（バスケットボールやバレーボール用などの靴）を履いて激しい運動をした際に，踵部が靴に擦れて生じる皮膚表層の出血に起因する病変である．この患者も皮疹に気づく前にバレーボールをやっている．black heel の別症例のダーモスコピー所見を図3に示すが，図1と同様の所見であることがよくわかる．

赤黒色調の玉石状色素沈着が皮丘部にきれいに配列するきわめて特徴的な所見であるので，筆者らはこれを（reddish black）pebbles on the ridges と呼んでいる．

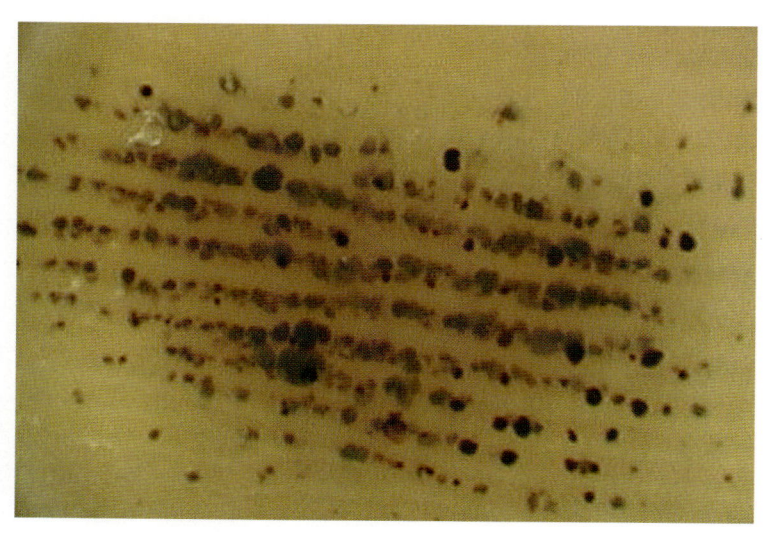

【別症例】
図3　Black heel のダーモスコピー所見
赤黒色の滴状色素沈着が皮丘部に配列し，定型的な pebbles on the ridges の所見を呈している．

初級編 11　右足の踵に生じた褐色斑

【図1'の記号説明】
↔：皮丘部を示す
→：皮溝の位置

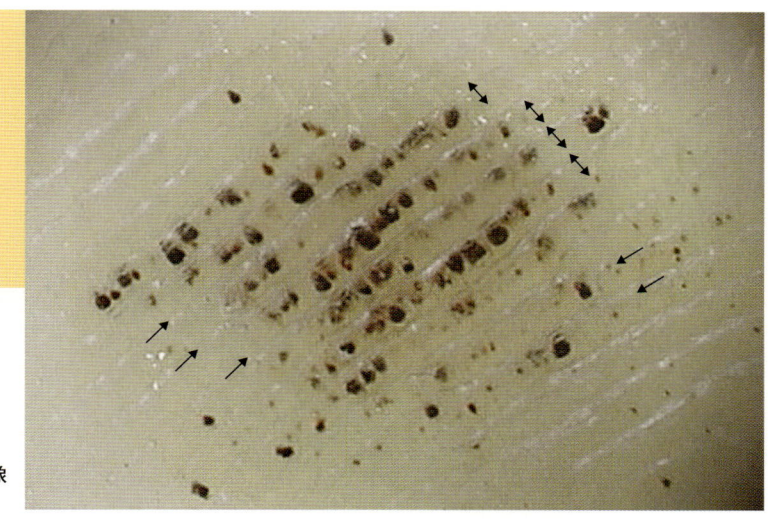

図1'　ダーモスコピー像
（記号を加え再掲）

図4　Black heel のダーモスコピー所見を説明する模式図
掌蹠の皮膚を皮丘・皮溝に垂直方向に切り出した場合の表皮の構築を示す．隆起する皮丘部が，特に強く摩擦されるために，その下部の真皮乳頭部に強いずれの力が働いて，ここの毛細血管が破綻し，出血するものと考えられる．このために皮丘部に配列する pebbles on the ridges を生じるのであろう．

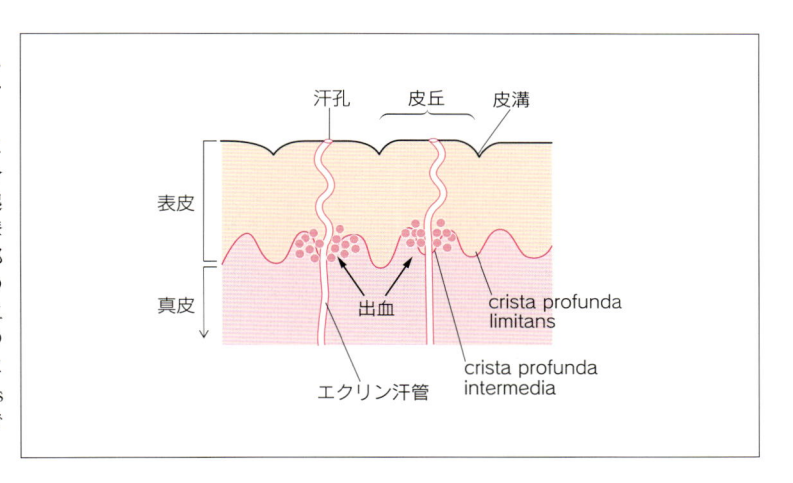

Pebbles on the ridges の所見を呈する理由

　Black heel はなぜ，特徴的な pebbles on the ridges の所見を呈するのだろうか．図4は掌蹠の皮膚を皮丘・皮溝に直交する方向に切り出した標本における表皮突起の構築を示す模式図である．black heel は，スポーツシューズを履いて，激しく走り，また急停止するバレーボールのような運動の際に踵の皮膚が靴内面と擦れて生じる皮内出血である．この場合，隆起する皮丘部が特に強く摩擦されることになる．そのために図4に示すように，皮丘の下部に位置する真皮乳頭部の毛細血管が破綻し，ここに出血をきたすものと考えられる．以上が，ダーモスコピーにて皮丘部に出血塊が認められる理由であろう．この出血塊は後にヘモジデリンとなって経表皮性に排出されるものと考えられる．

出血の度合いが強い症例

　Black heel において出血の度合いが強いと，真皮乳頭部での出血がさらに広範になることが予想される．図5はそのような症例のダーモスコピー所見である．皮丘部に一致する帯状の赤黒色色素沈着として認められ，玉石状のパターンは消失している．皮丘に一致する帯状色素沈着であるので，掌蹠の悪性黒色

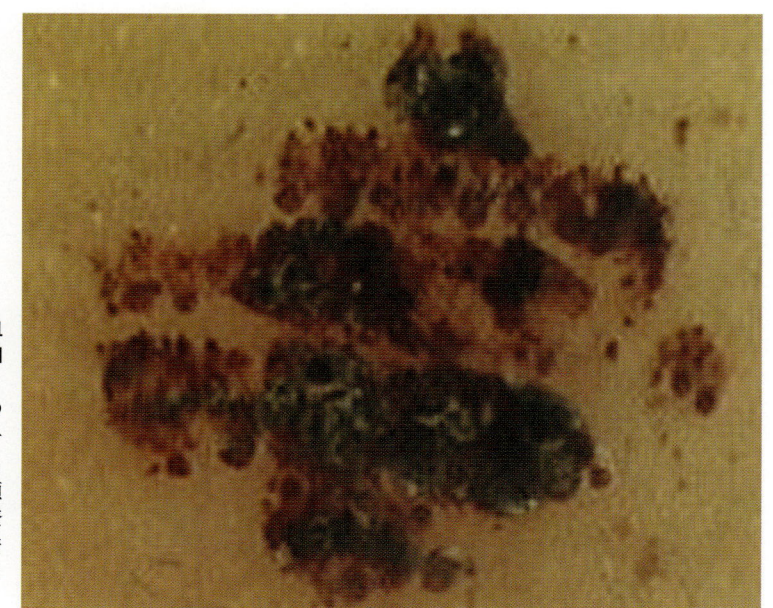

【別症例】
図5 さらに高度な出血をきたした black heel のダーモスコピー所見
皮丘部に一致する赤黒色の帯状色素沈着がみられ，一見悪性黒色腫でみられる parallel ridge pattern に類似する．しかし，境界明瞭で平滑な赤色調の色素沈着であり，satellites も伴うことから鑑別できる．

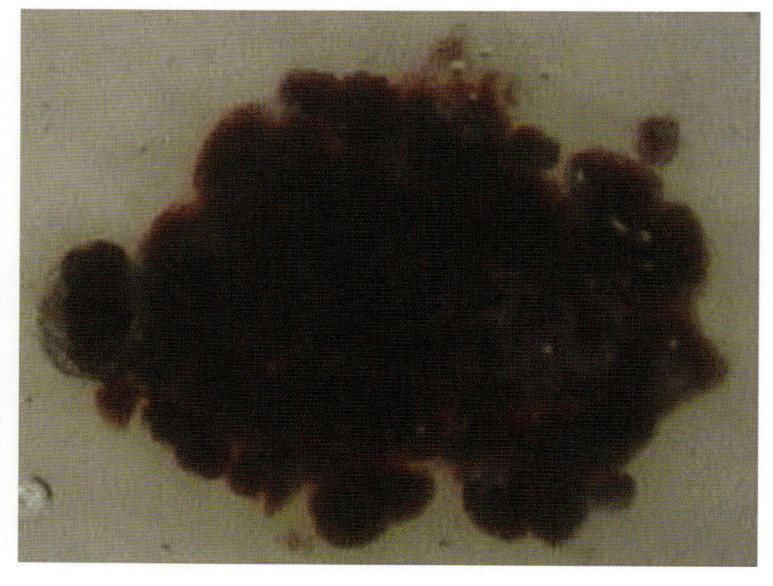

【別症例】
図6 手指の針刺しによる出血斑のダーモスコピー所見
皮丘・皮溝に無関係なびまん性で無構造な赤黒色色素沈着としてみられる（red-bluish to red-black homogeneous areas）．境界がきわめて明瞭で平滑であることから，出血による病変と判定できる．

腫で特異的に認められる parallel ridge pattern と多少類似する所見である．しかし，赤色調のトーンを帯びており，境界がきわめて明瞭かつ平滑であり，しばしば satellites（微小出血に由来）を伴うことから，容易に判別できる．

● **手指の針刺しによる出血**　これに対し，手指の針刺しなどによる出血は，**図6**に示すように，皮丘とは無関係な無構造でびまん性の赤黒色色素沈着（red-bluish to red-black homogeneous areas）としてみられる．出血であるので，やはり境界がきわめて明瞭で平滑な赤黒色調の色素沈着として認められる．

初級編 12 　左側頸部にみられた黒色皮疹

所見は？診断は？

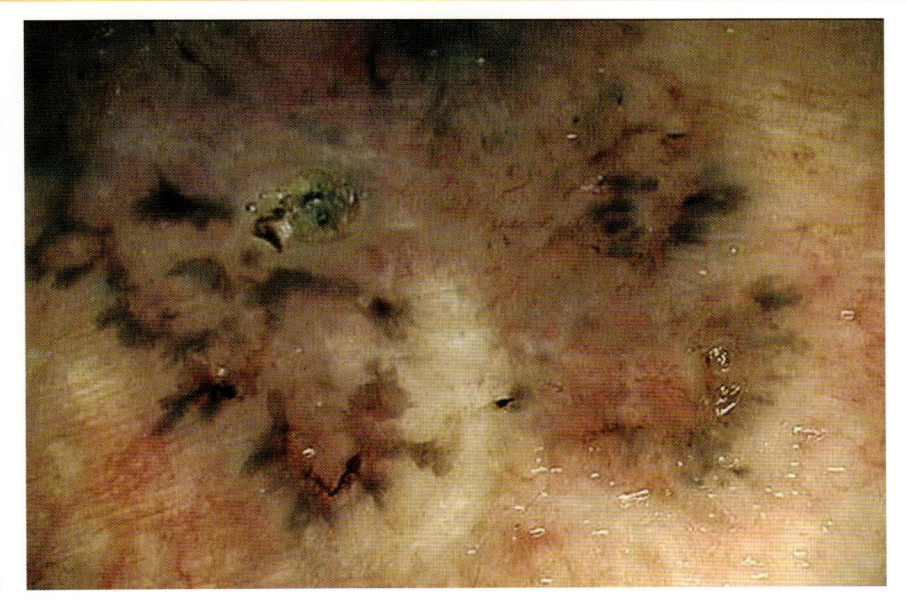

図1　ダーモスコピー像

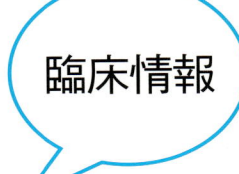

臨床情報

　76歳，男性．数か月前，左側頸部に黒色の皮疹が生じているのに気づいた．その後，徐々に増大してきた．
　初診時，左側頸部に，大きさ29×10 mmの境界比較的明瞭な黒色調の斑状ないし局面状の皮疹が認められた（図2）．皮疹内には線状から蛇行状の色素沈着パターンが認められ，また一部には痂皮が付着していた．

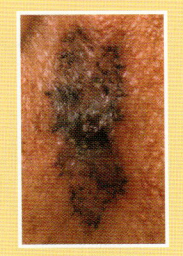

図2　臨床像

チェックポイント

（解答は次頁）

1. CNMD 2000の二段階診断法の第1段階ではどう評価されるか？
2. 3-point checklistでは良性，悪性のどちらと判定されるか？
3. 不整に連続する灰黒色調〜灰褐色調部分に何か形態学的特徴が認められるか？
4. 毛細血管の所見は認められるか？　白色調部分は何を意味するか？

■ 第 2 部　診断演習

こう読む

蛇行状ないし連圏状に不規則に走行する帯状の黒褐色調色素沈着が認められる．この帯状色素沈着はところどころで放射状に配列する棘状突起を伴っており（図1'：○），spoke-wheel areas と形容される．また，病変内には不規則に迂曲して走行する毛細血管が複数見いだされ，樹枝状の分枝を示し，arborizing vessels の所見（→）とみなされる．

チェックポイントの解答

1. メラノサイト系病変の所見はみられない．spoke-wheel areas の所見から基底細胞癌を考える．
2. 3-point checklist では 2 点（非対称性と blue-white structures）であり，悪性病変と判定される．
3. 棘状～放射状の小突起を示す色素沈着（spoke-wheel areas）が飛び地状，連圏状に分布している．
4. 蛇行状の毛細血管（arborizing vessels）が認められる（図1'：→）．白色部分（＊）は真皮上層の瘢痕・線維化を示唆し，部分的消退現象の反映とみなされる．

診断　基底細胞癌（表在型）

特徴的なダーモスコピー所見

　図 2 の臨床所見から，臨床的には表在型の基底細胞癌や Bowen 病が診断の候補として挙げられ，表在拡大型悪性黒色腫も鑑別に挙げられるかもしれない．しかし，図 1 のダーモスコピー所見はきわめて特徴的であり，これによって表在型基底細胞癌であると確定診断できる．このような蛇行状に走行する帯状の黒褐色色素沈着とそのところどころに見いだされる放射状，棘状の spoke-wheel areas の所見は表在型の基底細胞癌にきわめて特徴的なダーモスコピー所見だからである．本症例でもう 1 つ重要な所見は，分枝しながら不規則，蛇行状に走行する毛細血管拡張である．この arborizing vessels は表在型に限らずすべての病型の基底細胞癌に特徴的に見いだされる血管所見である．以上の 2 つのダーモスコピー所見によって本症例は表在型基底細胞癌と確定診断することができる．

特異な spoke-wheel areas を呈する理由

　しかし，表在型基底細胞癌はなぜこのように特異な spoke-wheel areas の所見を呈するのであろうか．それは表在型基底細胞癌の組織所見を検討することによって理解できる．本症例の病理組織学的所見を図 3 に示した．表在型基底細胞癌は表皮下面から基底細胞癌の腫瘍細胞巣が蕾状に下垂することが特徴である．この蕾状胞巣の外形はスムーズな円形～楕円形のことはまれであり，むしろ図 3 に示すように，複雑な凹凸を示すことが多いのである．メラニン色素を含有するこのような不整な表在性の胞巣をダーモスコピーで上から観察するのだから，棘状の spoke-wheel areas の所見としてみられるのは当然のこととして理解できる．

【図1'の記号説明】
○：spoke-wheel areas
→：arborizing vessels
＊：白色部分

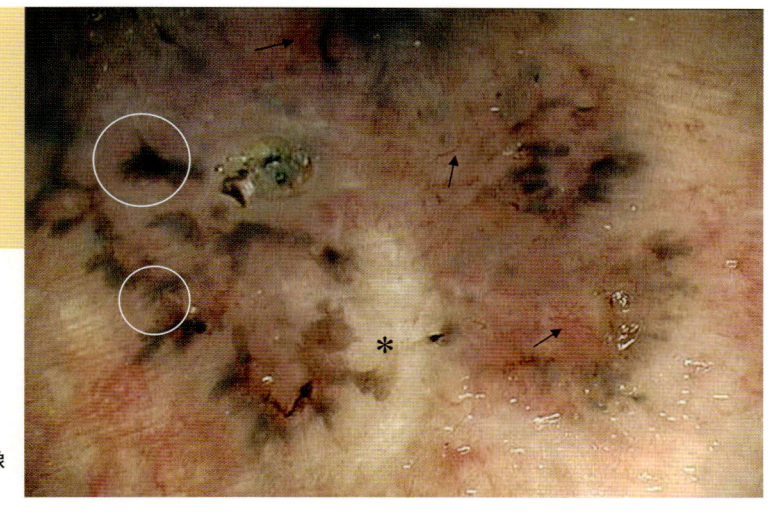

図1'　ダーモスコピー像
（記号を加え再掲）

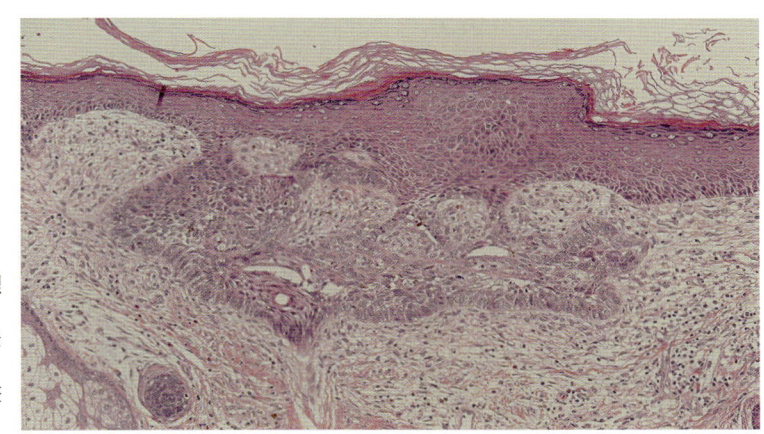

図3　図1の病変の病理組織学的所見
表皮下面から真皮内に下垂する基底細胞癌の胞巣は，外形に凹凸が目立ち，不整である．

Bowen病の
ダーモスコピー所見
　Bowen病のダーモスコピー所見はまだ十分に解明されていないが，点状ないし糸巻き状の血管拡張（dotted or glomerular vessels），表面の角化・鱗屑を反映する白色～乳白色所見などのほかに，メラニン色素を伴う病変ではbrown dots/globules や一定領域を占める色素沈着（blotches）などの所見を示す．しかし，定型的な spoke-wheel areas や arborizing vessels の所見を呈することはない．

悪性黒色腫との鑑別
　悪性黒色腫，特に表在拡大型は atypical pigment network や irregular dots/globules の存在によって，基底細胞癌と鑑別される．定型的な arborizing vessels を呈することもない．このように，ダーモスコピーは表在型基底細胞癌の診断確定に絶大な威力を発揮する．

別症例の
ダーモスコピー所見
　表在型基底細胞癌の他症例のダーモスコピー所見を図4，図5に示した．いずれも定型的な spoke-wheel areas の所見を呈しており，容易に診断を確定することができる．spoke-wheel areas はきわめて特異な所見であるので，一度経験すれば，以後これを見誤ることはない．spoke-wheel areas という用語は

■ 第2部 診断演習

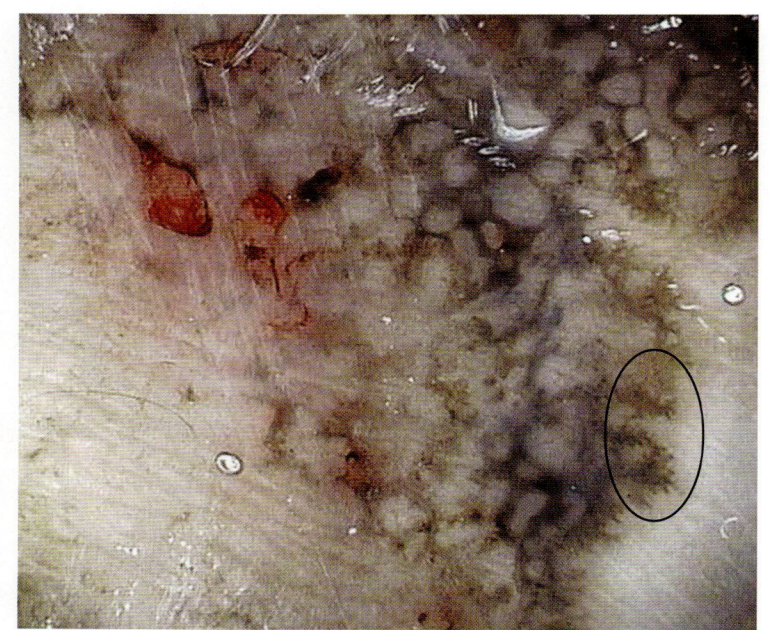

【別症例】
図4 表在型基底細胞癌のダーモスコピー所見
蛇行状に走行する帯状色素沈着のところどころに定型的な spoke-wheel areas の所見（○）が認められる．Arborizing vessels も見いだされる．

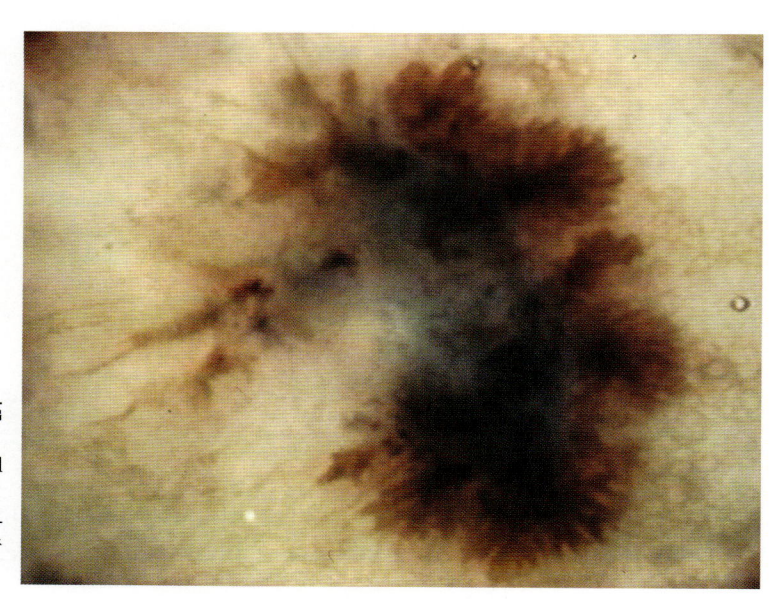

【別症例】
図5 表在型基底細胞癌のダーモスコピー所見
典型的な spoke-wheel areas の所見の拡大像．これがさらに拡大すると leaf-like areas の所見へと移行する．

　Menzies らによって命名されたものだが，わが国では以前より筆者らが「サボテン様」などと呼び[31]，また池田らが「菊花弁状〜松葉状」[32]と形容して和文論文で報告していたものに相当する．

中級編 1　背中に生じた灰黒色結節

所見は？診断は？

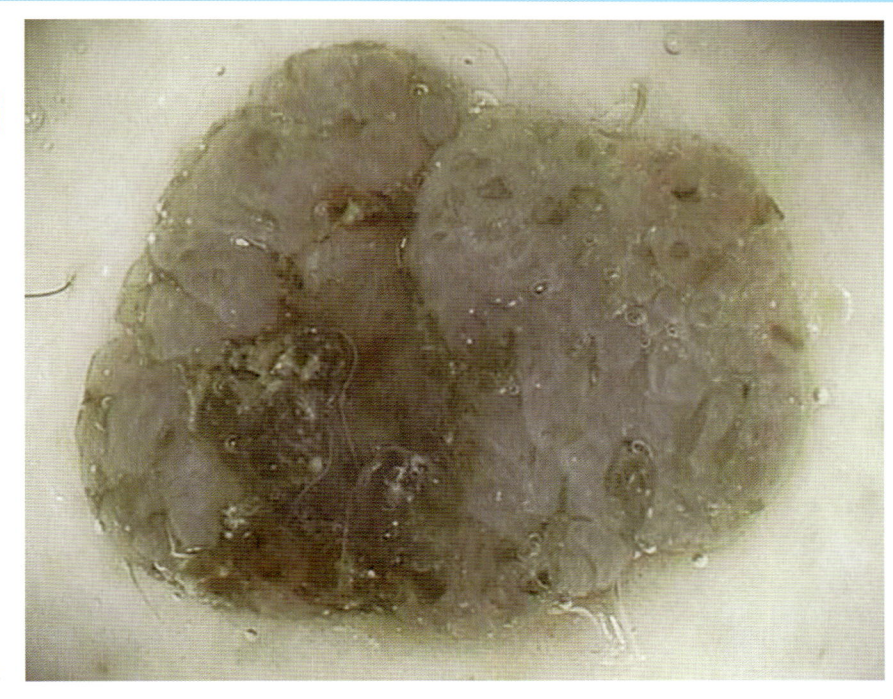

図1　ダーモスコピー像

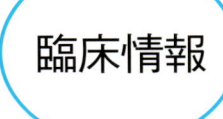

臨床情報

58歳，男性．約半年前，背中に黒色病変が生じているのに家族が気づいた．1か月ほど前に少し出血したので，それ以来，時々絆創膏を貼っている．

右中背部に大きさ11×9×1.5 mmの灰黒色調結節が存在する（図2）．境界明瞭だが，多少角張った形状を呈する．表面は乳頭状に一部凹凸を示し，軽度角化性のようだが，絆創膏貼付のためか，やや浸軟したようにみえる．結節表面の左下方部には痂皮が付着している．

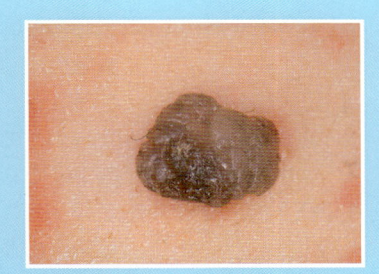

図2　臨床像

チェックポイント

1. このダーモスコピー像で最も目立つ，主要所見は何か？
2. メラノサイト系病変を示唆する所見は認められるか？
3. 基底細胞癌のダーモスコピー所見は認められるか？
4. Milia-like cyst は見いだされるか？
5. びらん・出血したため，絆創膏を貼っていたことがダーモスコピー所見に何か影響を及ぼすだろうか？

（解答は次頁）

■ 第2部　診断演習

こう読む　多発性の comedo-like openings（図1'：→）と fissures/ridges と呼ばれる畝のような凹凸が認められる．よくみると，白色小顆粒状の milia-like cyst（▶）も見いだされる．左下方部の痂皮は多少赤褐色調を帯びているので（*），血痂であることがわかる．

チェックポイントの解答
1. 多発性の comedo-like openings（crypts）（図1'：→）．
2. 認められない．
3. 血痂を付した潰瘍は認められるが，ほかには基底細胞癌の所見はみられない．
4. よく観察するといくつか認められる（▶）．
5. 角質の浸軟が起こり，milia-like cyst がわかりにくくなった可能性がある．

診断　脂漏性角化症

脂漏性角化症のダーモスコピー所見

脂漏性角化症は，ときに臨床的に悪性黒色腫や基底細胞癌との鑑別が問題になる．特に，本症例のように外的刺激を受け，痂皮を付す場合には診断に迷うことも多い．ダーモスコピーはこの鑑別に絶大な威力を発揮する．本症例では多発性の comedo-like openings が認められることから，脂漏性角化症と診断される．多発性の comedo-like openings と milia-like cyst は脂漏性角化症の特徴的ダーモスコピー所見であり，診断確定に役立つ．fissures/ridges も脂漏性角化症でしばしば認められるダーモスコピー所見である．

病理組織学的所見との対応関係

ダーモスコピー所見を検討する際に重要なことは，病理組織学的所見との対応関係を考察することである．comedo-like openings は浅在性の偽角質囊腫の

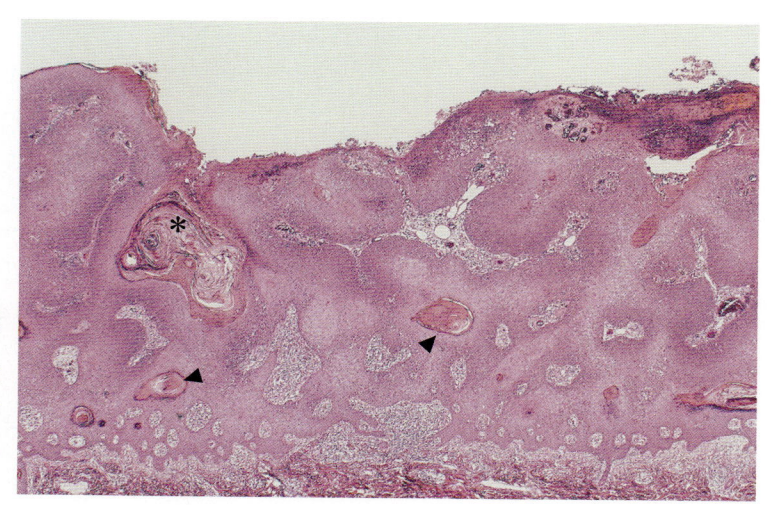

図3　図1の病変の病理組織学的所見
表皮に開孔する偽角質囊腫（*）が comedo-like openings に，深在性のそれ（▶）が milia-like cyst に対応する．

中級編 1　背中に生じた灰黒色結節

【図1′の記号説明】
→：comedo-like openings
►：milia-like syst
＊：赤褐色調の血痂

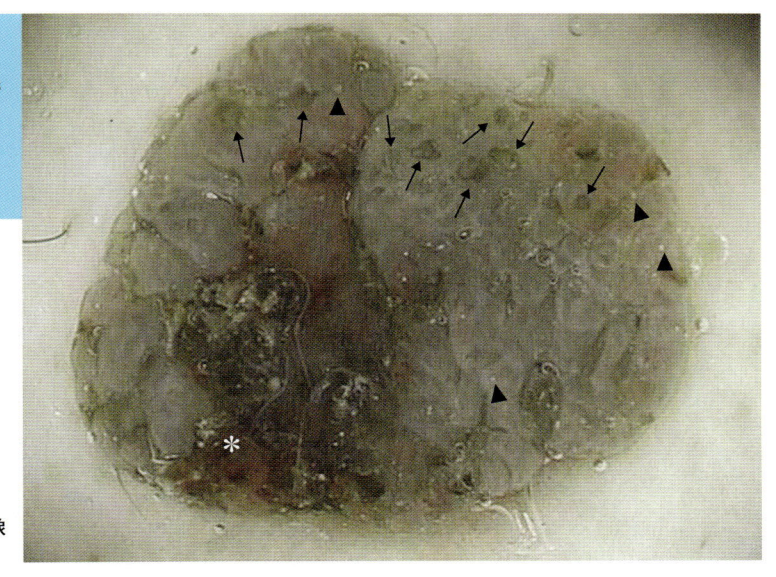

図1′　ダーモスコピー像
（記号を加え再掲）

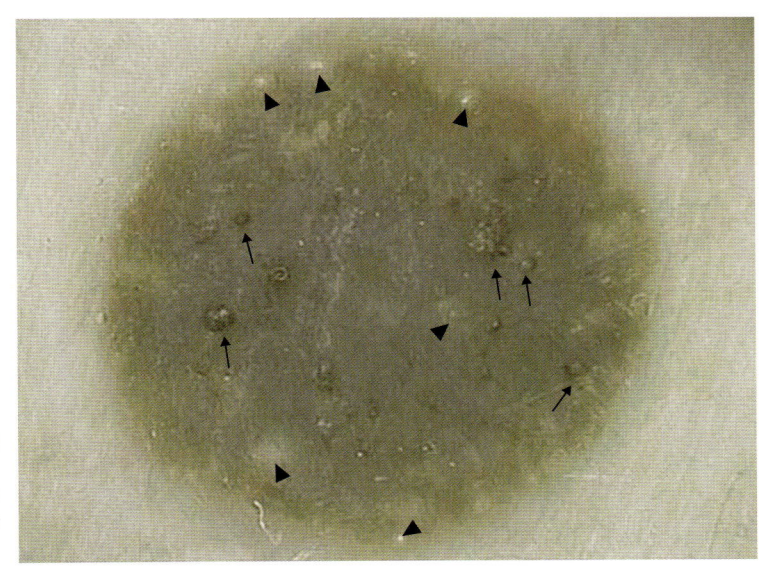

【別症例】
図4　脂漏性角化症の
ダーモスコピー所見
comedo-like openings（→）
と milia-like cyst（►）が
多発性に認められる．

出口（図3：＊）に相当する所見である．偽角質囊腫が表皮のやや深部に位置すると（図3：►），その角質塊が白色の小顆粒としてみられる．これを milia-like cyst と呼ぶ（図4：►）．図1′の症例で milia-like cyst が目立たなかったのは，絆創膏貼付によって角質が浸軟していたためかもしれない．

鑑別診断のポイント●　基底細胞癌では被覆表皮に偽角質囊腫が形成されないので，comedo-like openings や milia-like cyst が認められることはない．悪性黒色腫でも comedo-like openings や milia-like cyst がこのように多発性にみられることはない．本症例のように，多発性の comedo-like openings と milia-like cyst が認められたら，まず確実に脂漏性角化症と診断することができるのである．脂漏性角化症以外で comedo-like openings や milia-like cyst が多発性にみられる可能性があるのは，表面が乳頭腫状を呈する先天性色素細胞母斑である．ただしこの場合

■ 第2部　診断演習

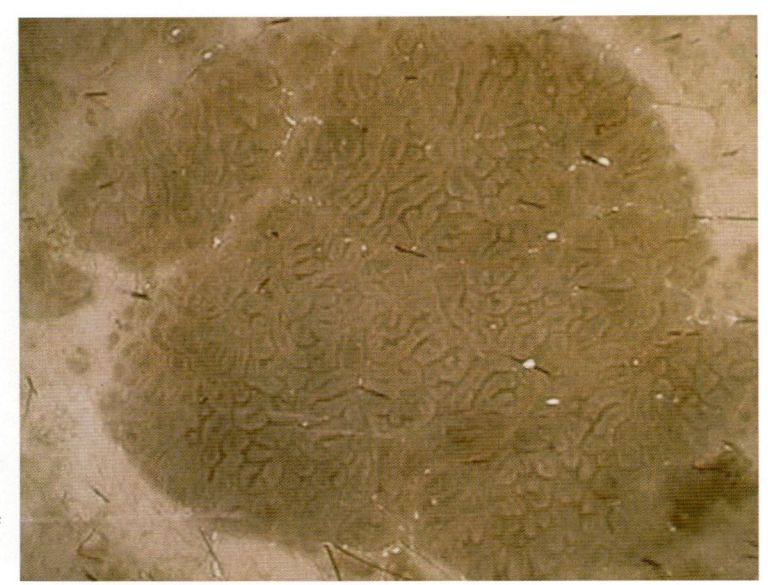

【別症例】
図5　脂漏性角化症のダーモスコピー所見
定型的な brain-like appearanceの所見を呈する．

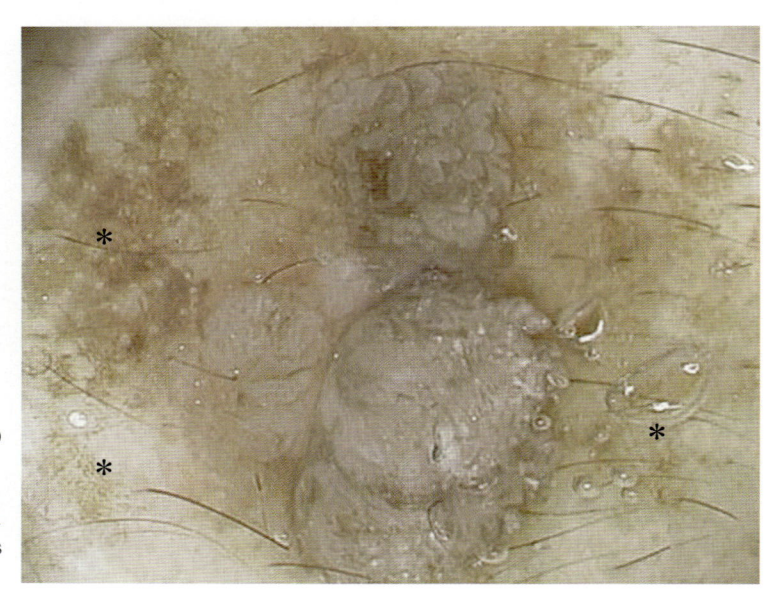

【別症例】
図6　脂漏性角化症のダーモスコピー所見
Fissures/ridgesを呈する結節周囲の色素斑部にfingerprint-like structures（＊）が認められる．

Fissures/ridges と brain-like appearance

には，メラノサイト系病変に特徴的なほかのダーモスコピー所見（定型的なpigment networkやdots/globules, streaksなど）を伴うので鑑別できる．

　Fissures/ridgesは表皮の乳頭腫状の凹凸を反映する所見であり，その陥凹部は irregular crypt とも呼ばれる．脂漏性角化症は，ときに多数の畝状のridgeが迂曲状に走行し，マスクメロンの皮や脳回転を思わすダーモスコピー所見を呈することがあり，brain-like appearance と呼ばれる（図5）．脂漏性角化症の一部は日光黒子から進展してくるが，このような早期病変や結節周囲の斑状病変では淡褐色の指紋様のfingerprint-like structuresが認められることがある（図6：＊）．これは細長く延長する表皮突起（メラニン色素の増量を伴う）に起因する所見と考えられる．

中級編 2　頬部に多発する褐色斑

所見は？診断は？

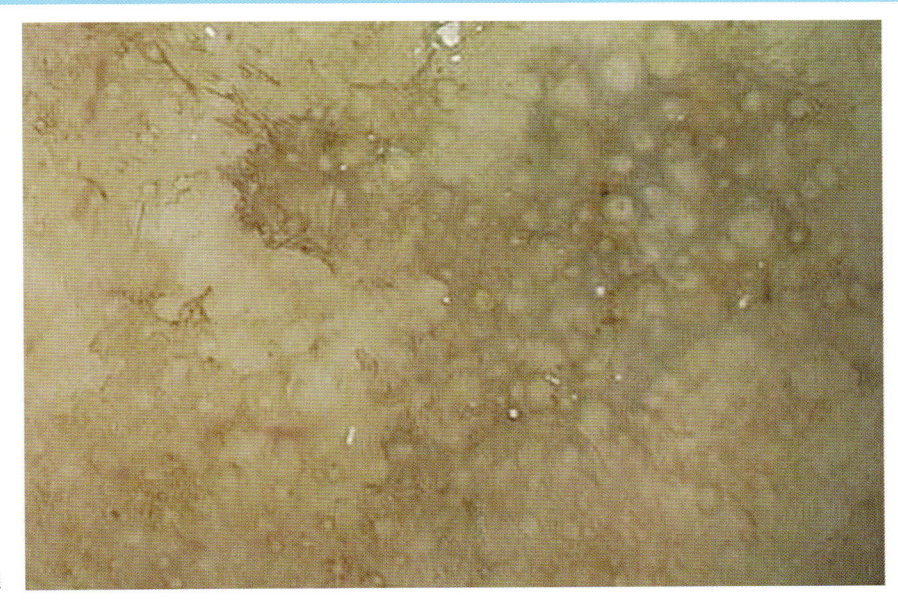

図1　ダーモスコピー像

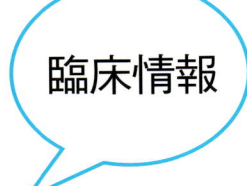

臨床情報

　74歳，男性．10年ほど前から両側頬部などに褐色斑が多発してきた．一部のものが拡大し，濃くなってきたので心配になり，当科を受診した．
　初診時，両頬部などに径1cm程度までの褐色から黒褐色の色素斑が多発し，一部融合していた（図2）．軽度角化性で多少扁平隆起するものも混在していた．

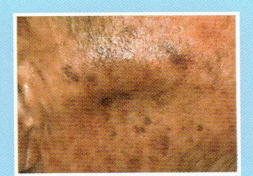

図2　臨床像

チェックポイント
（解答は次頁）

1．この病変で認められる主要なダーモスコピー所見は何か？
2．色調に関して何か特徴があるか？
3．大小多数の円形状に色調が抜けてみえる所見が生じる理由な何か？
4．中央左側部の病巣辺縁部の所見に注目してみよう．

■ 第2部　診断演習

こう読む　不整な模様を呈する淡褐色から濃褐色の色素沈着がみられ（図1'：□），外縁部などには虫食い状陥入（moth-eaten border）が認められる（→）．色素沈着内で毛孔部が円形状に色が抜けるために，粗大な網目状を呈する（pseudonetwork）．一部には細線維状色素沈着が密に平行に走行する fingerprint-like structures が見いだされる（○）．

チェックポイントの解答
1. Pseudonetwork
2. 褐色調が主体で，灰色調は目立たない．
3. 円形状に色調が抜けている部分は毛孔（および汗孔）に相当し，これらの皮膚付属器内へは病変が及んでいないことを意味する．
4. 色素斑の外縁に，「毛虫に食べられた葉」のような陥入（図1'：→）が認められる（moth-eaten border）．

診断　日光黒子

高齢者の顔面にみられる黒褐色斑　高齢者の顔面にみられる黒褐色斑については，日光黒子か悪性黒子かの鑑別が常に問題になる．日光黒子は老人性色素斑などとも呼ばれ，定義に多少の混乱があるが，ここでは脂漏性角化症（病理分類の網状型）の早期段階に相当するものとする．他方，悪性黒子は悪性黒子型黒色腫の早期病変（melanoma in situ）であるから，両者の正確な鑑別はきわめて重要である．日光黒子は表面が多少とも角化性，粗造なことが多く，軽度ながら扁平隆起する部分がみられることもある．それは，本病変が脂漏性角化症の初期病変であるのだから，当然のことといえよう．しかし，臨床所見のみでは鑑別困難なこともけっして少なくない．

ダーモスコピー所見　悪性黒子（あるいは悪性黒子型黒色腫の色素斑部）のダーモスコピー所見は，155頁に記載する．これと対比させながら日光黒子のダーモスコピー所見を検討してみよう（25頁，27頁参照）．日光黒子のダーモスコピー所見上の特徴として，①境界明瞭な褐色調病変で，辺縁部にしばしば虫食い状の陥入（moth-eaten border）を伴い，②毛孔部と汗孔部の色調が抜けて生じる定型的な pseudonetwork の所見を示し（図3），③時に fingerprint-like structures を呈するが，④ globules の所見を認めない，などが挙げられている．さらに，⑤幾何学模様を思わせる褐色調の不整な色素沈着（図1'：□）も特徴的所見の1つであるとわれわれは考えている．

境界明瞭なことは，日光黒子が脂漏性角化症の早期病変であることを考えれば当然のことである．moth-eaten border はおそらく辺縁部に位置する毛孔のために生じる所見と考えられる．悪性黒子と異なり，良性病変の日光黒子では毛孔部にまで色素沈着が及ぶことがないために，この所見が認められるのであろう．定型的な pseudonetwork が認められるのも同じ理由からである．fingerprint-like structures は脂漏性角化症の平坦部分にも見いだされる所見で

中級編 2　頬部に多発する褐色斑

【図 1′ の記号説明】
□：不整な模様の色素沈着
→：虫食い状陥入（moth-eaten border）
○：fingerprint-like structures

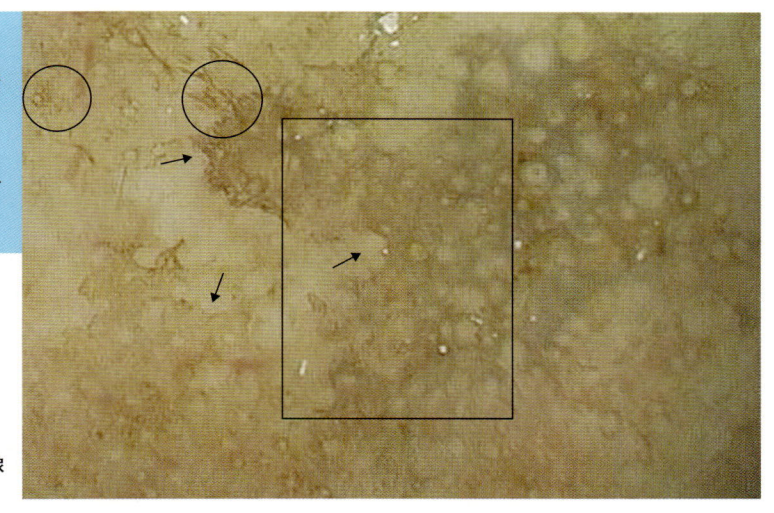

図 1′　ダーモスコピー像
（記号を加え再掲）

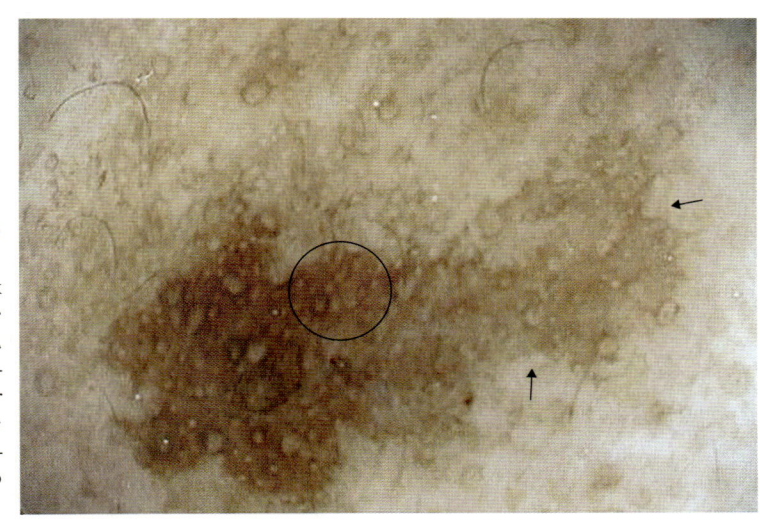

【別症例】
図 3　日光黒子のダーモスコピー所見
定型的な pseudonetwork の所見を呈する（○で囲む部分など）．毛孔周囲の色調はほぼ均一で asymmetric pigmented follicular openings の所見は示さない．辺縁の一部には moth-eaten border（→）が認められる．

あるから，日光黒子でもみられるのは当然であろう．しかし，fingerprint-like structures の組織学的背景は不詳である．

病理組織学的所見●　教科書的には，日光黒子では病理組織学的に表皮突起が延長し，その先端部が棍棒状に膨らみ，ここにメラニン色素が増量するとされている．もしそうならば，メラニン色素を有する棍棒部がダーモスコピーにて globules として認められるはずである．図 4 は，図 1 の症例の病理組織学的所見である．表皮下へ延長する突起の形状，大きさ，方向がさまざまであることがわかる．この所見から日光黒子の 3 次元的構築を推測すると，表皮からの下垂，延長がうねるような複雑な形状を呈している可能性が考えられる．不規則な幾何学模様のダーモスコピー所見を呈するのは，このような複雑な形状の表皮突起の延長を反映しているものと考えられる．そして，単純な棍棒状の下方延長ではないのだから，globules の所見を呈さないことも理解できる．

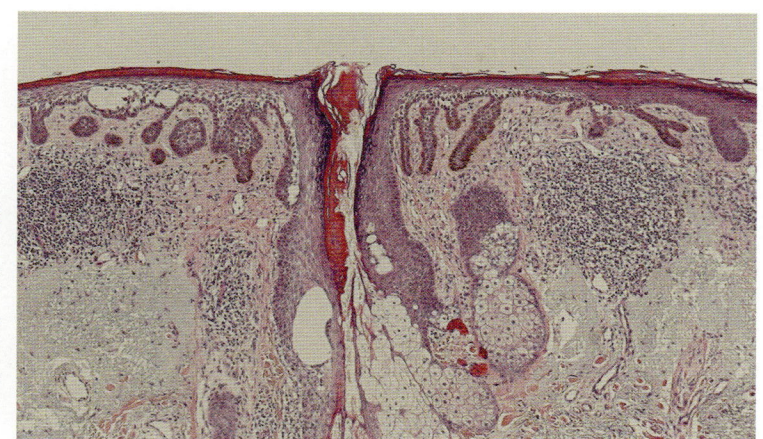

図4 図1の病変の病理組織学的所見
下方への表皮突起の延長は，形状，方向，大きさが不揃いである．このことから，日光黒子では3次元的には複雑な構造をとって表皮が下方延長しているものと推測される．

しかし，日光黒子と悪性黒子のダーモスコピー所見と鑑別，その病理組織学的背景についてはなお未解決な研究課題が多く残されている．

> **コラム**
>
> ## 疥癬のダーモスコピー診断
>
> ダーモスコピーは，疥癬虫 *Sarcoptes scabiei* の検出にも役立つ（Dupuy A, et al：J Am Acad Dermatol 56：53, 2007）．指間部や手掌，手首屈側など，臨床的に疥癬虫を検出しやすい部位を対象にするとよい．疥癬トンネルなどを目安にプローブを当てると，同トンネルの先端部に褐色調の，微小なやや平たい三角形の構造物が検出される（この図中には，○で囲むように，少なくとも3個同定される）（原図：田中　勝）．この三角形が疥癬虫の顎体部と前脚に相当する（疥癬虫この部分が褐色調を帯びているため）．褐色の三角形の後ろには疥癬トンネルの鱗屑が白色調を帯びて認められ，jet with contrail（飛行機雲）（Argenziano G, et al：Arch Dermatol 133：751, 1997）や水尾（水鳥が泳いだ後のさざ波）などと形容される．

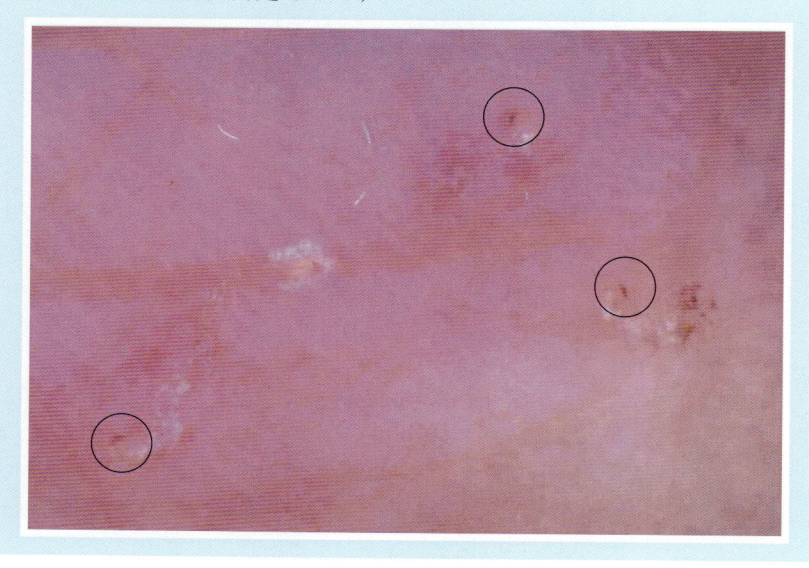

中級編 ③ 左側胸部にみられた赤黒色結節

所見は？診断は？

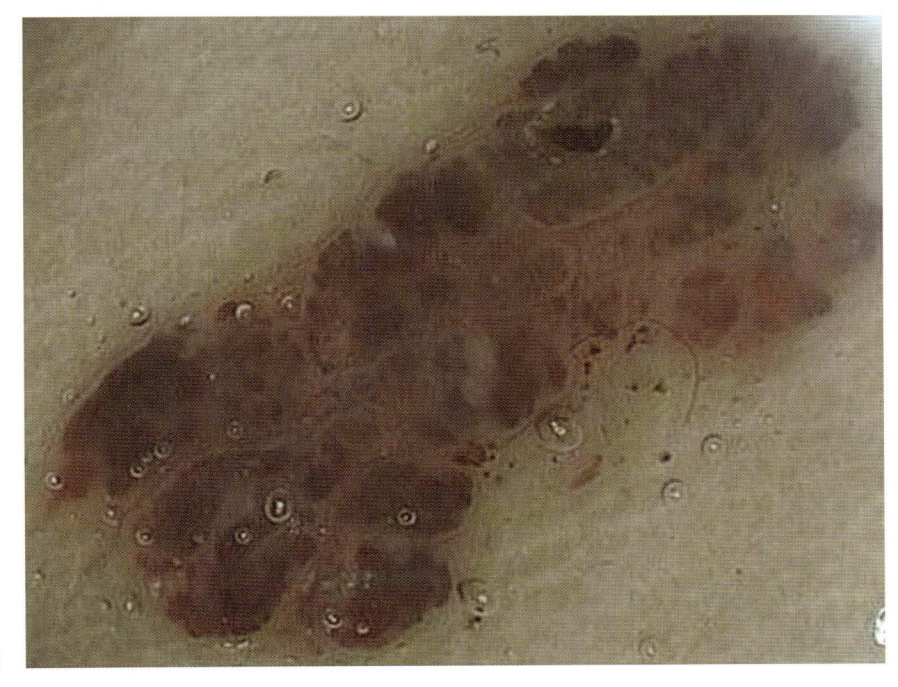

図1　ダーモスコピー像

臨床情報

78歳，女性．出現時期は不詳だが，1年前には左側胸部に赤黒色の皮疹が存在していたという．その後やや増大し，最近入浴時に少し出血した．

初診時，左側胸部に大きさ 7×4×1 mm の，黒色から赤黒色調の境界明瞭な結節が認められた（図2）．表面はほぼ平滑だが，乳頭状の凹凸を示し，辺縁部の一部にわずかに痂皮を付す．

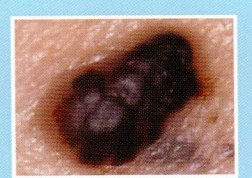

図2　臨床像

チェックポイント

1. CNMD 2000 の二段階診断法の第1段階ではどう評価されるか？
2. この病変のダーモスコピー所見の色調は，臨床所見のそれと比べてどうだろうか？
3. 所見を構成する構造物の特徴は？　各構造物の境界の性状はどうか？
4. 悪性黒色腫や基底細胞癌，あるいは脂漏性角化症のダーモスコピー所見は認められるか？

（解答は次頁）

■ 第2部　診断演習

こう読む

境界がきわめて平滑な黒色から青黒色，暗赤色調の多房状構造物が集簇性に認められ，ほぼ定型的な red-blue lacunae（lagoons）の所見を呈する．一部には小滴状から顆粒状の赤黒色調の衛星状出血巣（satellite）（図1'：→）も認められる．

チェックポイントの解答

1. メラノサイト系病変を示唆する所見はない．暗赤色の lacunae の存在から血管腫と判定する．
2. 臨床的には黒色であったが，ダーモスコピーでは明らかに赤色調を帯びていることがわかる．
3. 境界が平滑で明瞭な暗赤色の構造物が集合している．これらは，拡張した脈管腔内に貯留する赤血球を反映する所見（lacunae, lagoon, saccules）である．
4. 認められない（本文参照）．

診断　血管腫（血栓形成を伴った）

血管腫の臨床的鑑別診断

血管腫にはさまざまな病型が存在するが，本症例は単発性被角血管腫あるいは血栓を伴った老人性血管腫と診断される．血管腫が外的刺激などのために血栓形成や出血をきたし，陳旧化すると（ヘモグロビンがヘモジデリンへ変換し）黒色調を呈するので，結節型悪性黒色腫や基底細胞癌との臨床的鑑別が問題になることがある．本症例の病変も多少いびつな形状の黒色調結節としてみられ（図2），臨床的には慎重な評価が必要と思われる．ダーモスコピーはこの鑑別にきわめて有用である．

血管腫のダーモスコピー所見

血管腫は，拡張，増生した血管腔内に赤血球が貯留することを反映し，境界明瞭で円弧状外形を呈する袋状～嚢状（saccular）の黒色から暗赤色の構造物として認められる．この所見は lacunae あるいは lagoons と呼ばれる．

図3　図1の病変の病理組織像
表皮直下から真皮上～中層に増生，拡張した血管腔が認められ，その中に多量の赤血球，血漿が貯留している．一部血栓化している（*）．

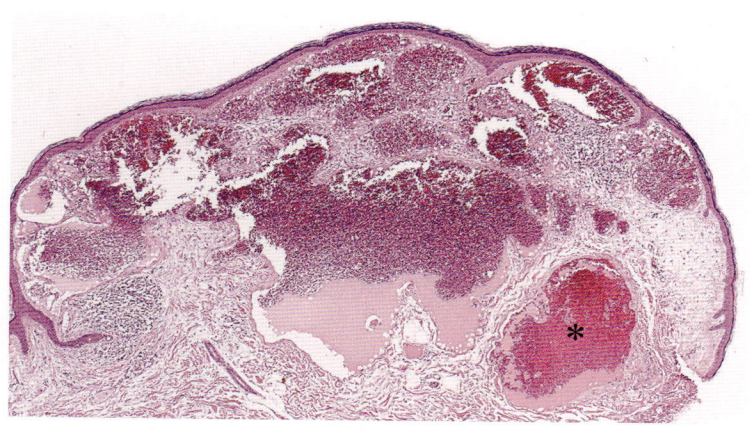

中級編3　左側胸部にみられた赤黒色結節

【図1′の記号説明】
#：red-blue lacunae
→：衛星状出血巣

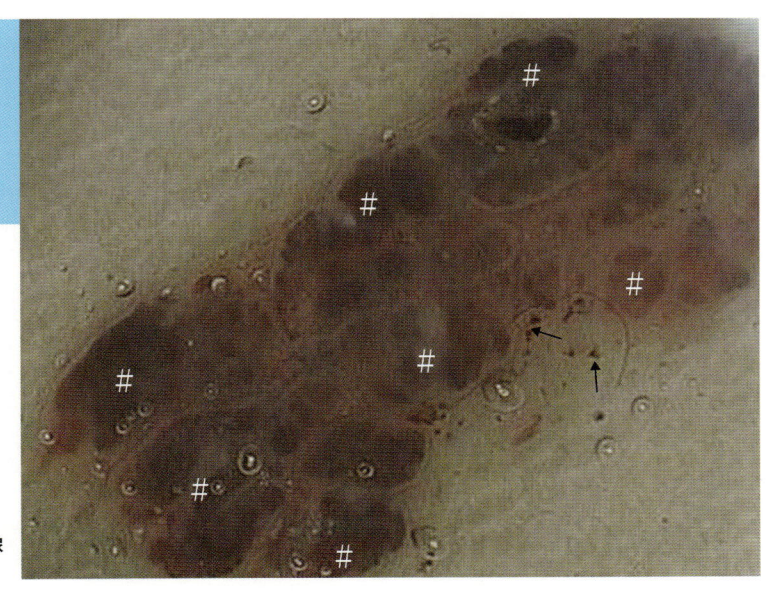

図1′　ダーモスコピー像
（記号を加え再掲）

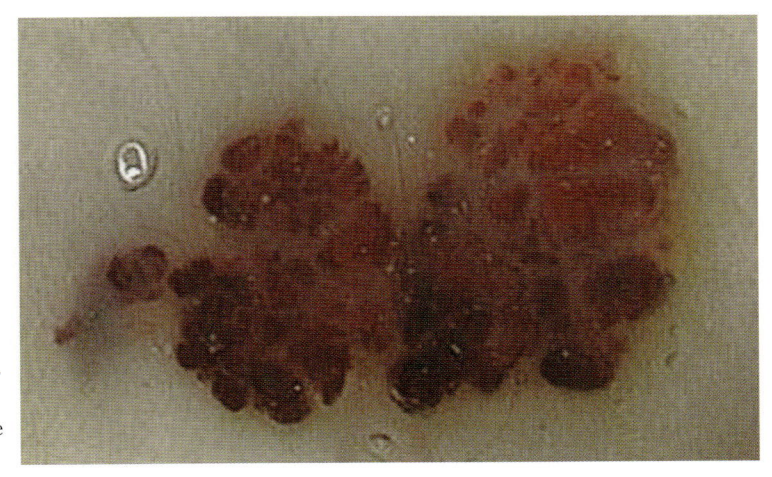

【別症例】
図4　リンパ管腫のダーモスコピー像
定型的な red-blue lacunae の所見を呈している．

lacunae の所見は，悪性黒色腫でみられる blue-white structures（60頁および巻末「用語解説」173頁参照）や基底細胞癌でみられる leaf-like areas, large blue-gray ovoid nests など（48頁および巻末「用語解説」176頁参照）とはまったく異なるものであり，診断確定に役立つ．

病理組織学的所見　本症例の病理組織学的所見を図3に示した．増生，拡張した毛細血管が表皮直下から真皮上〜中層部の大部分を占めて存在しており，腔内には赤血球，血漿成分が多量に存在している．一部の管腔内には血栓形成がみられる（図3：＊）．ダーモスコピーでみられる平滑な袋状〜囊状構造はこの拡張した管腔を反映するものである．また基質内への出血も一部に認められ，これがダーモスコピーにて赤黒色調の衛星状出血巣（図1′：→）として認められたのである．

別症例のダーモスコピー所見　図4はリンパ管腫のダーモスコピー所見である．リンパ管腫でも管腔内に赤血球を容れることがあり，その場合にはこのように定型的な red-blue lacunae の所見を呈し，これによって脈管系の病変であると判定される．図5は乳児の

■ 第2部　診断演習

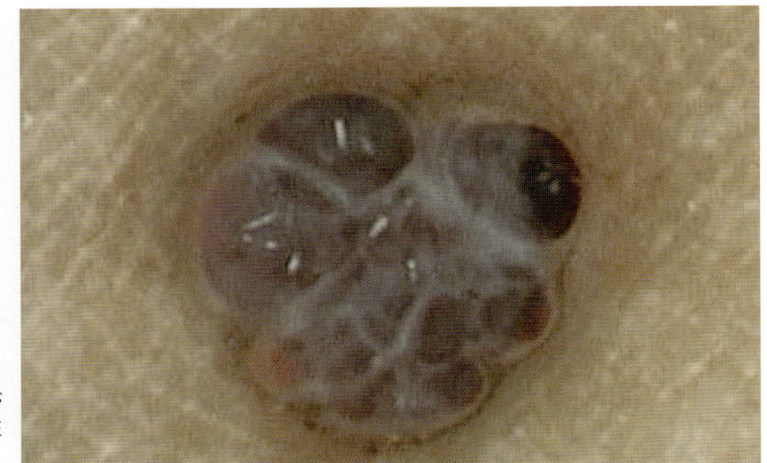

【別症例】
図5　被角血管腫のダーモスコピー像
Red-blue lacunaeの所見とともに，白色調のトーンが認められ，角質増生の存在が示唆される．

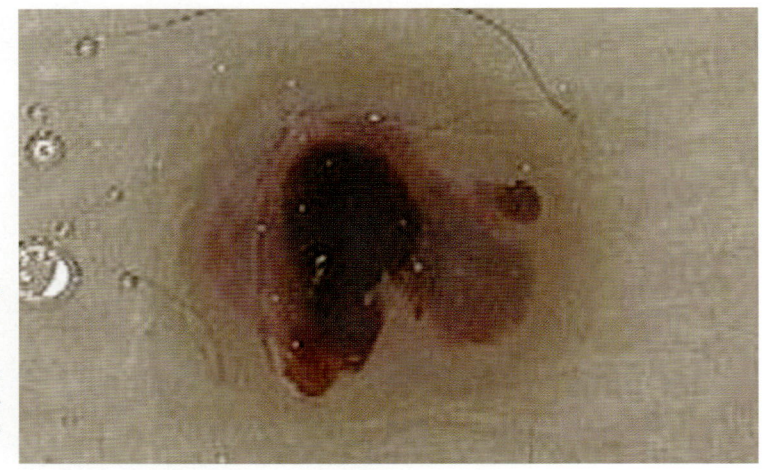

【別症例】
図6　出血をきたした老人性血管腫のダーモスコピー像
血痂とともに皮内出血に起因するred-bluish or red-black homogeneous areasの所見が認められる．

　下腿にみられた単発性被角血管腫のダーモスコピー所見である．red-blue lacunaeの所見を呈しているが，各lacuna間などが白色調を帯びており，この部の表皮に角質増生を伴っていることが示唆される．**図6**は引っ掻いて出血をきたした腹部の老人性血管腫のダーモスコピー所見である．赤黒色の血痂とともに，皮内の血腫を反映するダーモスコピー所見であるred-bluish or red-black homogeneous areasが認められる．このダーモスコピー所見も境界明瞭なほぼ均一な赤黒色の色素沈着としてみられ，lacunaeの所見に類似する．しかし，血管外への出血を反映する所見であるので，lacunae（管腔内に貯留する赤血球を反映）と比べると，外形が円弧状の平滑さを欠如する傾向がある．悪性黒色腫や基底細胞癌でも出血を伴い，red-black homogeneous areasの所見を呈することがあるが，pigment networkやblue-gray ovoid nestなど，それぞれの疾患に特徴的なダーモスコピー所見の有無を評価することによって正しく診断される．

中級編 4　右前腕にみられた青灰色小結節

所見は？ 診断は？

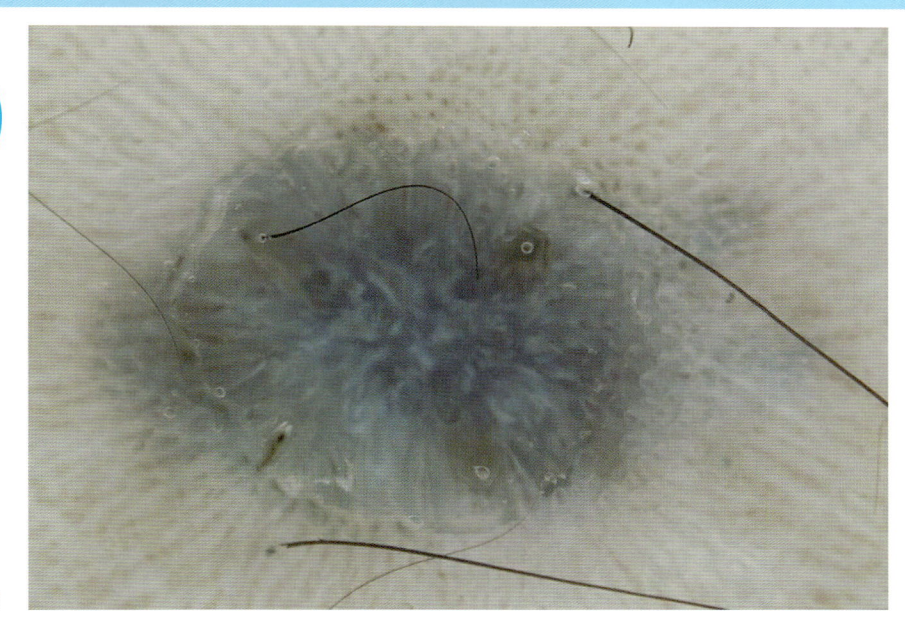

図1　ダーモスコピー像

臨床情報

　3歳，女児．約4年前，右前腕に黒色調の小結節があるのに気づいた．その後，徐々に増大してきた．一時，搔破して，少し出血したことがある．
　初診時，右前腕伸側に大きさ6.5×4.5 mmの，ドーム状に隆起する青灰黒色の結節が見いだされ（図2），弾性硬に触知した．

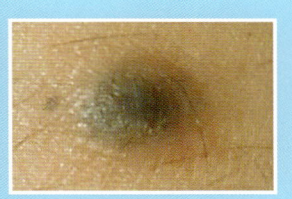

図2　臨床像

チェックポイント
（解答は次頁）

1. この病変のダーモスコピー所見の主体は何か？
2. このような全体的所見を何と呼ぶか？
3. 色調が青色主体であることは何を意味するか？
4. 一部，白色調を帯びていることをどう評価するか？
5. 病巣内には毛が存在するが，これが診断の確定に役立つか？

■ 第2部　診断演習

こう読む

青灰黒色のびまん性色素沈着である homogeneous blue pigmentation の所見が認められる（図1′：＃）．病変中央部などの一部に白色調の目立つ部分があり（◌），blue whitish veil 様の所見を呈する．また，病巣内に数本の剛毛が認められる．pigment network や streaks, dots/globules の所見は見いだされない．

チェックポイントの解答

1. 構造所見に乏しく，structureless areas の所見が主体．
2. Homogeneous blue pigmentation
3. 真皮中深層に多量のメラニン色素が存在することを意味する．
4. 角質増生と真皮の線維化を反映する所見とみなされる．
5. やや太い毛の存在から，悪性腫瘍の可能性は否定的と考えられる．

診断　青色母斑

臨床的鑑別診断　通常型の青色母斑は，四肢伸側末梢部に好発し，青黒色の硬い皮内結節としてみられ，臨床的に結節型悪性黒色腫や Spitz 母斑との鑑別がときに問題になる．事実，肉眼所見のみでの本症例の初診医の診断は色素性の Spitz 母斑であった．

ダーモスコピー診断の決め手　青色母斑はダーモスコピーにて homogeneous blue pigmentation と称される特徴的な所見を呈し，これによって診断を確定できる．本症例の初診医もダーモスコピー所見により，診断を Spitz 母斑から青色母斑へ変更することができた．色素性 Spitz 母斑は規則的に配列する streaks や dots/globules などのダーモスコピー所見を呈するが（16 頁, 56 頁参照），本症例ではそれらの所見がまったく見いだされず，逆に青色母斑に特徴的な homogeneous blue pigmentation の所見を呈したことが，診断の決め手となった．streaks や dots/globules は主として表皮・真皮境界部におけるメラノサイトの胞巣を反映する所見である．青色母斑の dermal melanocyte は真皮網状層に増殖することが特徴であり，原則として表皮・真皮境界部や真皮乳頭層は侵されない．青色母斑で streaks や dots/globules の所見が認められないのはそのためである．

病理組織学的所見　本症例の病理組織学的所見を図3 に示した．真皮網状層にメラニン色素を含有する紡錘形から樹枝状形態のメラノサイト（dermal melanocyte）がかなり密に増殖し，間質の線維化を伴い，全体として境界が比較的明瞭な団塊状の病巣を形成している．この真皮中深層にまで及ぶ多量のメラニン色素の存在によって，ダーモスコピーの homogeneous blue pigmentation を生じるのである．表皮には角質増生と一部に表皮突起の延長，多少の表皮肥厚がみられる．ダーモスコピー上，一部がやや白色調を帯び，blue-whitish veil 様の所見を呈したのは，この角質増生が一因であると考えられる．

Homogeneous blue pigmentation の色調　青色母斑の homogeneous blue pigmentation は，症例によって色調に多少の差がみられる．多量のメラニン色素が特に病巣上部に存在すれば黒色調が強

中級編4　右前腕にみられた灰青色小結節

【図1'の記号説明】
＃：homogeneous blue pigmentation
○：白色調の目立つ部分

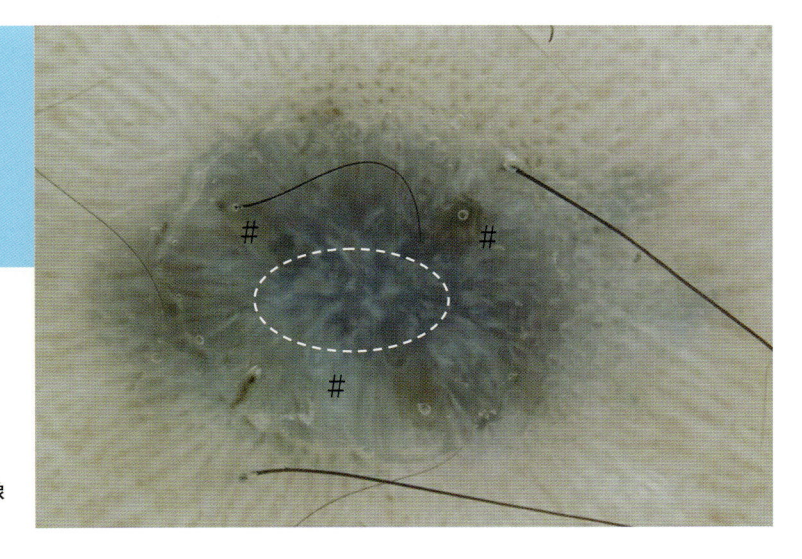

図1'　ダーモスコピー像
（記号を加え再掲）

図3　図1の病変の病理組織学的所見
真皮網状層にメラニン色素を多量に含有する紡錘形から樹枝状形態のdermal melanocyteがかなり密に増殖しており（＃），間質の線維化を伴っている．角質増生と多少の表皮肥厚はみられるが，表皮・真皮境界部や真皮乳頭層部（＊）にはメラノサイトの増殖はみられない．

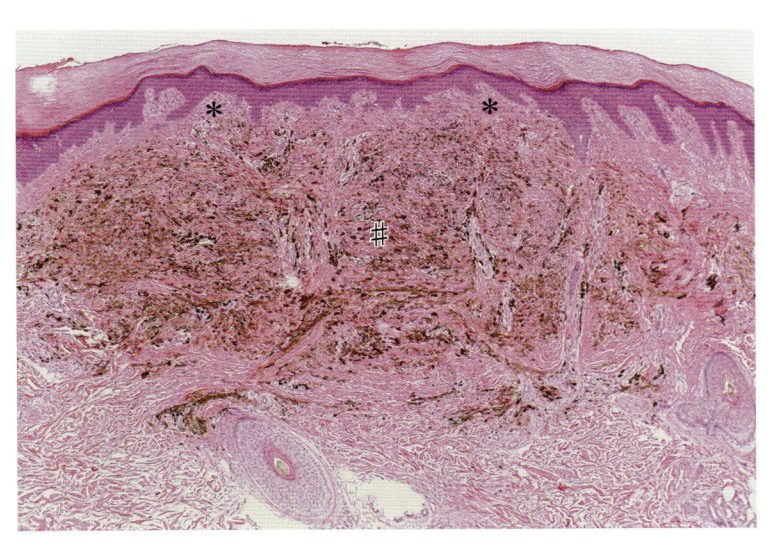

まる．逆にメラニン色素が比較的少量であれば，淡青灰色調を呈する．なお，灰色，白色のトーンには角質増生のみでなく，間質の線維化も関与している可能性が考えられる．以上のことを考慮して図1の所見や別の青色母斑症例のダーモスコピー所見（図4）を改めて観察してほしい．

ダーモスコピーによる結節型悪性黒色腫との鑑別

青色母斑は結節型悪性黒色腫との鑑別がときに問題になる．上級編6（160〜162頁）および19頁でも記載するように，pigment networkやdots/globules，streaksなど，表皮・真皮境界部におけるメラノサイトの増殖を示唆するダーモスコピー所見が一部にでも見いだされれば，悪性黒色腫が強く疑われる．さらにまた，悪性黒色腫は褐色調の部分を伴うことが多いのに対し，青色母斑が褐色調を呈することはまずありえない．褐色調は表皮におけるメラニン色素の増量を反映する所見だからである．

■ 第2部　診断演習

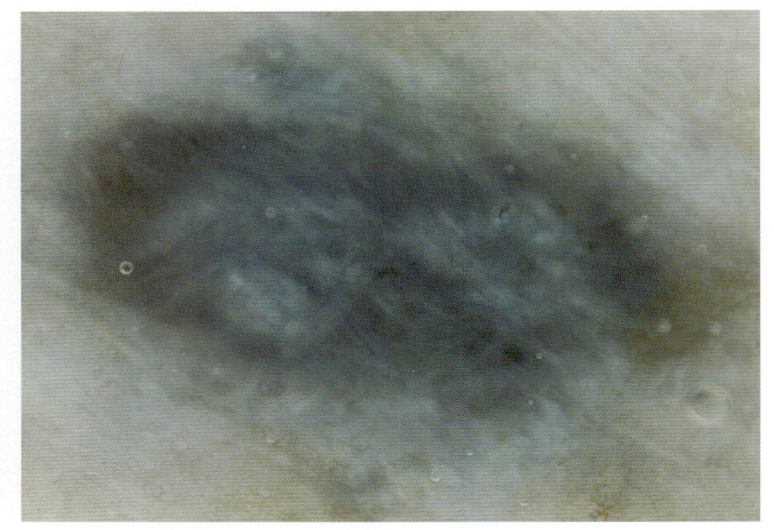

【別症例】
図4　青色母斑のダーモスコピー所見
定型的な homogeneous blue pigmentation の所見を呈している.

ただし，まれにであるが青色母斑病変部に色素細胞母斑などが合併することがあり，combined nevus と呼ばれる．この場合には，pigment network や dots/globules，streaks などの所見も呈するので，注意を要する．所見の規則性，秩序性などが悪性黒色腫との鑑別点になるが，診断確定に生検を要することが多い．また，悪性黒色腫の皮膚転移巣もダーモスコピー上，青色母斑との鑑別が問題になりうる．今回の症例では，剛毛の存在が良性病変と判定する1つの手がかりとなる．

●ダーモスコピーによる基底細胞癌との鑑別

基底細胞癌もダーモスコピー所見上，青色母斑の鑑別診断に挙げられる．基底細胞癌では arborizing vessels や leaf-like areas，spoke-wheel areas，潰瘍などの所見が高頻度に認められることが鑑別に役立つ．また，基底細胞癌における large blue-gray ovoid nests は多くの場合，類円形で多発性であるのに対し，青色母斑は境界不明瞭に広がる，大きな一塊の青黒色色素沈着としてみられることも両者の鑑別に役立つ．

中級編 5　左上腕側部にみられた黒褐色斑状病変

所見は？診断は？

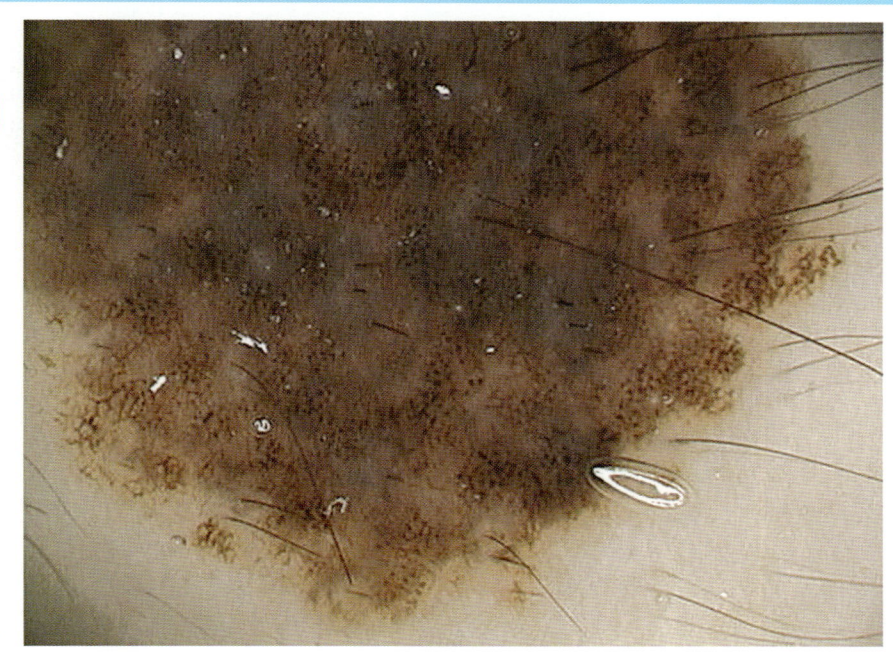

図1　ダーモスコピー像

臨床情報

18歳，女性．出生時より左上腕外側部に褐色の色素斑が存在していた．身体の成長とともにやや拡大してきた．

初診時，左上腕外側に大きさ15.5×14 mmの黒褐色皮疹が存在していた（図2）．表面は多少乳頭状の凹凸を示し，全体として扁平に軽度隆起する．病変内には数本の剛毛が認められた．

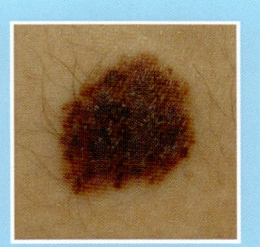

図2　臨床像

チェックポイント

1. CNMD 2000の二段階診断法によって，メラノサイト系病変か否かを検討してみよう．
2. この病変で認められるダーモスコピー所見を列挙してみよう．
3. 複数の毛が認められるが，その部分の色調に特徴はあるか？　このことは何を意味するか？
4. 悪性黒色腫の可能性を否定できるか？

（解答は次頁）

■ 第 2 部　診断演習

こう読む

病変中央部には無構造な色素沈着（structureless areas）がみられる．この色素沈着には黒褐色から灰褐色の濃淡が認められ，特に毛孔周囲で濃く，灰褐色調を呈している（perifollicular hyperpigmentation）（図 1'：→）．病変内には剛毛も数本見いだされる．毛孔間部などには，比較的小型でほぼ均一な大きさの dots/globules が多発性に認められる（□）．また，毛孔間部や病巣辺縁部には typical pigment network（繊細で規則的な網目模様）が見いだされる（○）．

チェックポイントの解答

1. Pigment network と dots/globules がみられることから，メラノサイト系病変と判定する．
2. 上記 2 所見に加え，structureless areas が認められ，全体的構築パターンは multicomponent pattern となる．
3. 毛孔周囲に無構造な黒褐色から灰褐色調の色素沈着がみられ，毛包周囲にメラニン色素が多量に存在することが示唆される．
4. Multicomponent pattern ではあるが，各所見が秩序ある規則的な分布を示し，病巣内に剛毛が存在することなどから，悪性黒色腫よりは先天性色素細胞母斑を考える．

診断　先天性色素細胞母斑（生毛部，中型）

先天性色素細胞母斑の多様な所見

先天性色素細胞母斑は，生来性に認められる色素細胞母斑であるが，臨床的・病理組織学的にきわめて多様で，多彩な所見を呈する．大きさについても，後天性色素細胞母斑のほとんどが最大径 7 mm 程度までの小型の病変であるのに対し，先天性母斑は小型のものから身体の大部分を占める巨大なものまで，さまざまである．Kopf らは，先天性母斑を最大径によって小型（1.5 cm 未満），中型（1.5 cm 以上，20 cm 未満），大型（20 cm 以上）に分類している．

図 2 の症例は，Kopf らの分類では中型に相当する．ごく小型の先天性母斑は後天性母斑と臨床的にも組織学的にも鑑別が難しいことが少なくない．しかし，中型以上の先天性母斑の多くは，特徴的な組織所見を呈し，後天性母斑とは区別できる．このことはダーモスコピー所見にも反映する．

病理組織学的所見

図 3 に本症例の病理組織学的所見を示した．この組織所見を図 1' のダーモスコピー所見と対応させて考察してみよう．まず，表皮突起先端部に母斑細胞の胞巣が存在するが（図 3：→），これが図 1' の dots/globules としてみられる．また，表皮突起が延長し，メラニン色素の増量を伴っている．これが pigment network に対応する．真皮上層には比較的びまん性に母斑細胞巣が存在し，その胞巣上部にはメラニン色素が比較的びまん性に存在している．これと表皮下層部のメラニン色素が合わさって，黒褐色から灰褐色調の無構造な色素沈着（structureless areas）としてみられるのである．

中級編5 左上腕側部にみられた黒褐色斑状病変

【図1'の記号説明】
→：毛孔周囲の色素沈着
□：dots/globules
○：typical pigment network

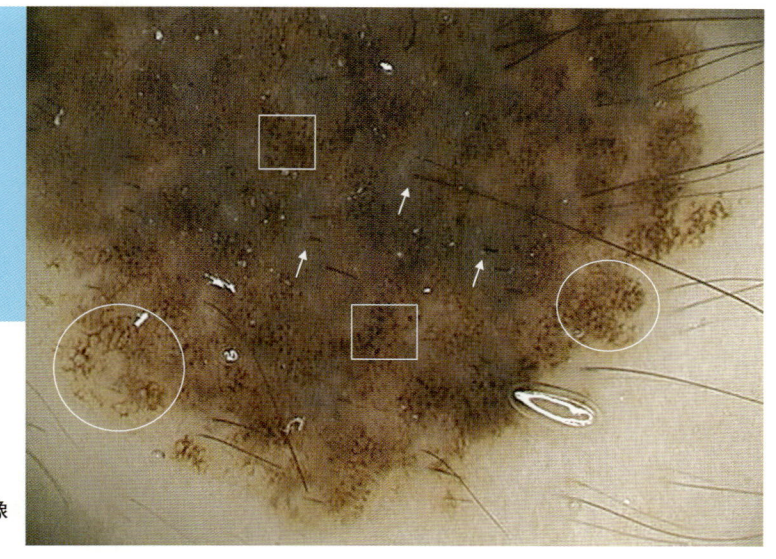

図1' ダーモスコピー像
（記号を加え再掲）

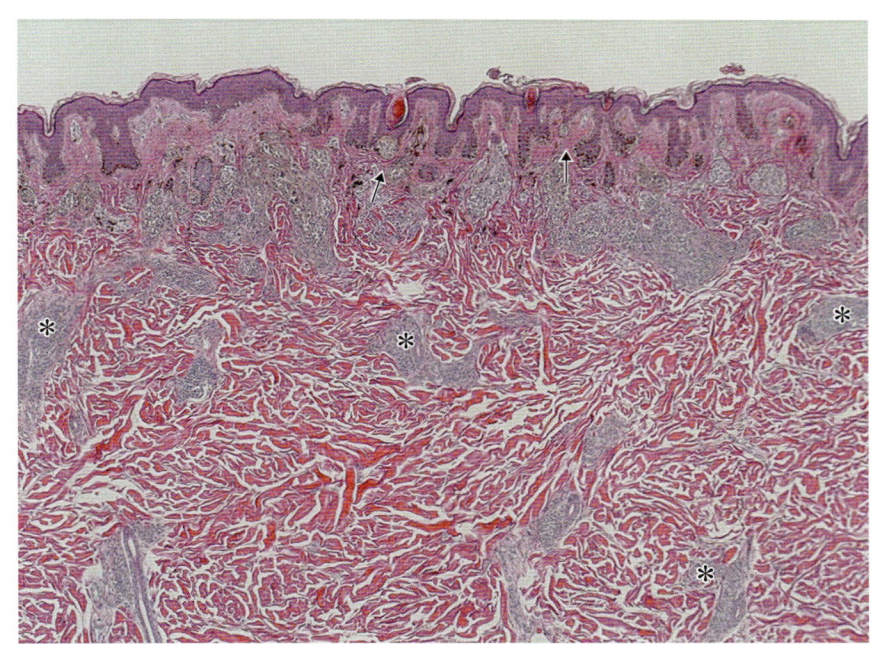

図3 図1の病変の病理組織学的所見
表皮突起が延長し，メラニン色素の増量を伴う．表皮突起先端部などには，母斑細胞の胞巣も存在する（→）．真皮上層には比較的広範に母斑細胞巣が存在し，さらに真皮中層部にまで付属器と血管周囲性に母斑細胞が斑状に分布している（＊）．

　さらに図3から，母斑細胞が真皮中層部にまで，毛包，エクリン汗管などの付属器や血管の周囲に斑状に存在していることがわかる（図3：＊）．このような母斑細胞の分布をinflammatory patternといい，先天性母斑に特徴的な組織所見の1つである．図1'で毛孔周囲に灰黒褐色調の濃い色素沈着がみられるのは，母斑細胞巣が毛包周囲性にやや深部にまで存在するためであると考えられる．また，剛毛の存在も先天性母斑に特徴的とされる．以上より，図1'のダーモスコピー所見は，生毛部の先天性母斑に特徴的な所見とみなすことがで

■ 第2部　診断演習

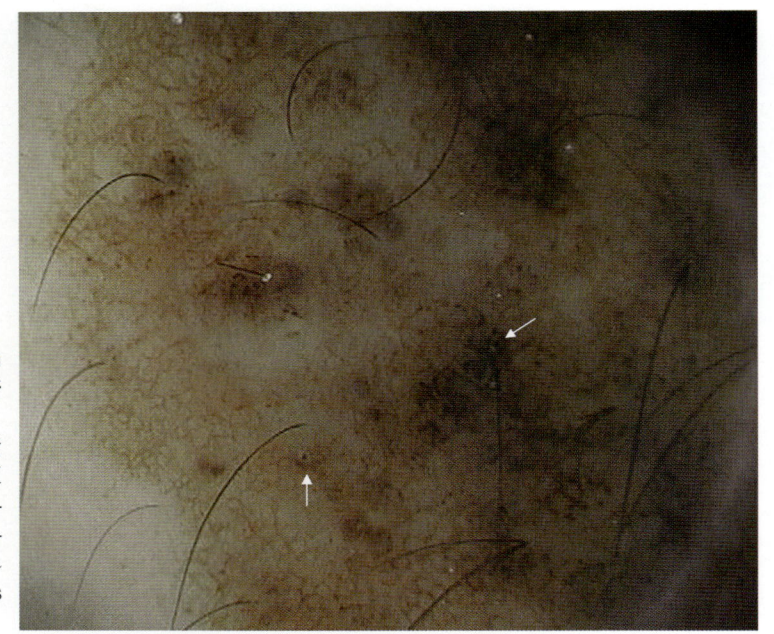

【別症例】
図4　先天性母斑（中型）のダーモスコピー所見
びまん性の灰黒褐色の色素沈着がみられ，毛孔部が灰色調を呈する．dots/globules とともに繊細な pigment network が認められる．target-like structures（→）も見いだされる．

●別症例の
　ダーモスコピー所見

　きる．
　図4に，別症例の中型の先天性母斑（背部の最大径10.5 cm の母斑）のダーモスコピー所見を示した．びまん性の色素沈着がみられて，毛孔部がやや濃いこと，規則的な dots/globules の存在，辺縁部の typical pigment network など，やはり先天性母斑に定型的なダーモスコピー所見がみられる．

●先天性色素細胞母斑の
　ダーモスコピー所見

　先天性色素細胞母斑のダーモスコピー所見は，global pattern としては multicomponent pattern（病巣内に3種類以上の pattern が認められるもの）と判定されることが少なくないので，悪性黒色腫との鑑別が問題になりうる．しかし，図1′や図4の所見からもわかるように，びまん性の色素沈着が毛孔部に一致して濃いこと（perifollicular hyperpigmentation），pigment network が定型的なこと，dots/globules が規則的なことなど，秩序のある所見を呈する．これに対して，悪性黒色腫では多様なダーモスコピー所見が不規則，無秩序に認められることが特徴である．このような所見の相違によって両者を鑑別することができる．

●小型の先天性母斑と
　後天性母斑との鑑別

　小型の先天性母斑と後天性母斑の鑑別は，臨床的にも病理組織学的にも難しいことが少なくない．ダーモスコピーによって両者の鑑別が可能か否かは興味ある研究課題である．Seidenari らは，後天性母斑に比べ，小型〜中型の先天性母斑において有意に高頻度に認められるダーモスコピー所見として，target-like structures（pigment network の網目の中心部に dots/globules を伴う所見）（図4：→），focal thickening of network lines，大型および小型の globules，濃色の dots，濃淡のあるびまん性色素沈着，剛毛の存在，などを挙げている[33]．

中級編 ⑥　右前腕にみられた淡紅褐色小結節

所見は？診断は？

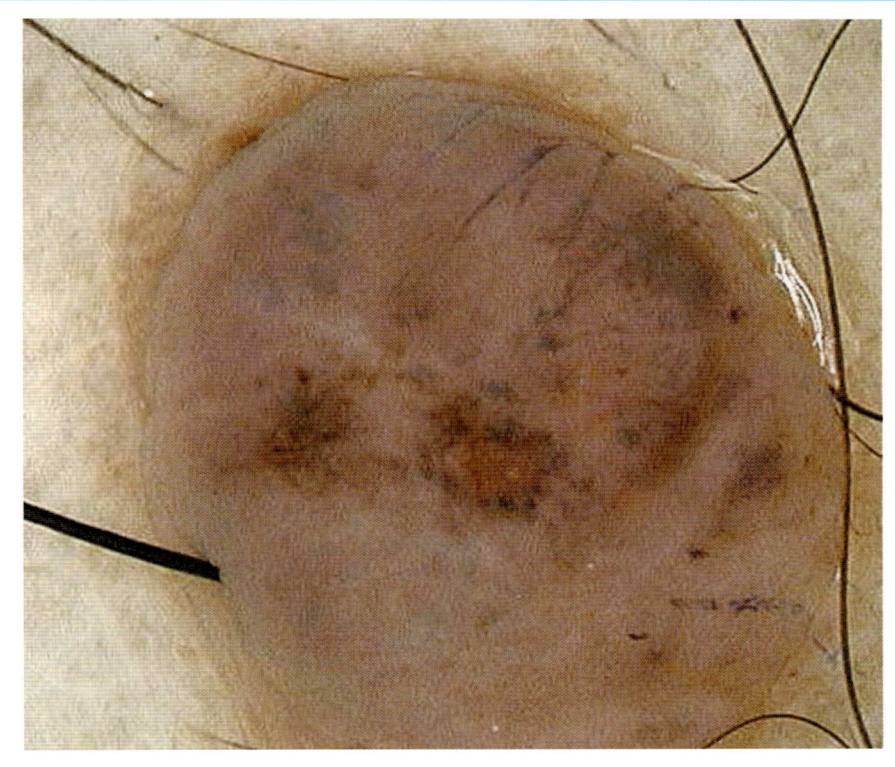

図1　ダーモスコピー像

臨床情報

42歳，男性．子どもの頃から右前腕伸側に黒褐色の小色素斑が存在していた．20歳頃には隆起性病変となり，徐々に色調が淡くなってきた．30歳頃には現在のような病変になった．

初診時，右前腕伸側に淡紅褐色で半球状からやや有茎性に隆起する径4 mmの小結節が認められた（図2）．表面平滑で，弾性軟に触知した．

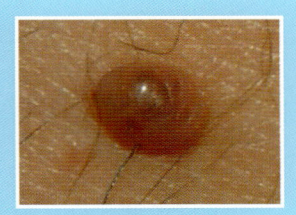

図2　臨床像

チェックポイント
（解答は次頁）

1. この病変の基本的なダーモスコピー所見は何か？
2. メラノサイト系病変を示唆する所見は認められるか？
3. ところどころに見いだされる灰色調の所見を何と呼ぶか？
4. 毛細血管の所見は認められるか？

こう読む

全体として表面平滑で無構造な淡灰褐色調を呈し，homogeneous pattern とみなされる．このびまん性の淡い色素沈着内に灰黒色から濃褐色のやや色調の濃い部分が数か所見いだされ，一部には微細な灰黒色顆粒（図1'：＊）も存在する（peppering）．また，細い comma-like vessels も見いだされる（→）．

チェックポイントの解答

1. 構造所見に乏しく，病巣の大部分を structureless areas が占めている．
2. メラノサイト系病変であることを示唆する明確な所見は認められないが，わずかに dots/globules（図1'：▶）を思わす所見が見いだされる．
3. Blue-gray granules（＊）の集簇で，peppering とも呼ばれる．
4. 少数だが comma-like vessels（→）が見いだされる．

診断　後天性色素細胞母斑（Unna 型母斑，真皮内型）

後天性色素細胞母斑の分類

後天性色素細胞母斑はメラノサイトの良性腫瘍とみなされる，ごくありふれた病変である．色素細胞母斑は母斑細胞（メラノサイト）の存在部位により境界部型（表皮・真皮境界部にのみ存在），複合型（境界部と真皮内の双方に存在），および真皮内型（真皮内にのみ存在）の3型に分けられる．Ackerman は後天性母斑を，臨床的・病理組織学的特徴によって Clark 母斑，Unna 型母斑，Miescher 型母斑，Spitz 母斑の4型に分けている[9]．Clark 母斑と Spitz 母斑はダーモスコピーにてそれぞれ特徴的な所見を呈し，黒色腫との鑑別に役立つ（14頁，16頁，44頁，56頁参照）．

Unna 型母斑と Miescher 型母斑

Unna 型母斑ならびに Miescher 型母斑は，いずれも真皮内型あるいは真皮内要素優勢の複合型母斑としてみられる．Unna 型母斑は半球状から有茎性の全体的構築を示し，母斑細胞が拡大した真皮乳頭層内にほぼ限局されているのが特徴である．Miescher 型母斑はドーム状の構築を示し，母斑細胞が真皮乳頭層から網状層にまで存在する．臨床的には Unna 型母斑は軟線維腫などとの，Miescher 型母斑は基底細胞癌や青色母斑，結節型黒色腫などとの鑑別が問題になりうる．

Unna 型母斑，Miescher 型母斑（図3）はいずれも主として真皮内型母斑としてみられるので，ダーモスコピー上かなり共通の所見を示す．全体的所見としては globular pattern（dots/globules の多発），cobblestone pattern（やや大型の多少角ばった globules の集簇），あるいは無構造な homogeneous pattern を呈する．Unna 母斑では表面が乳頭腫状の凹凸を示すこともある．

病理組織学的所見との対応関係

本症例の病理組織学的所見（図4）をダーモスコピー所見（図1'）と照合してみよう．表皮は多少過形成を示すが，ほぼ平坦であり，表皮・真皮境界部に母斑細胞は存在しない．そのために表面平滑な無構造なダーモスコピー所見を呈するのである．母斑細胞は拡大した真皮乳頭層に集簇性に存在している．メ

中級編6　右前腕にみられた淡紅褐色小結節

【図1'の記号説明】
*：peppering
→：comma-like vessels
▶：dots/globules

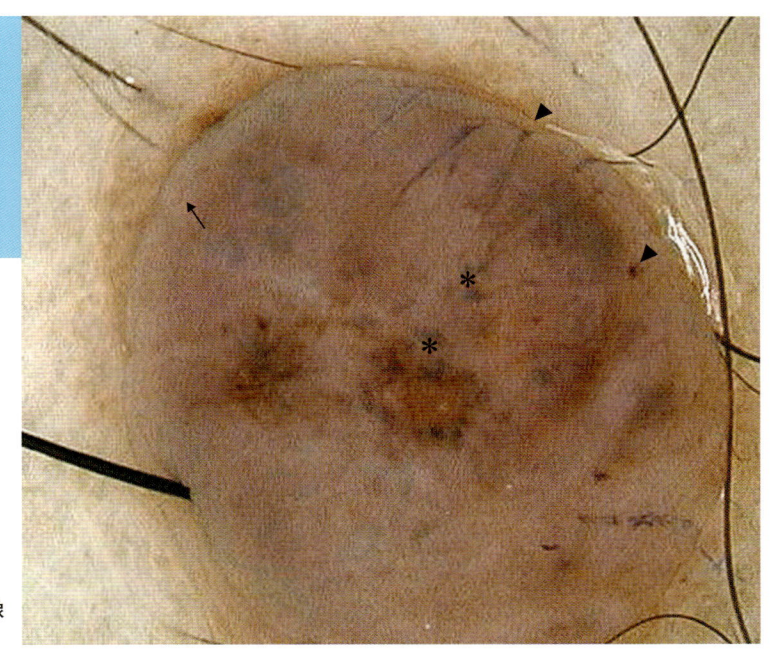

図1'　ダーモスコピー像
（記号を加え再掲）

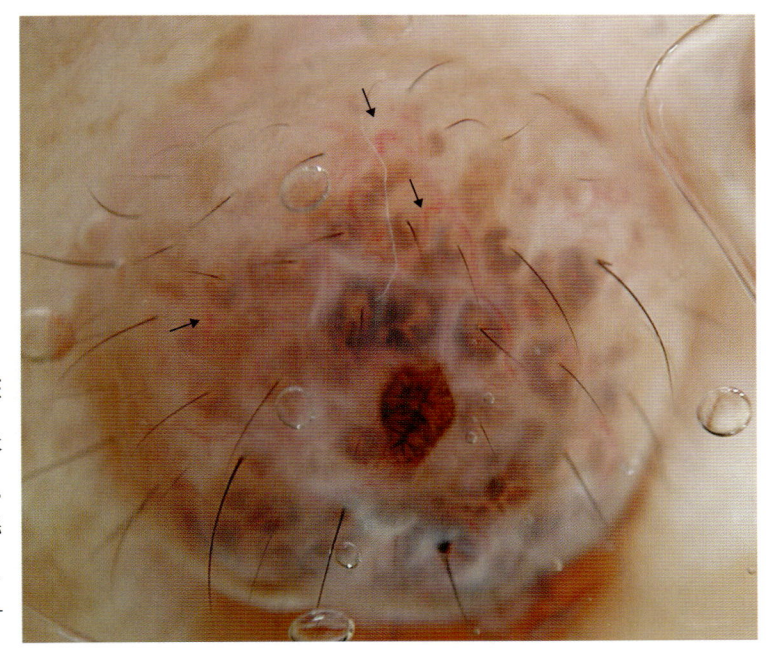

【別症例】
図3　Miescher型母斑のダーモスコピー所見
境界明瞭な円形のドーム状に隆起する紅褐色調病変としてみられる．病変内にやや太い毛が目立ち，この毛孔部で色調が抜けて，pseudonetworkの所見を呈する．comma-like vesselsも目立つ（→）．

ラニン色素はこの真皮内要素の頂上部と表皮基底層部にわずかに存在しており，これがダーモスコピー上の淡灰褐色調びまん性色素沈着に対応する．やや色調の濃い部分がみられるのは，この部におけるメラニン色素の存在量に多寡があるためである．また，表皮直下の一部にメラノファージが存在しており（図4：○），これがダーモスコピー上のpepperingに相当する．組織学的にも数

■ 第2部　診断演習

図4　図1の病変の病理組織学的所見
有茎性に隆起する病変で，表皮は多少の過形成を示し，ごく一部にメラニン色素が増量している．しかし，表皮突起の延長は目立たず，表皮・真皮境界部に母斑細胞は存在しない．母斑細胞は拡張した真皮乳頭層部に密に存在し，その中下層部では neurotization の所見を示す．表皮直下にはメラノファージが存在する（○）．多少拡張した毛細血管が見出される（→）．

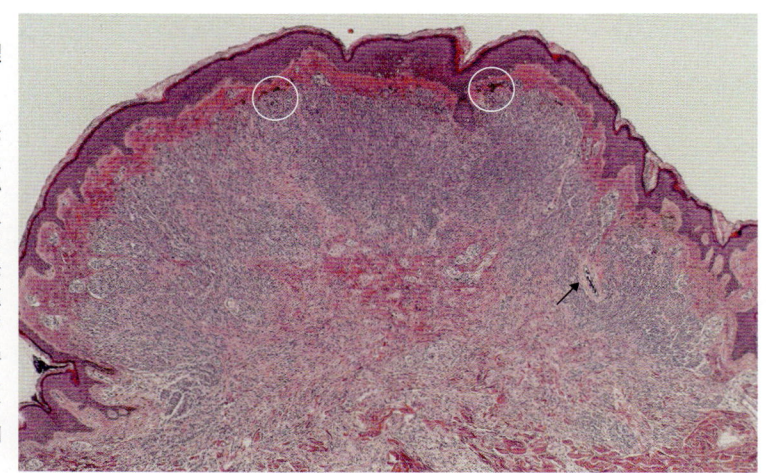

条の毛細血管が見いだされ（**図4**：→），やはりダーモスコピー上の comma-like vessels に対応している．

Miescher 型母斑のダーモスコピー所見
Unna 型母斑が頸部や体幹，上肢に好発し，色調も淡いことが多いのに対し，Miescher 型母斑のほとんどは顔面にみられ，濃い青黒色のことが少なくない．このような Miescher 型母斑では，毛孔部の色が抜けて，定型的な pseudonetwork の所見を呈する．**図3**は高齢者の頬部にみられた Miescher 型母斑のダーモスコピー所見である．メラニン色素に乏しく，紅褐色調を呈しているが，病変内にやや太い毛が目立ち，この毛孔部が色素沈着を免れるために，粗大な pseudonetwork の所見を呈する．また，コンマ状に迂曲する毛細血管拡張が多数認められる（→）．Miescher 型母斑における毛細血管はこのようにコンマ状を呈することが特徴とされ（comma-like vessels），基底細胞癌における樹枝状の arborizing vessels とは異なるので，両者の鑑別に役立つ．

Wobble test
Unna 型母斑や Miescher 型母斑では真皮内の母斑細胞が神経様ないし Schwann 細胞様となることが多く（neurotization），柔軟な結節としてみられる．そのため，病変表面に圧抵したダーモスコープのプローブを左右に揺らすと，病変全体がプローブとともに容易に動き，所見も変化する．これを wobble test という．基底細胞癌や青色母斑，皮膚線維腫は，wobble test でほとんど移動せず，所見も変化しない．

中級編 7　右足背にみられた黒色小結節

所見は？ 診断は？

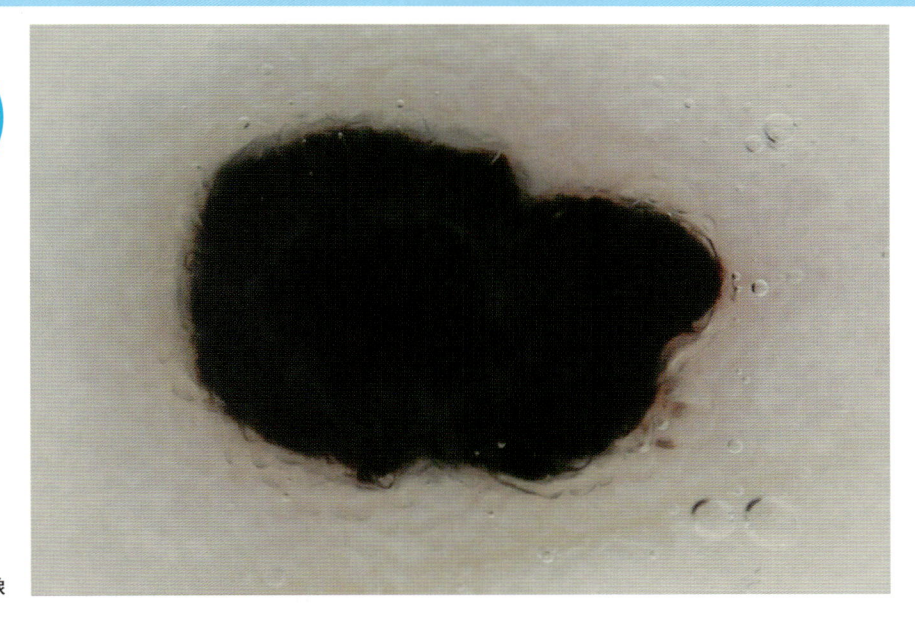

図1　ダーモスコピー像

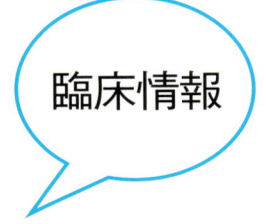

臨床情報

　53歳，女性．約1年前に右足背に黒色調の小結節が生じているのに気づいた．その後，徐々に増大し，少し出血することが何度かあった．
　初診時，右足背に径3×2 mmの，ドーム状から台状に隆起する黒色小結節が見いだされた（図2）．周囲に色素斑は認められない．

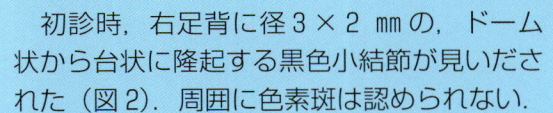

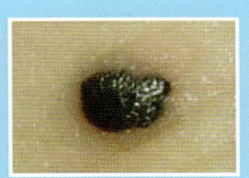

図2　臨床像

チェックポイント

1. CNMD 2000の二段階診断法によって，メラノサイト系病変か否かを検討してみよう．
2. 色調に何か特徴が認められるだろうか？
3. 病変の境界に特徴は認められるか？
4. この病変の基本的なダーモスコピー所見は何か？

（解答は次頁）

■ 第2部　診断演習

こう読む

ほぼ均一な黒色調のびまん性の色素沈着がみられ，右側辺縁部は多少赤色調を帯びている（図1'：○）．定型的な red-bluish to red-black homogeneous areas の所見とみなされる．全体的に病巣の境界が平滑で，きわめて明瞭なことも特徴的である．病変中央から左方部にかけて，淡い白色調を伴う部分がみられる（＊）．pigment network や streaks, dots/globules などの所見は見いだされない．

チェックポイントの解答

1. メラノサイト系病変の所見は認められない．
2. 右方部やその周囲に暗赤色調がうかがえる．
3. 病変の境界が平滑できわめて明瞭である．
4. 全体として無構造で，structureless areas が主体だが，一部が暗赤色調を帯び，境界明瞭で平滑なことから，red-bluish to red-black homogeneous areas の所見とみなされる．

診断　単発性被角血管腫（血栓形成を伴った）

被角血管腫にはいくつかの病型が存在するが，そのなかでも単発性被角血管腫（solitary angiokeratoma）は成人の下肢に好発し，青黒色の結節としてみられ，臨床的に結節型悪性黒色腫との鑑別がしばしば問題になる．この鑑別にダーモスコピーは絶大な威力を発揮する．

●被角血管腫のダーモスコピー所見

被角血管腫はダーモスコピーにて血管系病変と出血性病変に特異的に認められる red-blue lacuna や red-bluish to red-black homogeneous areas の所見を呈する．血栓や出血を伴わない被角血管腫では red-blue lacuna の所見が主体となり，老人性血管腫 cherry hemangioma などとほぼ同等のダーモスコピー所見を呈する（22頁，100頁）．被角血管腫が血栓化したり，外的刺激によって出血を伴うと，ダーモスコピーにて red-bluish to red-black homogeneous areas の所見が主体となる．図1'はその典型的な所見といえる．黒色調が強まるのは赤血球に由来するヘモグロビンがヘモジデリンへ変性することによる．

●結節型黒色腫のダーモスコピー所見

結節型悪性黒色腫とのダーモスコピーによる鑑別は，部分的にでも赤色調のトーンが認められること，境界が平滑できわめて明瞭なことが重要であり，これによってほぼ確実に診断を確定することができる．pigment network や dots/globules, streaks など，表皮・真皮境界部におけるメラノサイトの増殖に起因する所見の有無を検討することも両者の鑑別に役立つ（19頁，160頁）．

●青色母斑との鑑別

青色母斑との鑑別はどうであろうか．20頁，104頁に記載したように，青色母斑はダーモスコピーにて homogeneous blue pigmentation の所見を呈することが特徴である．均一，無構造の黒色調色素沈着という点では類似する所見だが，被角血管腫の red-bluish to red-black homogeneous areas は多少とも赤色調のトーンを伴うこと，境界が平滑できわめて明瞭なことが特徴である．これに対し，青色母斑の homogeneous blue pigmentation は青灰色調が色調の

中級編7 　右足背にみられた黒色小結節

【図1'の記号説明】
○：多少赤色調を帯びた黒色色素沈着
＊：淡い白色調を帯びた部分

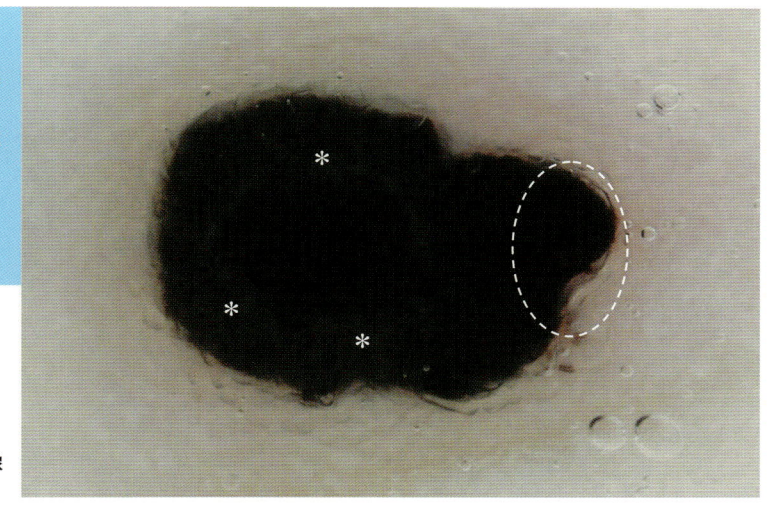

図1'　ダーモスコピー像
（記号を加え再掲）

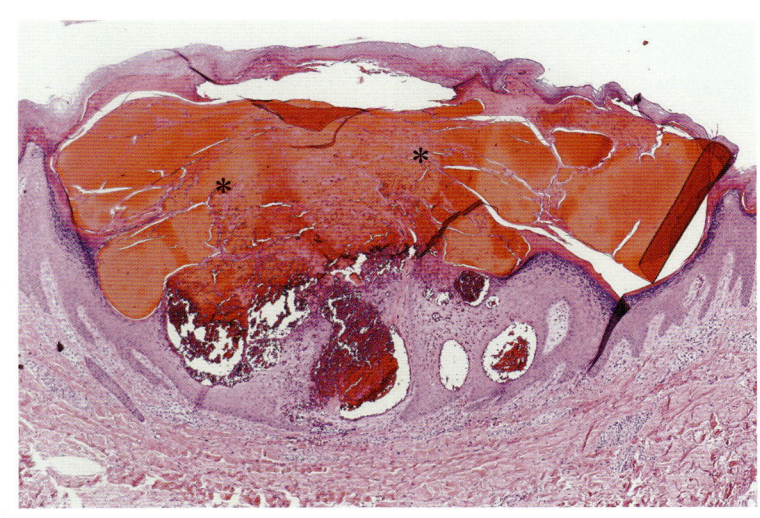

図3　図1の病変の病理組織学的所見
角層，表皮は肥厚し，延長した表皮突起に囲まれるように開大・拡張した血管腔が存在している．腔内には多量の赤血球が充満し，多くの部分で血栓化している（＊）．

主体であって，赤色調を欠如すること，全体として境界不明瞭な色素沈着であるので，red-bluish to red-black homogeneous areas の所見と容易に区別することができる．

病理組織学的所見●　本症例の病理組織学的所見を図3に示した．角層と表皮は肥厚し，延長した表皮突起に囲まれるように，開大・拡張した血管腔が存在し，その腔内に多量の赤血球が充満し，表在部の大部分では血栓化している（図3：＊）．このような多量のヘモグロビン，ヘモジデリンの存在によってred-bluish to red-black homogeneous areas の所見が生じるのである．この組織写真におけるヘモグロビン，ヘモジデリンの存在様式から，平滑で境界明瞭な色素沈着を呈する理由も理解できるであろう．一部に白色調のトーンがみられたのは，角質増生によるものと考えられる．

■ 第2部　診断演習

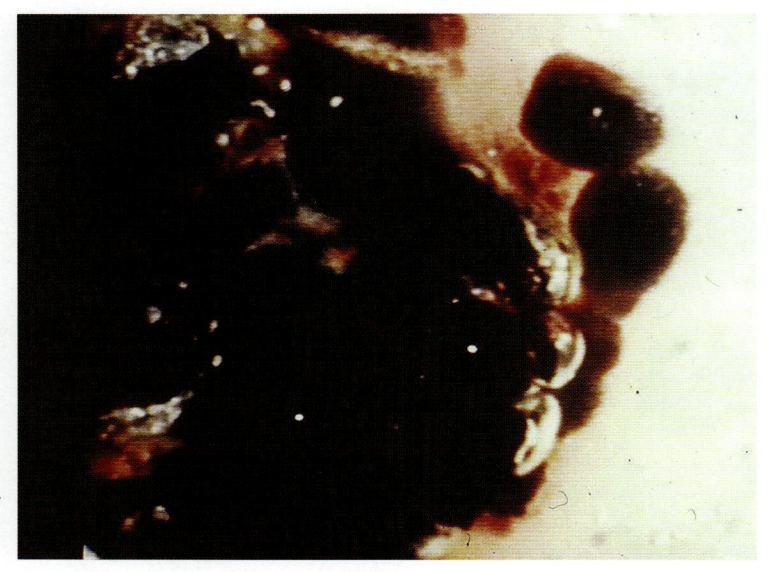

【別症例】
図4　足底の皮内血腫のダーモスコピー所見
臨床的に不整な黒色斑としてみられ，悪性黒色腫との鑑別が問題になったが，ダーモスコピーにて定型的なred-bluish to red-black homogeneous areasの所見を呈し，血腫と診断された．

皮内血腫の
ダーモスコピー所見
　図4に，足底に生じた皮内血腫のダーモスコピー所見を示した．臨床的には不整な黒色斑としてみられ，悪性黒色腫も否定できない病変であった．しかし，ダーモスコピーで観察すると，皮野（皮丘・皮溝）に無関係な無構造な赤黒色調色素沈着としてみられ，病変の境界が平滑で明瞭な定型的なred-bluish to red-black homogeneous areasの所見を呈することがわかる．この所見によって血管腫・出血性の病変であると確定診断され，悪性黒色腫を否定することができる．

基底細胞癌との
臨床的鑑別
　被角血管腫は基底細胞癌との臨床的鑑別もときに問題になるかもしれない．この場合，上述のような特徴的ダーモスコピー所見を呈すること，基底細胞癌で高率に見いだされるarborizing vesselsやleaf-like areas, spoke-wheel areas, 潰瘍などの所見を欠如することなどよって，容易に診断を確定することができる．

中級編 ⑧　右下腿に生じた淡褐色結節

所見は？診断は？

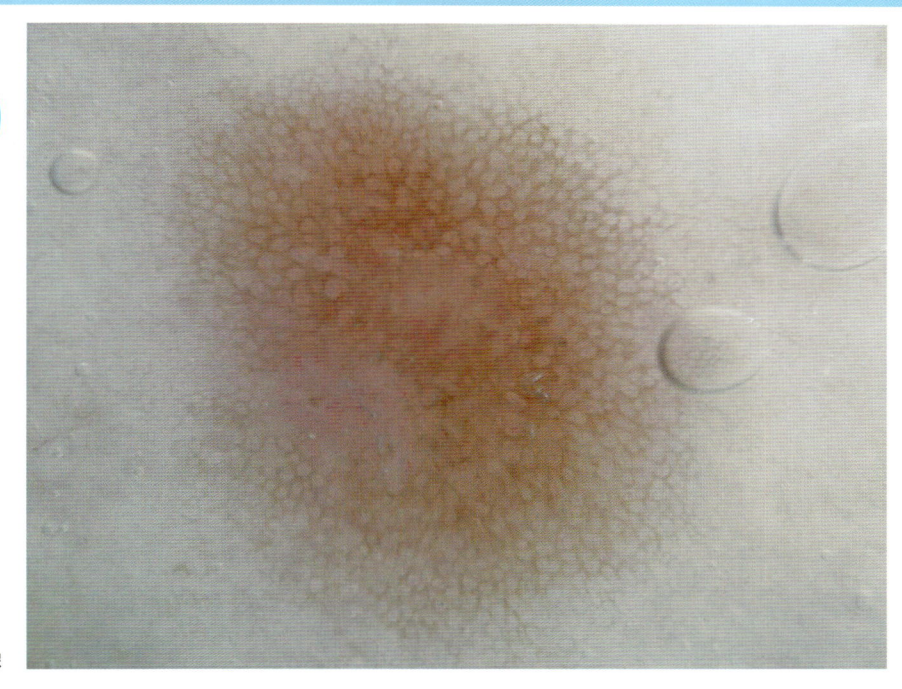

図1　ダーモスコピー像

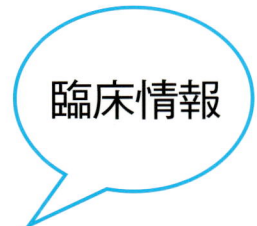

臨床情報

52歳，女性．数か月前，右下腿に褐色のしこりがあるのに気づいた．その後，ほとんど変化していない．

初診時，右下腿外側に直径約5 mmの，ドーム状に軽度隆起する淡褐色の結節が認められた（図2）．皮内の結節として弾性硬に触知した．

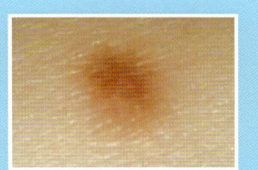

図2　臨床像

チェックポイント
（解答は次頁）

1. メラノサイト系病変か否かを判定してみよう．
2. 病巣辺縁部の網目模様に何か特徴があるか？
3. Dots/globules や streaks の所見は認められるか？
4. 病変中央部の白色調部分を何と呼ぶか？　その成因は？

こう読む

中央部には白色調の無構造な部分（図1′：＊）が認められる（central white patch）．その周囲には淡褐色の網目状の色素沈着がみられる．この網状構造の網紐は繊細で，網目の形状は規則的である（delicate pigment network）（＃）．

チェックポイントの解答

1. 定型的な pigment network が認められるので，メラノサイト系病変を第一に考える．
2. 網目模様が繊細で，網紐は細く，網穴も細かい傾向がある．
3. Dots/globules や streaks はまったく見いだされない．
4. Central white patch（図1′：＊）と呼ばれ，真皮の線維化に起因する所見とされるが，ダーモスコピーのプローブによる圧迫も関与する．

診断　皮膚線維腫

臨床的鑑別　皮膚線維腫は褐色調の結節性病変としてみられ，悪性黒色腫の臨床的鑑別診断の1つとして挙げられる．しかし，小型の硬い皮内結節であって，形状は円形から楕円形で，ほぼ一様な褐色調を呈する病変であるので，多くの場合，臨床的に診断を確定することができる．ただし，間質に高度な線維化を伴う Spitz 母斑や悪性黒色腫の desmoplastic type との臨床的鑑別は難しいことがある．

ダーモスコピーでは中央部が白色調　皮膚線維腫は，真皮網状層における組織球と線維芽細胞の増殖によって形成される病変であり，経過とともに線維化が進行する．臨床的にドーム状に隆起するのは，真皮網状層に生じる結節性病変だからであり，硬く触れるのは線維化のためである．ダーモスコピーにて中央部が白色調を呈するのは，この真皮における線維化と（ダーモスコープの）プローブによる圧迫のためである．ところで，本症が褐色調を呈し，しかもダーモスコピーで規則的な pigment network の所見を呈するのはなぜなのだろうか．

病理組織学的所見　図1の症例の病理組織学的所見を図3に示した．真皮網状層に顕著な線維化がみられるが（図3：＊），この症例では組織球などの浸潤は目立たない．かなり晩期の皮膚線維腫だからであろう．ここで注目してほしいのは，表皮の変化である．表皮突起が比較的細長く延長し，その基底層部にメラニン色素の増量がはっきりと認められる（basal pigmentation）．このために臨床的に褐色調を帯び，ダーモスコピーにて pigment network を呈するのである．pigment network はメラニン色素の増量を伴って表皮突起が延長することによって生じるダーモスコピー所見であり，表皮突起が細ければ網紐も細くなり，繊細な網目構造を生じる．皮膚線維腫における表皮突起は細長く延長することが特徴であるので，繊細な delicate pigment network の所見を呈するのである．図4に皮膚線維腫の別症例のダーモスコピー所見を示した．色調は淡いが，やはり

中級編 8　右下腿に生じた淡褐色結節

【図1′の記号説明】
＊：central white patch
＃：delicate pigment network

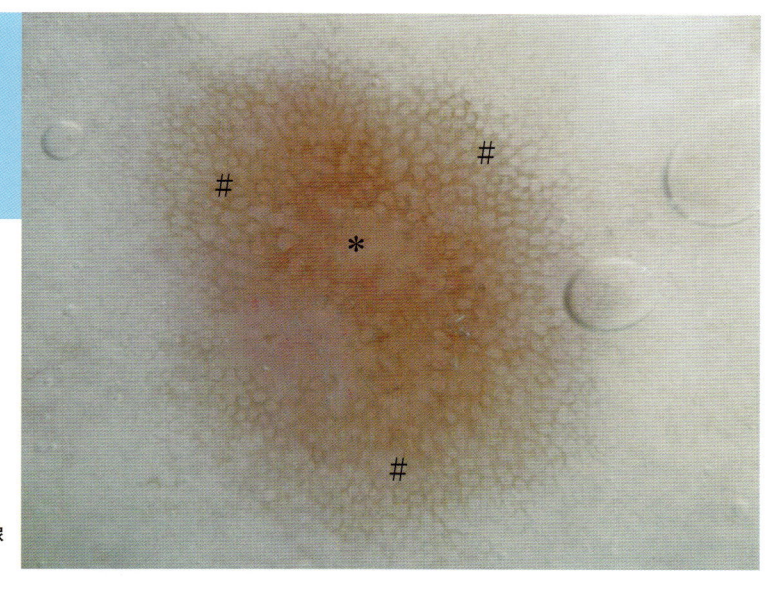

図1′　ダーモスコピー像
（記号を加え再掲）

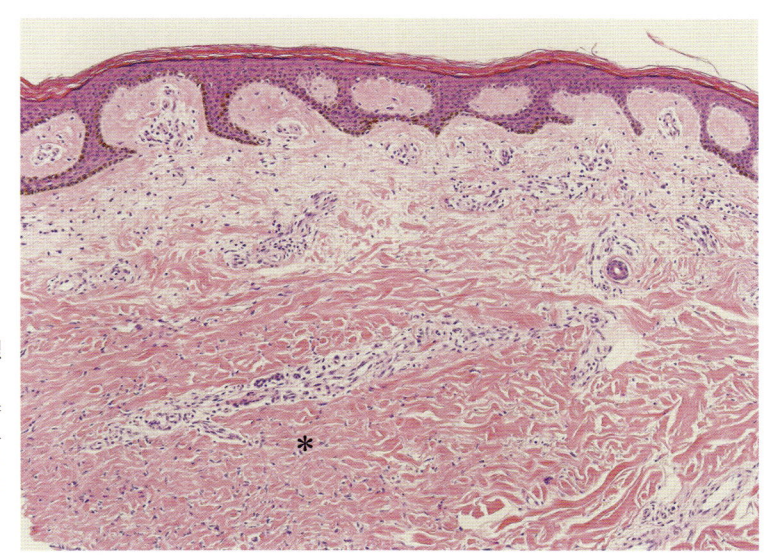

図3　図1の病変の病理組織学的所見
真皮網状層に線維化巣（＊）が存在する．その上方の被覆表皮の表皮突起は細長く延長し，基底層部にメラニン色素の増量を伴っている．

特徴的な繊細な delicate pigment network を呈している．

● **表皮突起の延長とメラニン色素の増量**
　皮膚線維腫は，真皮網状層における組織球，線維芽細胞の増殖と線維化が病態の本質であるのに，なぜこのような表皮突起の延長とメラニン色素の増量を示すのだろうか．その機序は不詳だが，真皮の硬い線維化巣によって表皮が機械的に圧迫され，刺激されることが誘因になっている可能性が考えられる．また，皮膚線維腫の被覆表皮の下面に好塩基性の上皮細胞が増殖し，毛芽様所見を呈することがある．本症の真皮に出現する線維化巣が，表皮・上皮の増殖や毛芽への分化誘導に関与しているような可能性も考えられる．

● **診断上，注意が必要**
　上述のように，皮膚線維腫は非メラノサイト系病変であるにもかかわらず，ダーモスコピーにて定型的な pigment network を呈するので，診断上，注意

■ 第2部　診断演習

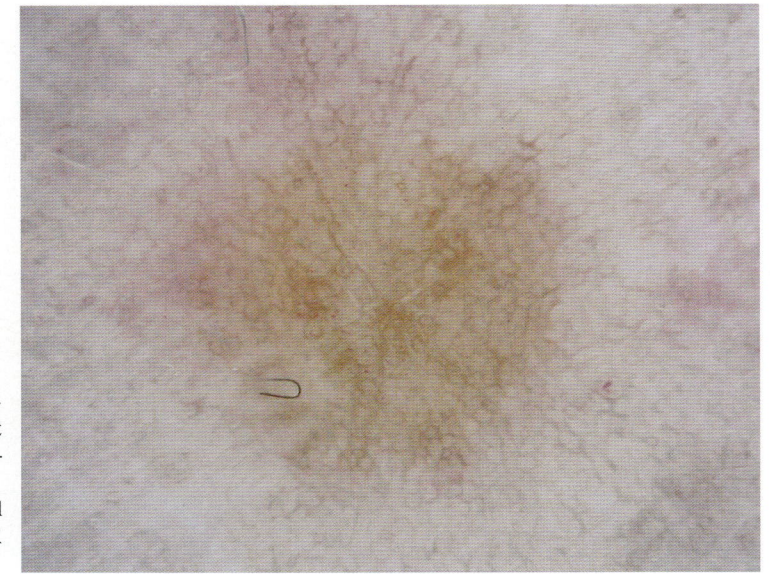

【別症例】
図4　皮膚線維腫のダーモスコピー所見
48歳女性の右前腕に生じたもので，繊細な網目構造（delicate pigment network）の所見を呈する．この症例ではcentral white patchの所見は目立たない．

を要する．pigment network はメラノサイト系病変のダーモスコピー所見とされているからである．皮膚線維腫の pigment network は網紐が細く，繊細なことが特徴であり，dots/globules や streaks などの所見を伴うこともない．後二者の所見は，メラノサイト（母斑細胞）の胞巣を反映するダーモスコピー所見であって，皮膚線維腫で認められることはない．

● **ダーモスコピーによる悪性黒色腫との鑑別**

　皮膚線維腫と悪性黒色腫とのダーモスコピーによる鑑別においても，central white patch の存在と dots/globules, streaks の欠如が重要な手がかりとなる．desmoplastic type の Spitz 母斑や悪性黒色腫との鑑別においても，dots/globules や streaks の有無の評価は重要である．Spitz 母斑でときに認められる negative pigment network の存在も鑑別に役立つ（16頁，56頁）．また，悪性黒色腫との鑑別においては，皮膚線維腫が対称性の定型的なダーモスコピー所見を呈するのに対し，悪性黒色腫は全体として不規則かつ無秩序な所見を呈するという全体的所見の評価が重要な鑑別点となる．

中級編 ⑨ 左前腕外側部に生じた黒褐色皮疹

所見は？ 診断は？

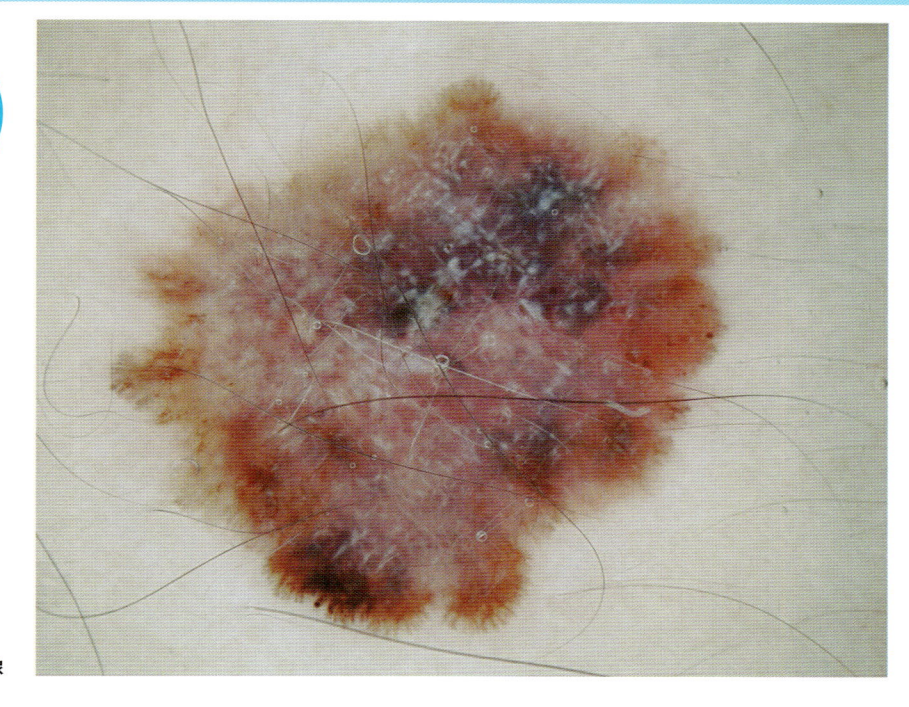

図1 ダーモスコピー像

臨床情報

52歳，男性．色白の皮膚でsun burnを起こしやすい．3年前，左前腕に褐色の病変が生じているのを家人に指摘された．その後，徐々に拡大してきた．

初診時，左前腕外側部に13×11 mmの境界が比較的明瞭な黒褐色調の局面状皮疹が認められた（図2）．外形がやや不整で，色調に多少の濃淡が認められる．体幹などには径数mm大の褐色斑が20〜30個散在性に認められた．

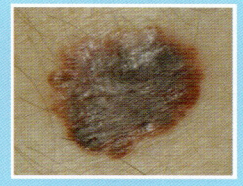

図2 臨床像

チェックポイント

1. メラノサイト系病変を示唆する所見が認められるか？
2. 所見の全体的な対称性はどうか？
3. 病変中央部は無構造領域（structureless areas）としてよいか？
4. 病変辺縁部に注目しよう．どんな所見が認められるか？
5. 青白色ベール（blue whitish veil）の所見は存在するか？
6. 二段階診断法、CASH法、3-point checklistで評価してみよう．

（解答は次頁）

■ 第2部　診断演習

> **こう読む**
>
> 中央部には無構造な褐色調の色素沈着（structureless areas）がかなり広範囲に認められる（図1′：#）．色調に濃淡差がみられ，やや白色調を帯びる部分もある．上方の一部は黒色調で，blue-whitish veil の所見を呈す（＊）．左下方辺縁部には streaks の所見が目立ち（→），右方辺縁部などには dots/globules が認められる（○）．辺縁部の一部にはわずかに pigment network の所見も見いだされる（□）．

チェックポイントの解答

1. 認められる（streaks, dots/globules, pigment network）．
2. 非対称性である（本文参照）．
3. 無構造領域といえる．
4. Streaks, peripheral dots/globules など（上記「こう読む」参照）．
5. 存在する（図1′：＊）．
6. いずれの診断手順でも悪性黒色腫と診断される（本文参照）．

診断　悪性黒色腫（表在拡大型）

ダーモスコピー所見
　本病変は臨床的には悪性黒色腫（表在拡大型）や脂漏性角化症などが鑑別診断に挙げられる．しかし，ダーモスコピー所見によって容易にメラノーマと確定診断することができる．図1には，図2では全く認識できないさまざまな所見が明瞭に見いだされるからである．ダーモスコピーの有用性を実感できる症例である．

3-point checklist による診断
　ダーモスコピーにて本症例を悪性黒色腫と診断できることを，以下に記載する．まず，3-point checklist 法によって判定してみる[4]．これは色素性病変が良性か悪性かをスクリーニングする簡便な方法で，①色調とダーモスコピー所見の非対称性，② atypical pigment network の存在，③ blue-white structures の存在の3項目を検討し，存在すれば各1点を与え，合計点が2点以上であると悪性腫瘍（悪性黒色腫か基底細胞癌）と判定するのである（9頁参照）．本症例では，色調とダーモスコピー所見の分布に非対称性が認められ，atypical network の存在は微妙だが，blue-white structures は存在する．したがって，2点以上となり，悪性腫瘍と判定される．そして，明瞭な streaks と dots/globules の存在からメラノサイト系病変と判定され，悪性黒色腫であると診断できる．

　3-point checklist において悪性腫瘍と判定された場合，悪性黒色腫と基底細胞癌のどちらであるかが問題になるが，②の atypical pigment network が認められれば悪性黒色腫と判定される．この②が陰性であっても，streaks や dots/globules などのメラノサイト系病変を示唆する所見が認められれば，やはり悪性黒色腫と診断できる．メラノサイト系病変を示唆する所見が何も検出されず，逆に基底細胞癌に特徴的なダーモスコピー所見（27頁参照）が認め

中級編 9　左前腕外側部に生じた黒褐色皮疹

【図1′の記号説明】
- #：structureless areas
- ＊：blue-whitish veil
- →：streaks
- ○：dots/globules
- □：pigment network

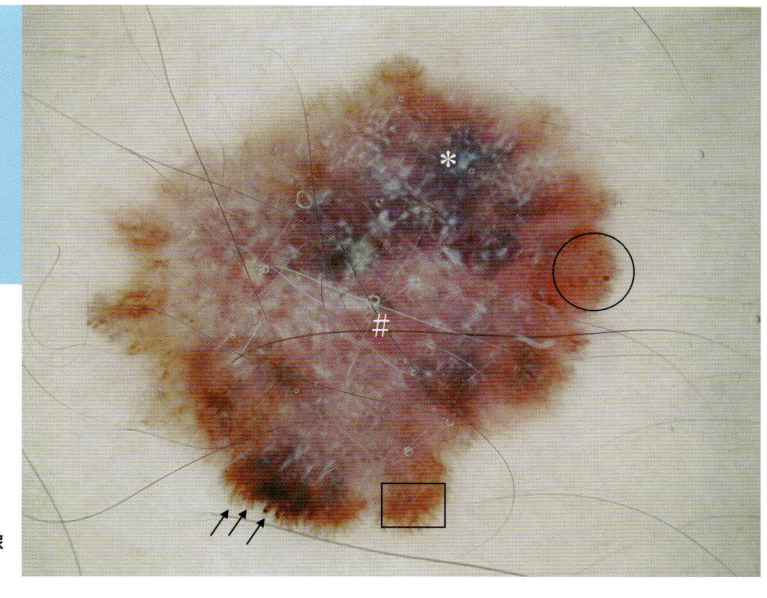

図1′　ダーモスコピー像
（記号を加え再掲）

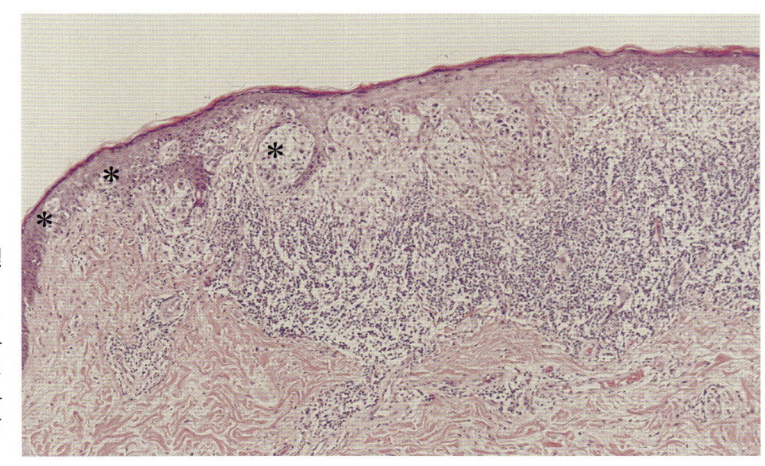

図3　図1の病変の病理組織学的所見
右方部の異型メラノサイトの密な増殖部分がstructureless areas に，左端部に存在する胞巣（＊）が peripheral dots/globules に対応する．

られたら，基底細胞癌と診断される．

二段階診断法　次に CNMD 2000 の二段階診断法によって本症例を判定してみよう（6頁参照）[3]．第1段階では，明瞭な streaks と dots/globules の存在によってメラノサイト系病変と判定される．第2段階では，一部にのみ偏在する streaks と病巣辺縁部に存在する peripheral dots/globules，そして局所的な blue-whitish veil の所見より，悪性黒色腫と診断することができる．

CASH法　CASH法は，色調の数（Color），構築の秩序性（Architecture），病変の対称性（Symmetry），所見の均質性（Homogeneity）を手がかりに判定するものである（10頁参照）[5,6]．本症例では，色調がかなり多彩で（淡褐色，濃褐色，黒色，青黒色，灰黒色，灰白色など），構築上も無秩序であり，各ダーモスコピー所見が非対称性に存在していて，全体として不均一な所見を呈する．

125

■ 第2部　診断演習

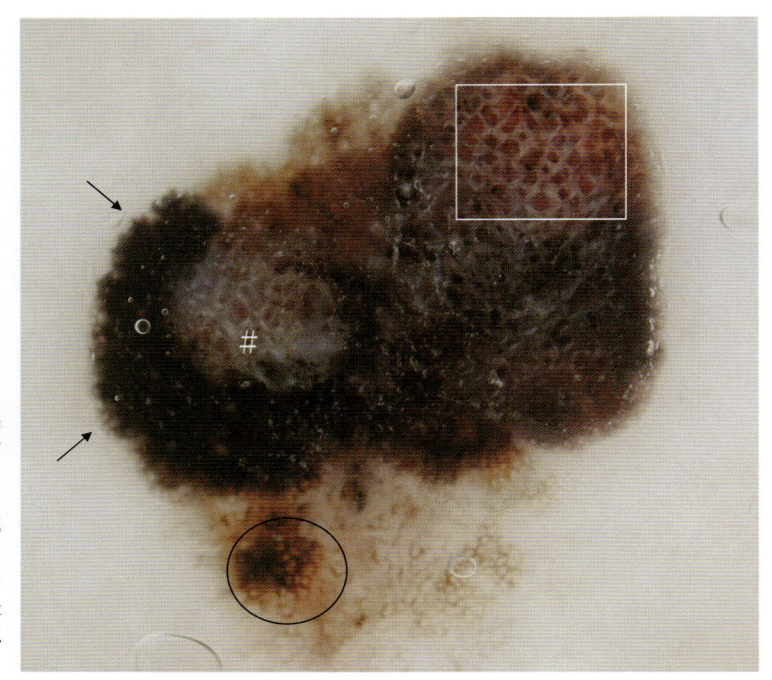

【別症例】
図4　表在拡大型悪性黒色腫のダーモスコピー所見
54歳，男性の下腿の病変．atypical network（○の部分など），streaks（→），blue-whitish veil（＃）のほかに，negative pigment network（□）の所見が認められる．

したがって，母斑ではなく悪性黒色腫と判定することができる．

病理組織学的所見　　図3は，図1の病変の辺縁部の病理組織学的所見である．表皮・真皮境界部を中心に異型メラノサイトが大小種々の胞巣を形成し，一部でびまん性に増殖している．真皮上層部にも異型メラノサイトの密な増殖がみられ，稠密なリンパ球浸潤を伴っている．この図の右方部の密な増殖巣が structureless areas に対応し，左端部の表皮内〜表皮・真皮境界部の胞巣（＊）が peripheral dots/globules の所見に対応する．これらの胞巣が融合すれば streaks の所見を呈することになる．

　表在拡大型悪性黒色腫の別症例のダーモスコピー所見を図4に示した．この病変は上述のいずれの診断法によっても容易に悪性黒色腫と診断することができる．

中級編 10　前額部に生じた淡黄白色小結節

所見は？診断は？

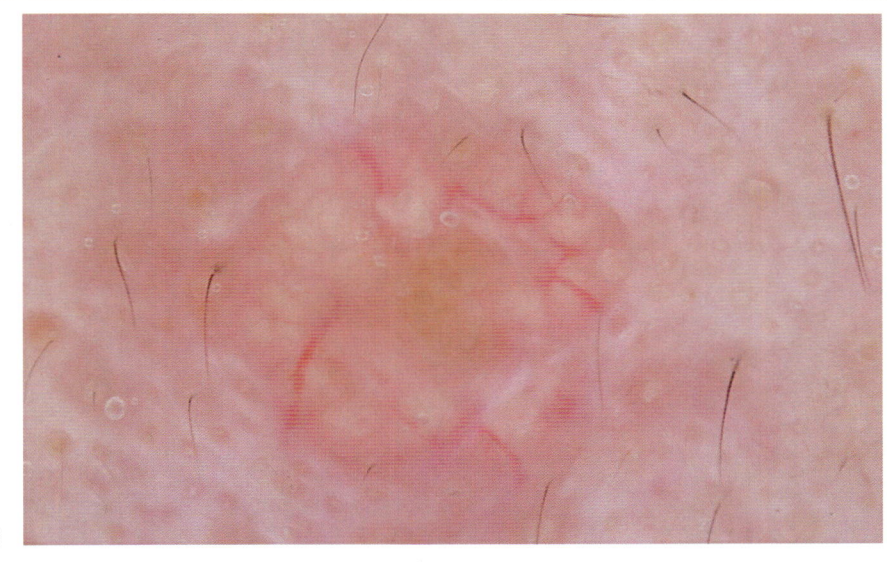

図1　ダーモスコピー像

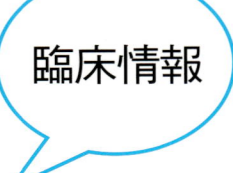

臨床情報

　69歳，女性．以前，顔面の基底細胞癌を治療した既往がある．約1年前，前額部に小さな結節が2個生じているのに気づいた．その後，少し増大してきたような気がする．
　初診時，前額の中央部と右側部に常色から淡黄白色調の小結節が2個認められた．表面は平滑で，中央部がわずかに陥凹している（図2）．右側の大きさ2.5×2mmの結節を全摘生検した．

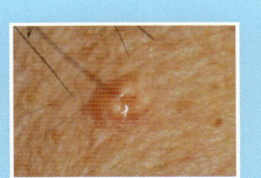

図2　臨床像

チェックポイント

1. 毛細血管の特徴をよく検討しよう．
2. このような毛細血管の所見を何と呼ぶか？
3. 白色調〜黄白色の結節状所見をどう解釈するか？
4. 無色素性の基底細胞癌の可能性はどうか？
5. ダーモスコピーで見いだされる各種の血管所見をまとめてみよう．

（解答は次頁）

■ 第2部　診断演習

こう読む

中央の軽微な陥凹部（図1′：＊）を取り囲むように，白色から淡黄色の塊状結節（#）が集簇性に存在している．この結節部には，なだらかな迂曲を示す数条の毛細血管が見いだされる．これらの毛細血管は中央陥凹部を取り囲むように配置している（crown vessels）（→）．

チェックポイントの解答

1. 数条の拡張した毛細血管が多少の迂曲を示しながら，中央の黄白色部分（図1′：＊）を囲むように存在している．
2. Crown vessels という．
3. 脂腺系腫瘍をまず疑い，角化傾向を示す上皮系腫瘍の可能性も考える．
4. 基底細胞癌も鑑別診断に上げるべきだが，血管所見が定型的な arborizing vessels とは異なる．また結節状病変が黄白色を帯びているので否定的である．
5. 巻末付録2参照（172頁）

診断　老人性脂腺増生症

無色素性病変の診断に役立つ毛細血管の所見

ダーモスコピーは無色素性病変の診断にも役立つ．無色素性病変のダーモスコピー診断において最も有力な情報は，毛細血管の所見である．例えば，特徴的な arborizing vessels（樹枝状血管）の存在によって，無色素性基底細胞癌の診断を確定することができる．

Crown vessels

今回の crown vessels も重要なダーモスコピー所見であって，これが認められれば老人性脂腺増生症という診断をほぼ確定することができる．今回の患者には基底細胞癌の既往があり，病変も表面平滑な結節であったので，臨床的には小型の無色素性基底細胞癌である可能性が疑われた．しかし，ダーモスコピーにて定型的 crown vessels の所見が認められたので，基底細胞癌ではなく，老人性脂腺増生症であるとほぼ診断を確定することができた．病理組織学的にも老人性脂腺増生症であることが確認された（図3）．

Crown vessels と arborizing vessels

Crown vessels とは，なだらかに迂曲する毛細血管が数条，病変中央部を取り囲むように配置し，花冠状を呈するものをいう．この毛細血管は病変中央部を横切ることはなく，またほとんど枝分かれしないのが特徴である[34, 35]．これに対し，基底細胞癌の arborizing vessels は，蛇行しながら複雑な枝分かれを示し，径も細くなるのが特徴であり，crown vessels とは明瞭に区別できる．黄白色調の結節と crown vessels が見いだされたら，老人性脂腺増生症であるとほぼ診断を確定できるのである．

病理組織学的所見との対応

本症例のダーモスコピー所見を病理組織学的所見（図3）と対応させて考察してみよう．図3をみると，中央に毛包漏斗部に相当する構造物が存在し，それを囲んで，成熟した脂腺細胞で構成される充実性腺葉が集塊状に存在している．中央の毛包漏斗部様構造が脂腺導管の開口部であり，この部分が臨床的に

中級編 10　前額部に生じた淡黄白色小結節

【図1'の記号説明】
＊：中央陥凹部
→：crown vessels
＃：淡黄白色結節

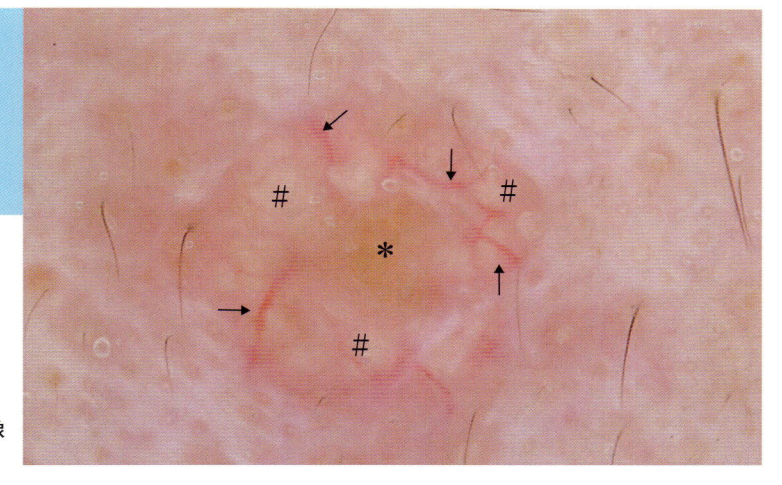

図1'　ダーモスコピー像
（記号を加え再掲）

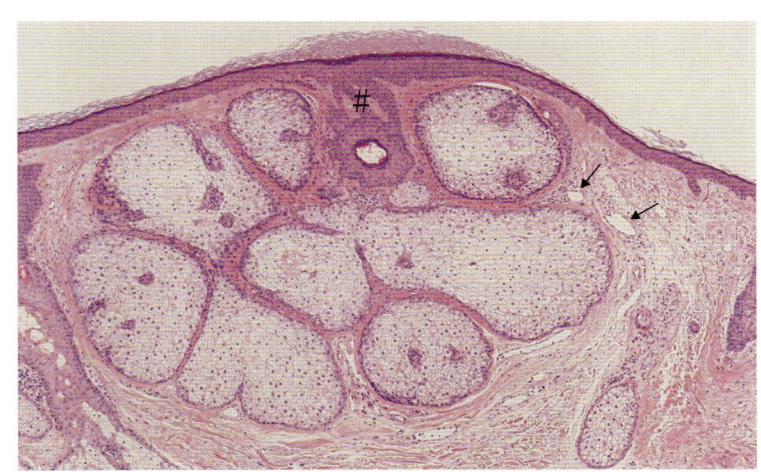

図3　図1の病変の病理組織学的所見
中央部の毛包漏斗部構造（＃）を取り囲んで，成熟脂腺細胞で構成される充実性の腺葉が数個集簇している．右方部には毛細血管拡張が見いだされる（→）．

多少陥凹して認識される．ダーモスコピーで見いだされた淡黄白色の塊状結節は，上述の脂腺の腺葉に対応する．この組織では，右側の真皮上層に明らかな毛細血管拡張が見いだされる（図3：→）．これが crown vessels に対応する血管である．

Hairpin vessels の所見

ダーモスコピーにて上皮系腫瘍で認められる別の特徴的血管所見の例を図4に示した．57歳，男性の右こめかみ部にみられた結節で，引っ掻いたりしたためか，炎症を伴い，びらん・痂皮が付着していた．ダーモスコピーでは表面の角化を示唆する乳白色調の所見がみられ，その谷間に相当する部位に，ループ状に屈曲する毛細血管が見いだされる（図4：○）．これは定型的な hairpin vessels with white halo の所見である．角化性腫瘍において，このように細い hairpin vessels が見いだされたら，脂漏性角化症である可能性が高い．図4の症例の病理組織診断は，irritated seborrheic keratosis であった．

Hairpin vessels は脂漏性角化症に特異的な所見ではなく，角化性腫瘍ではケラトアカントーマなどでも見いだされる．ただし，この場合は，毛細血管が

129

■ 第 2 部　診断演習

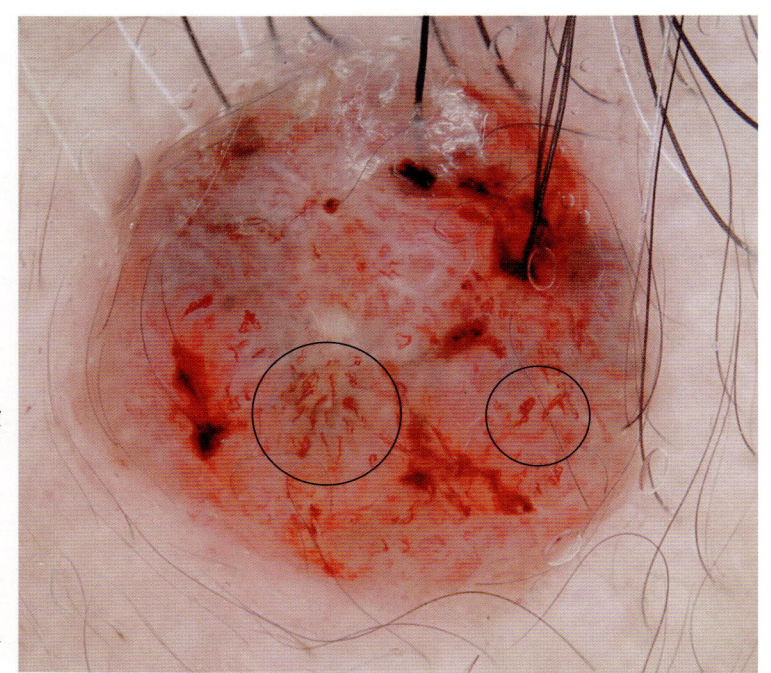

【別症例】
図 4　脂漏性角化症（被刺激型）のダーモスコピー所見
表面の角化を示唆する乳白色調所見がみられ，その白色調の稜の谷間に埋まるように，ループ状から紐状の毛細血管が見いだされる（○）．定型的な hairpin vessels の所見である．

より太く，病巣辺縁部に放射状に配列する傾向がみられる．また，悪性黒色腫の進行した原発巣でも不規則な hairpin vessels 様所見が見いだされることがある．**図 4** の所見の評価においては，表面の白色調から角化性病変を考え，病変全体の対称的形状と境界の明瞭さ，および病巣内の硬毛の存在から良性腫瘍を考えるという手順を踏むことによって，脂漏性角化症という診断の確度が高められるのである．

　無色素性の腫瘍性病変では，ダーモスコピーによる毛細血管の所見の把握が診断を絞り込むうえで役立つことが多い．血管の所見を積極的に観察，評価することが望まれる．各種の血管所見については巻末付録 2（172 頁）を参照されたい．

中級編 11 左第5趾爪甲にみられた褐色色素線条

所見は？診断は？

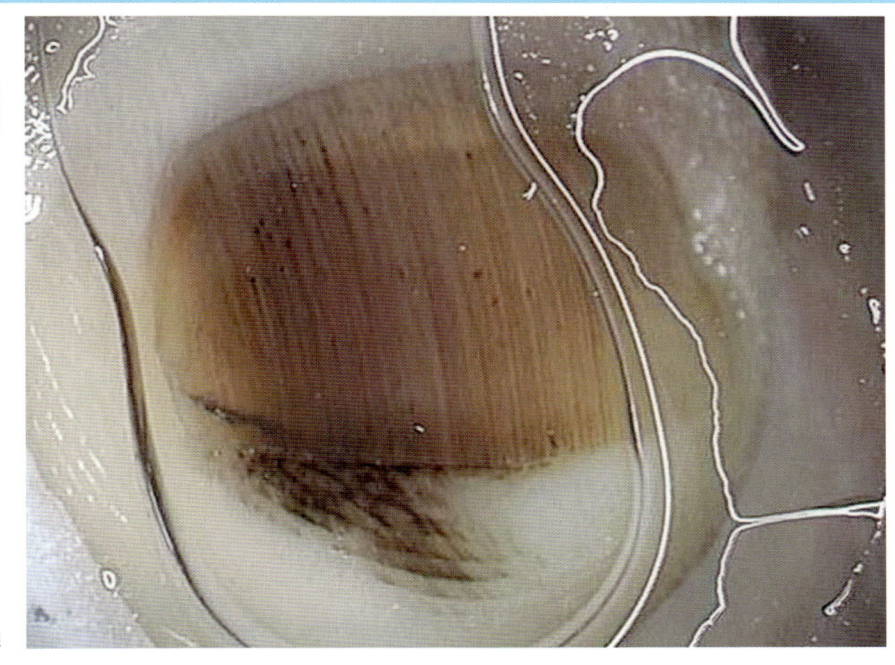

図1 ダーモスコピー像

臨床情報

8歳，女児．2歳頃，左第5趾爪甲の内側部分に褐色の色素線条が生じているのに両親が気づいた．この色素線条は徐々に拡大し，3歳頃には趾尖部の皮膚にも褐色斑が生じてきた．5歳頃には褐色の色素沈着が爪甲全体に及んだ．

8歳の受診時には爪甲全体に褐色の色素沈着がみられ，内側方でやや色調が濃かった（図2）．この部分の末梢の趾尖部皮膚に約4×2.5 mmの褐色斑が認められた．

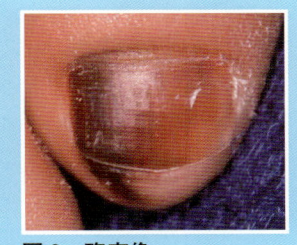

図2 臨床像

✓チェックポイント

1. 爪甲色素線条帯を横切る方向で，各線条の幅や濃さなどの規則性を検討してみよう．
2. この爪甲色素線条を縦方向で評価すると規則性はどうか？
3. 爪下皮から趾尖皮膚にみられる色素斑はダーモスコピー上，どのようなパターンを呈しているか？
4. 爪上皮に所見は認められるか？

（解答は次頁）

こう読む

爪甲全体に淡褐色から濃褐色の帯状色素沈着が認められる．この帯状色素沈着は多数の褐色縦線条で構成されている．各線条は多少の濃淡は示すものの，ほぼ一様なパターンを呈して平行に走行している（regular lines）．ところどころに dots/globules も見いだされる（図1'：→）．また，趾尖部皮膚の褐色斑は皮溝に一致する定型的な parallel furrow pattern の所見を呈する（○）．

チェックポイントの解答

1. どの部位の横断線で検討しても，色素線条はほぼ同等の色調と幅で，規則的なパターンを示す．
2. 縦方向に検討しても，色調の濃さ，幅などに不規則性は認められない．
3. ほぼ定型的な parallel furrow pattern（一部 fibrillar の要素を伴う）．
4. 認められない．

診断　爪部の色素細胞母斑

爪部の色素細胞母斑か悪性黒色腫早期病変か

指趾の爪甲に色素線条が認められたら，爪部の悪性黒色腫早期病変であるか否かを慎重に判定しなければならない．特に単発性の爪甲色素線条については，爪部の色素細胞母斑（単純黒子も含む）か悪性黒色腫早期病変かの鑑別が大きな問題となる．

Regular lines と irregular lines

Ronger らは，母斑の爪甲色素線条も悪性黒色腫のそれも，淡褐色調のびまん性色素沈着の上に褐色から黒色の線状色素沈着が配列する点で共通するが，母斑ではその線状色素沈着の色調，太さ，間隔が規則的で，平行線状にきれいに配列するとしている（regular lines）[29]．これに対し，爪部の悪性黒色腫では各線条の色調に濃淡差がみられ，その太さや間隔が不定で，途中で途切れたり，融合したりして，平行な配列に乱れを生じ，不規則な所見を呈するとしている（irregular lines）．彼らは，爪部悪性黒色腫 20 例と爪部の色素細胞母斑 37 例を検討した結果，irregular lines は悪性黒色腫の 19/20 症例に認められ，逆に regular lines は母斑の 35/37 症例で認められたと報告している（$p = 0.001$）．

ダーモスコピー所見の検討

図1' の所見で，色素沈着は爪甲全体に及んでいるが，それを構成する各線条は色調，太さが規則的で，全体として秩序ある所見を呈している．散在性に認められる dots/globules も大きさ，色調がほぼ揃っている．したがって，ほぼ定型的な regular lines の所見とみなされ，爪部の色素細胞母斑の可能性が高いと判定される．さらに，趾尖部皮膚の色素斑はダーモスコピーにて，図3 の拡大所見で示すように，定型的な parallel furrow pattern の所見を呈している．以上より，本症例を爪部の色素細胞母斑であると確定診断することができる．

色素線条を示す爪甲の周囲皮膚（爪郭）に色素斑が認められることを

中級編 11　左第 5 趾爪甲にみられた褐色色素線条

【図 1′ の記号説明】
→：dots/globules
○：parallel furrow pattern

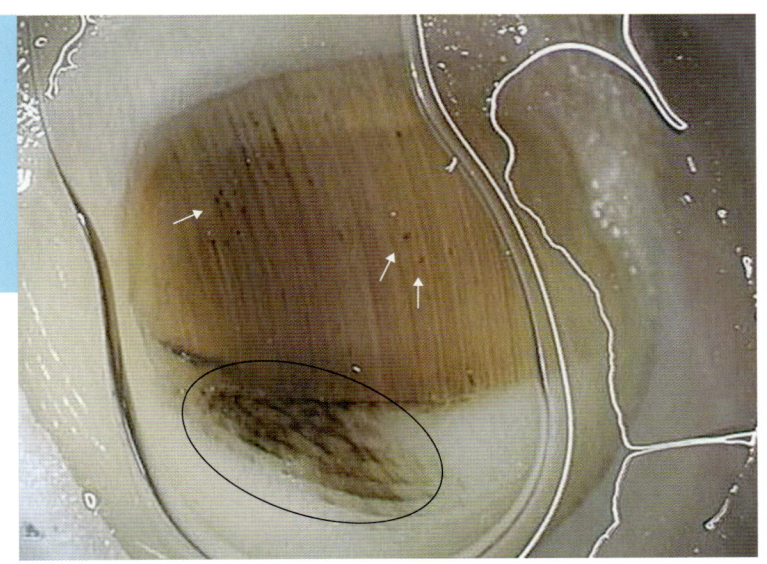

図 1′ ダーモスコピー像
（記号を加え再掲）

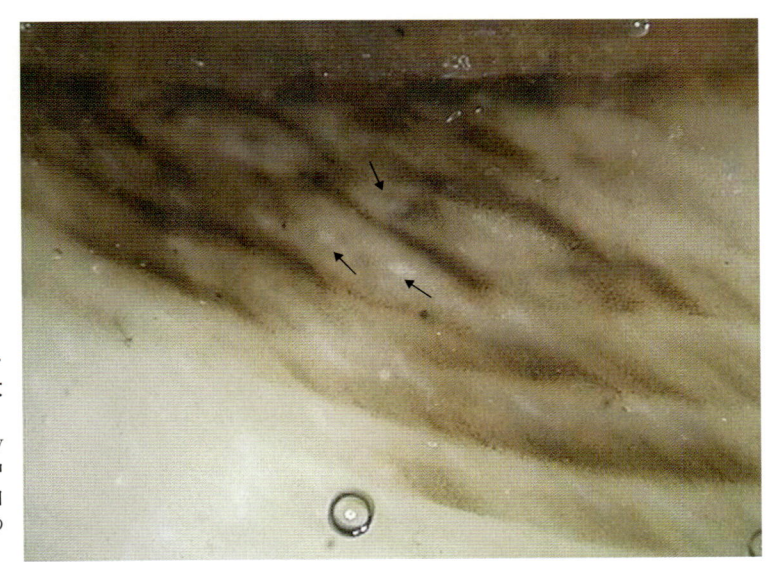

図 3　趾先部皮膚のダーモスコピー所見（拡大像）
定型的な parallel furrow pattern を呈する．皮丘中央部に規則的に点在する白点（→）はエクリン汗腺の開孔部である．

Hutchinson 徴候といい，爪部悪性黒色腫を疑わせる所見の 1 つとされてきた．しかし，小児の爪部色素細胞母斑では，爪下皮から指尖部などに色素斑を伴うことがけっしてまれではない．今回の症例では，この色素斑部が掌蹠の色素細胞母斑の特徴的ダーモスコピー所見である parallel furrow pattern を呈したことにより，診断を確定することができた．本症例は，その後さらに 4 年間経過観察しているが，爪甲の色調は徐々に淡くなってきている．小児のこのような爪部の母斑は，しばしば思春期頃までに自然消退することが知られている[36]．

別症例のダーモスコピー所見

図 4，図 5 に爪部色素細胞母斑の別症例のダーモスコピー所見を示す．いずれも一様で規則的な爪甲色素線条を呈していることがわかる．定型的な regular lines の所見といえる．なお，図 5 のように，近位爪甲の濃い色素沈着が

■ 第2部 診断演習

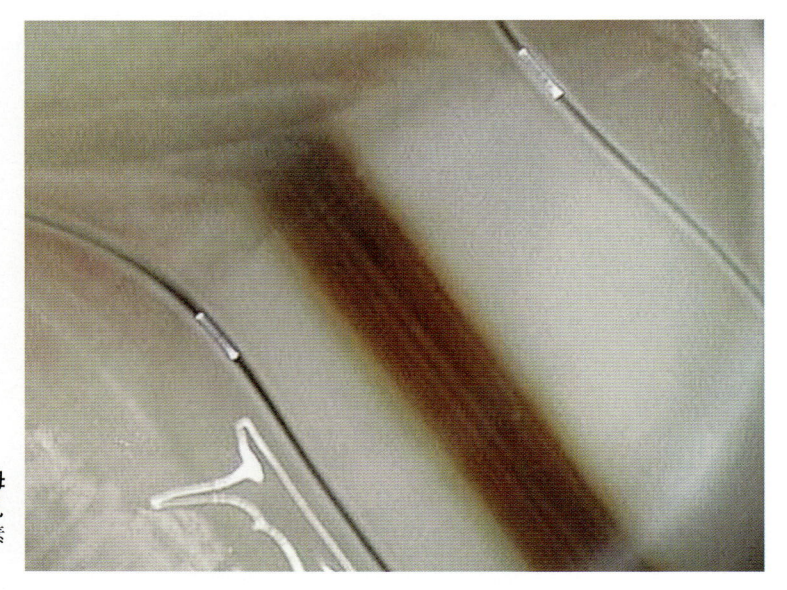

【別症例】
図4 爪部の色素細胞母斑のダーモスコピー所見
対称性で秩序ある爪甲色素線条を呈している．

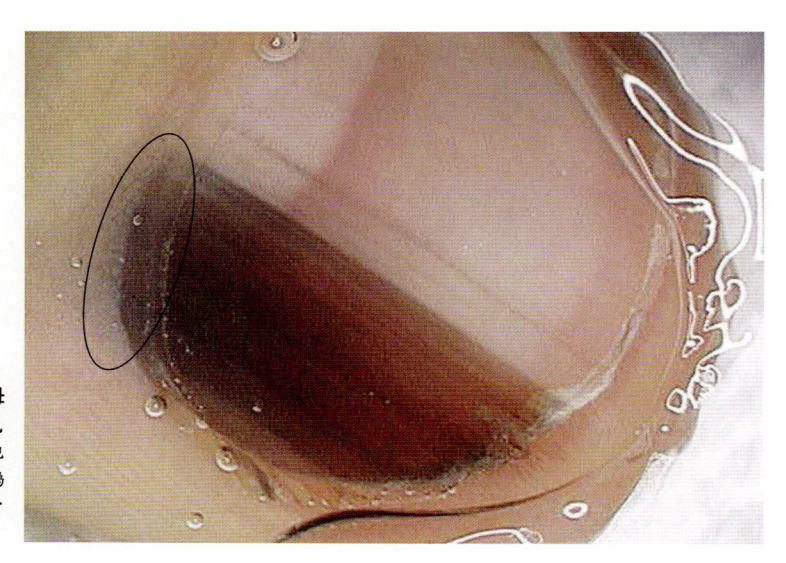

【別症例】
図5 爪部の色素細胞母斑のダーモスコピー所見
一様で規則的な黒褐色の色素線条としてみられる．偽Hutchinson徴候の部位を○で囲む．

爪小皮や後爪郭部の皮膚を通して透見され（○で囲む部分），一見Hutchinson徴候のようにみえることを偽Hutchinson徴候（pseudo-Hutchinson's sign）という．これを真のHutchinson徴候と誤認してはならない．

中級編 12 右第5指爪甲に生じた黒褐色の縦線条

所見は？ 診断は？

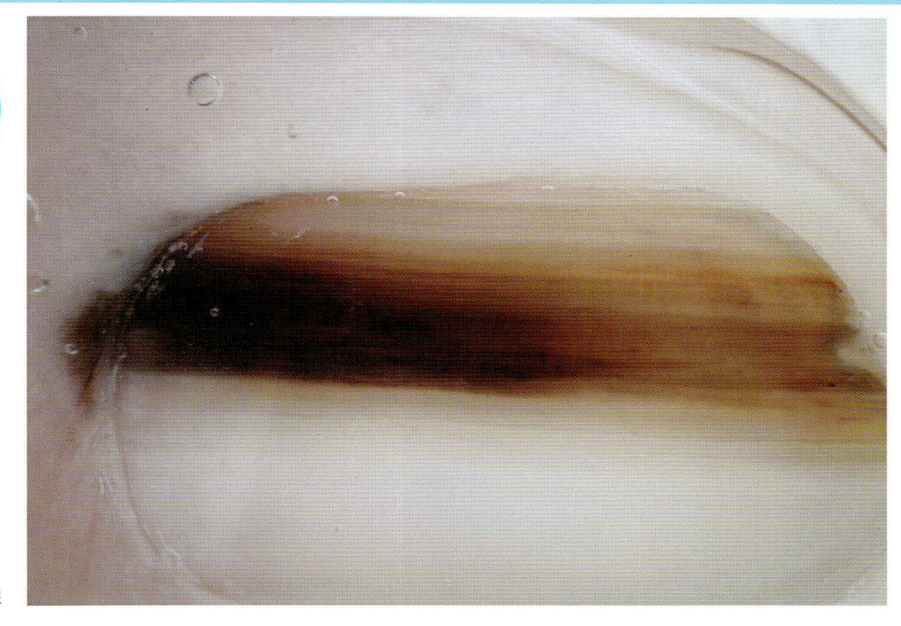

図1 ダーモスコピー像

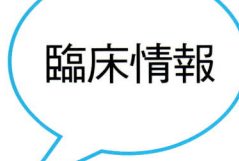

臨床情報

　28歳，女性．12歳頃，右小指に外傷を負い，爪が剥がれた．その後，再生してきた爪の一部が薄茶色を帯びていた．この色素沈着はその後，あまり変化しなかったが，最近，少し濃くなってきた．

　初診時，右第5指爪甲の内側寄りに黒褐色の縦線条が認められた（図2）．幅4mmの色素線条帯で，濃褐色から淡褐色までの濃淡差を示す．濃い部分の爪甲は表面が多少の凹凸を示し，先端部が少し欠損している．また，やはり濃い部分の中枢側に相当する爪上皮から後爪郭部に小褐色斑を認める．

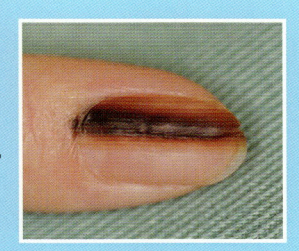

図2 臨床像

✓チェックポイント

1. ダーモスコピーによる爪甲色素線条の所見の評価法のポイントは？
2. 爪甲色素線条帯を横切る方向で，各線条の幅や濃さなどの規則性を中枢側から末梢側まで，数か所の横断線で検討してみよう．
3. 爪甲色素線条を縦方向にたどって，色調や濃さを検討してみよう．
4. 中枢側の爪上皮部の色素沈着を何と呼ぶか？
5. 色素線条帯の先端部の爪甲の変化に注目しよう．

（解答は次頁）

こう読む

爪甲に黒褐色の縦線状の色素沈着が認められる．この色素線条帯はさまざまな太さの線状色素沈着の集合で構成されている．各線条の太さ，濃さ，配置がやや不規則である（irregular lines）．各線条を中枢側から末端部まで追うと，太さや濃さが途中で変化するものがある（図1′：□）．dots/globules も数個見いだされる（→）．また，爪上皮から後爪郭の一部に明らかな褐色斑（#）を認める（Hutchinson 徴候）．

チェックポイントの解答

1. 各色素線条の色調，横幅，配置などが規則的か否かを検討する．
2. 爪甲の中枢側，中央部，末梢側で横方向に色素線条を評価すると，濃色部の幅が末梢側で狭くなっている．
3. 縦方向にみても，各線条の色調の濃さに明らかな変化がみられる．
4. Hutchinson 徴候という．特に爪上皮にダーモスコピーで検出される色素沈着を micro-Hutchinson 徴候といい，悪性黒色腫と診断する有力な所見である．
5. 爪甲先端部が少し欠損しており，爪甲の脆弱性が示唆される．爪部悪性黒色腫の可能性を疑わせる所見といえる．

診断　爪部悪性黒色腫（早期病変）

爪甲色素線条の診断　爪甲色素線条をみたら，爪部の悪性黒色腫であるか否かを慎重に判定しなければならない．爪甲の変形，破壊を伴う進行した段階の悪性黒色腫であれば，診断は容易である．しかし，悪性黒色腫も早期病変の段階では爪甲色素線条の所見を呈するのみのことが多い．爪甲色素線条は他疾患でも頻繁に認められる．爪部の色素細胞母斑や単純黒子が代表的なものだが，ほかにも（通常ではメラニンを産生しない）爪母部のメラノサイトが反応性にメラニン色素を産生して，色素線条を呈することがある（例えば Addison 病や 5-FU® などの抗癌剤によるもの）．複数の指趾爪甲に色素線条がみられたら，まず反応性のものを疑い，全身の理学的所見，病歴や投与薬剤などを検討する．

色素細胞母斑と悪性黒色腫早期病変のダーモスコピー診断　爪部の色素細胞母斑と悪性黒色腫早期病変は多くの場合，単発の爪甲色素線条としてみられ，臨床的には鑑別困難なことが少なくない．ダーモスコピー所見による鑑別が期待されるが，この方面の研究はまだ十分には進んでいない．Ronger らによれば，母斑の爪甲色素線条も悪性黒色腫のそれも，淡褐色調のびまん性色素沈着の上に褐色から黒色の線状色素沈着が認められる点で共通する[29]．しかし，母斑ではその線状色素沈着の色調，太さ，間隔が規則的で，平行線状にきれいに配列する（regular lines）．それに対し，悪性黒色腫では線条の色調に濃淡差がみられ，その太さや間隔も不定であり，途中で途切れたり，融合して，平行な配列が乱され，不規則な所見を呈することが多い（irregular lines）．

中級編12　右第5指爪甲に生じた黒褐色の縦線条

【図1′の記号説明】
▭：線条の濃さが途中で変化している
→：dots/globules
#：爪上皮の褐色斑

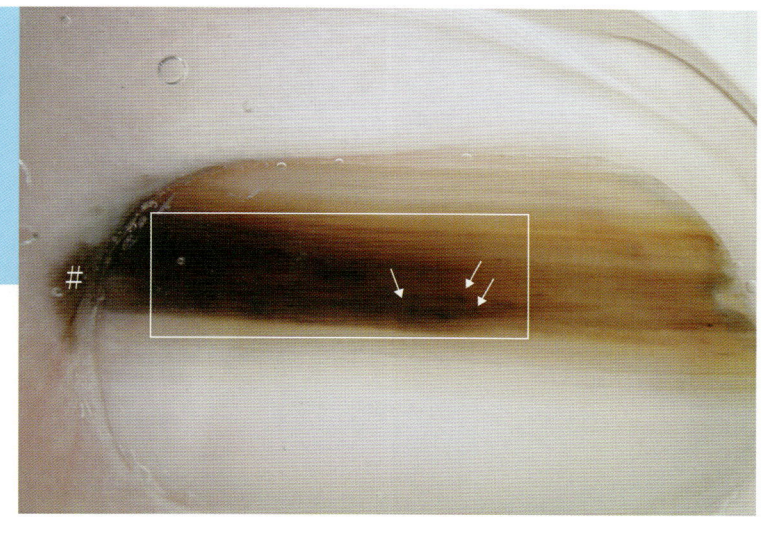

図1′　ダーモスコピー像
（記号を加え再掲）

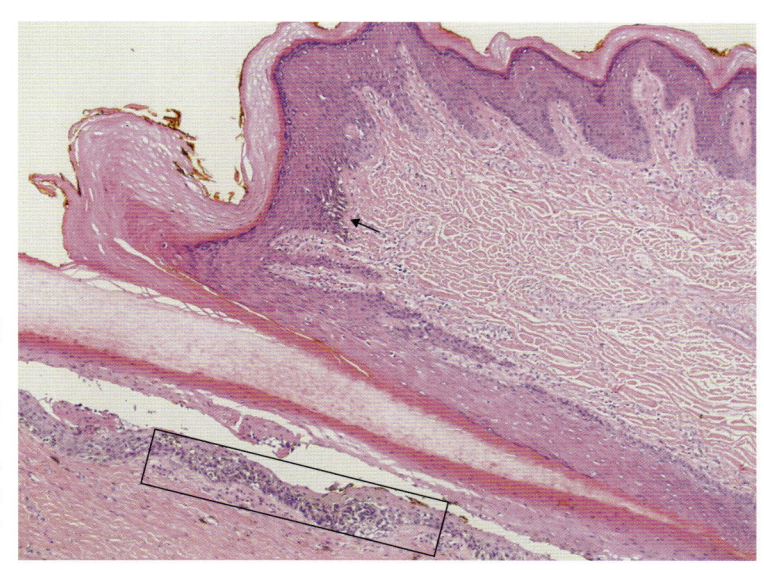

図3　図1の病変の病理組織学的所見
爪母から爪床の上皮内にメラノサイトが主として個別性に乱雑に増殖している（▭）．また，爪上皮から後爪郭部の表皮下層部（→）にもメラノサイトの個別性増殖が認められる．

本病変の
ダーモスコピー所見

　図1′の所見にて，各線条が中枢側で濃く，太さが途中で変化し，中枢側で融合傾向を示していることがわかる．このことは，爪母部上皮におけるメラノサイトの急速な増殖をうかがわせるものである．このほかに，大小の黒褐色のdots/globules，爪上皮から後爪郭における黒褐色斑，爪甲先端部の欠損，などの所見も認められる．これらの所見も母斑よりは悪性黒色腫を疑わせる所見である．

Hutchinson徴候

　爪甲色素線条が爪囲皮膚に色素沈着を伴うことをHutchinson徴候といい，爪部悪性黒色腫に特徴的な所見とされてきた．しかし，小児の爪部色素細胞母斑では色素線条末梢部の爪下皮から指尖部の皮膚に色素斑を伴うことがまれではない．これに対し，色素線条の中枢側の爪上皮から後爪郭に色素斑を伴って

137

■ 第2部　診断演習

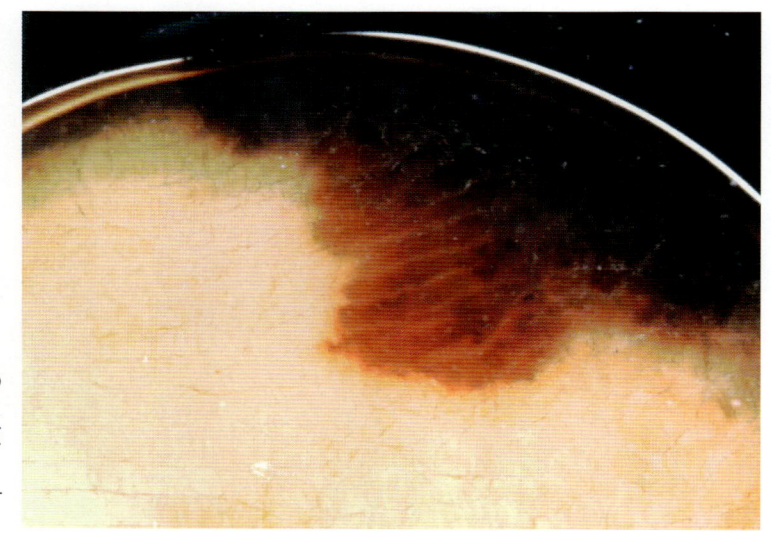

【別症例】
図4　爪部悪性黒色腫の指先部色素斑のダーモスコピー所見（原図：大原國章）
定型的な parallel ridge pattern が認められる.

いたら，悪性黒色腫を強く疑うべきである．ダーモスコピーで観察すると，爪上皮に肉眼的には認識できない微小な色素斑を検出できることがあり，micro-Hutchinson 徴候といわれる．これは，爪部悪性黒色腫早期病変の診断に有用な所見である．図1′でも爪上皮から後爪郭に色素斑が認められるが，図2でわかるように，この色素斑は肉眼的にも認められるので，真の micro-Hutchinson 徴候とはいえない．

●病理組織学的所見　　図3に図1′の症例の病理組織学的所見を示した．爪母から爪床の上皮内に異型メラノサイトの主として個別性の乱雑な増殖がみられる（□）．それと同時に，爪上皮から後爪郭部の表皮下層部（→）にやはり個別性のメラノサイトの増殖が認められ，Hutchinson 徴候に対応する所見とみなされる．

●別症例のダーモスコピー所見　　爪甲色素線条が爪下皮から指尖の皮膚に色素斑を伴う場合には，その部分のダーモスコピー所見が診断に役立つ．図4は，ほかの爪甲色素線条症例でみられた指尖部色素斑のダーモスコピー所見である．定型的な parallel ridge pattern を呈していることがわかる．parallel ridge pattern の掌蹠悪性黒色腫に対する特異度は99％ときわめて高いので，図4の爪甲色素線条は爪部悪性黒色腫であると診断することができる．

上級編 1　右足外側に生じた紅色小結節

所見は？診断は？

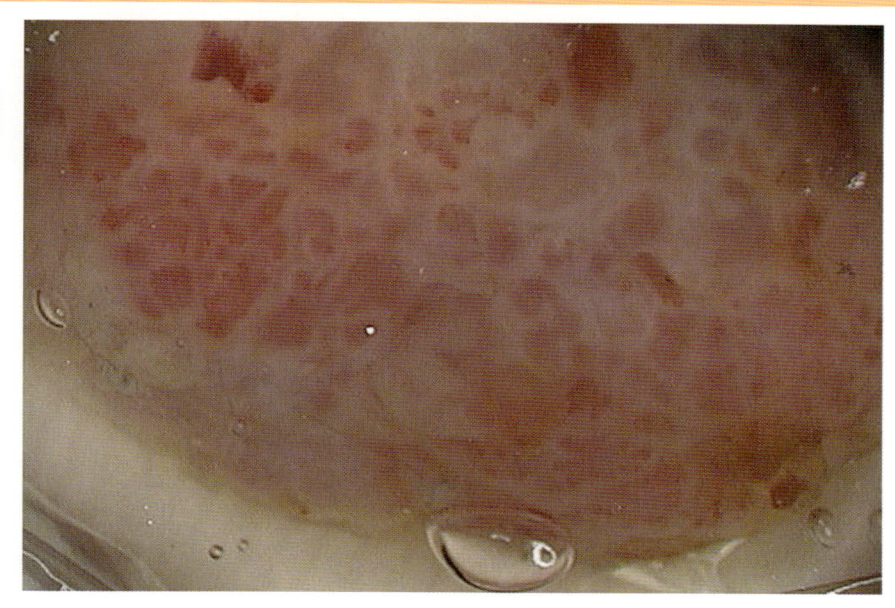

図1　ダーモスコピー像

臨床情報

　70歳，男性．2年前，右足外側に紅色の小結節が生じているのに気づいた．その後，徐々に増大してきた．
　初診時，右足外側縁部に，大きさ27×24×6 mmの有茎性の暗紅色結節が認められた（図2）．表面は乳頭状を呈し，弾性やや軟に触知する．

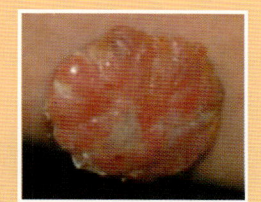

図2　臨床像

✓ チェックポイント

1. CNMD 2000の二段階診断法の第1段階ではどう評価されるか？
2. このダーモスコピー所見の主体は何か？
3. 乳白色調の網状所見は何を意味するか？
4. 毛細血管の所見は認められるか？
5. どんな鑑別診断を考えるか？

（解答は次頁）

■ 第2部　診断演習

こう読む

境界明瞭な結節性病変で，辺縁部などに房状構造（図1'：#）が見いだされる．全体的に紅色調の病変だが，この紅色調を背景として白色調のやや不整な網目状パターンを認識することができる（○）．紅色の網穴部分（*）には細いhairpin vessels（→）が認められる．

チェックポイントの解答

1. メラノサイト系病変の所見はない．脂漏性角化症，基底細胞癌，血管腫・出血性病変についても明らかな所見はみられない．
2. 淡紅色のびまん性色素沈着を背景に，乳白色の粗大な網目模様が認められる．
3. 表皮から連続性に真皮内へ網状に増殖する上皮性病変を疑う．
4. 淡紅色部分にhairpin vessels with white halo（図1'：→）が認められる．
5. 脂漏性角化症や基底細胞癌の所見が認められないので，clear cell acanthoma，エクリン汗孔腫，有棘細胞癌，エクリン汗孔癌などを考える．

診断　エクリン汗孔腫

エクリン汗孔腫は手足に好発し，図2のように紅色結節としてみられることが多い．時にメラノサイトが共生し，メラニン色素が産生されて黒色調を呈することもある．前者は無色素性の悪性黒色腫との，後者は基底細胞癌や結節型黒色腫などとの臨床的鑑別が問題になりうる．

● エクリン汗孔腫のダーモスコピー所見

エクリン汗孔腫の特徴的ダーモスコピー所見はまだ十分に解明されていない．今回，無色素性のエクリン汗孔腫を数例検討した結果，図1'のみでなく，図3，図4に示す別症例でも，びまん性の紅色調を背景に，粗大でやや不整な乳白色調の網目状パターンが見いだされた．この所見は脂漏性角化症のirregular cryptsやSpitz母斑のnegative pigment networkなどの所見に類似する．し

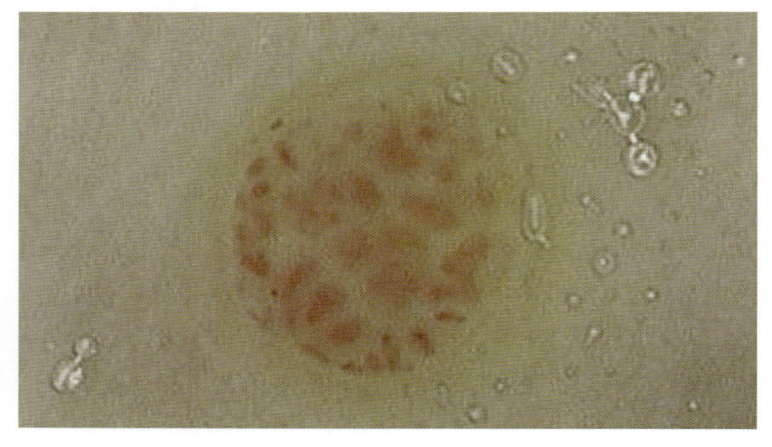

【別症例】
図3　エクリン汗孔腫のダーモスコピー所見
紅色調を背景に白色調の粗大な網目状パターンが認められる．

上級編1　右足外側に生じた紅色小結節

【図1'の記号説明】
＃：房状構造
○：白色調の網目状パターン
＊：紅色調の網穴部分
→：hairpin vessels

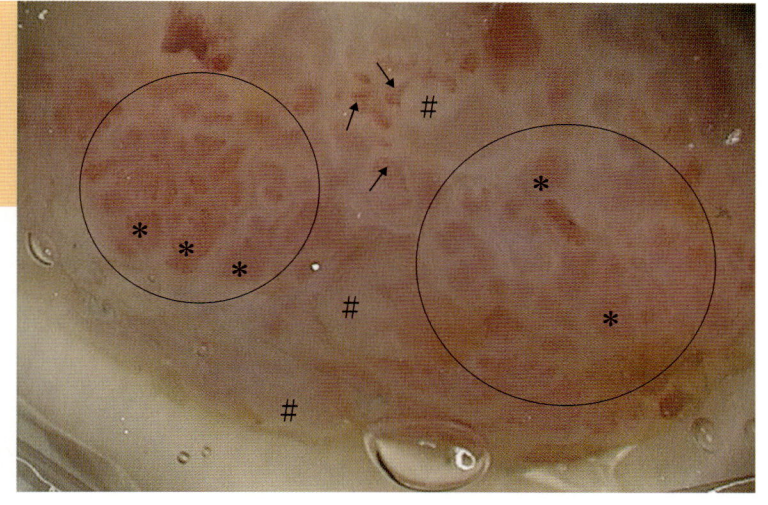

図1'　ダーモスコピー像
（記号を加え再掲）

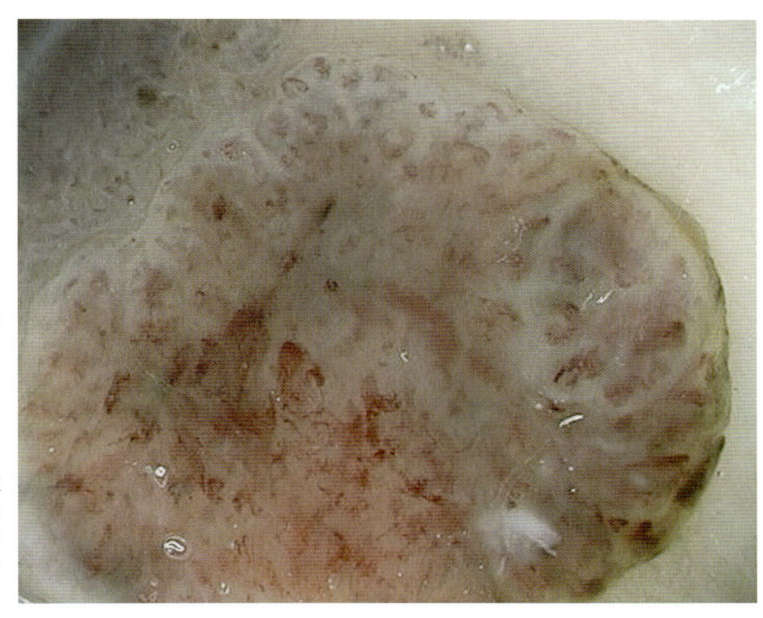

【別症例】
図4　エクリン汗孔腫のダーモスコピー所見
境界明瞭な紅色調結節としてみられ，表面に粗大な"wide whitish network"の所見が認められる．また，hairpin vesselsが多数みられる．さらに，この症例では一部が青灰色調を帯びており，メラニン色素の存在が示唆される．

かし，エクリン汗孔腫では網目の穴が淡紅色で，白色の網紐は太く，網目もやや不規則で粗大な傾向があり，定型的なirregular cryptsやnegative pigment networkとは異なる．この所見をここでは"wide whitish network"と仮称する．

Wide whitish networkの成因

　エクリン汗孔腫において"wide whitish network"が認められる理由を図1'の症例の病理組織学的所見から検討してみよう（図5）．角質増生を伴った表皮の下面から真皮内へ粗大な網状パターンを呈して腫瘍細胞が増殖している．この増殖巣の間には血管に富んだやや浮腫性の間質が存在する．表皮直下に位置する血管に富んだ間質部分（図5：＊）がおそらくダーモスコピー所見における紅色の網目の穴に相当する．角化と表皮肥厚に起因する白色調のトーンが，

141

■ 第2部　診断演習

図5　図1の病変の病理組織学的所見
角質増生を伴う表皮の下面から腫瘍細胞が粗大網目状の増殖パターンを示して真皮内へ増殖，侵入している．間質は毛細血管に富み，やや浮腫性である．＊印の間質部分が，おそらくwide whitish networkの紅色調の網穴に相当するものと考えられる．

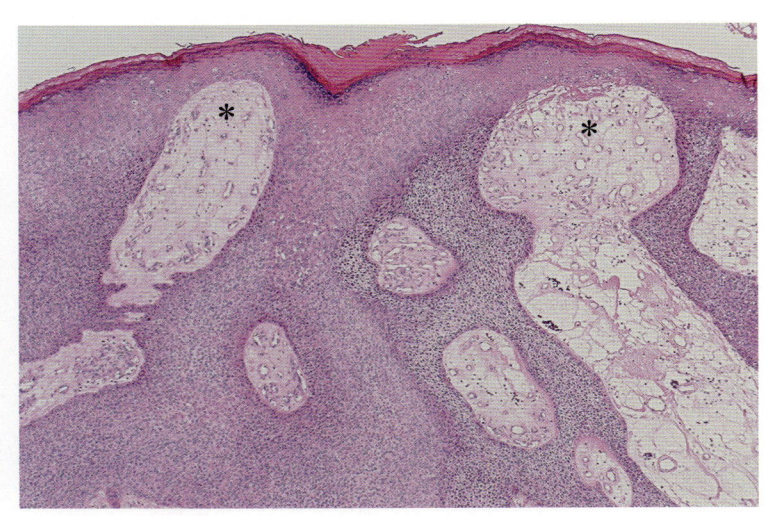

浅在性の間質部（＊）で減弱し，紅色調の網穴を生じるのであろう．

Hairpin vessels　エクリン汗孔腫のダーモスコピー所見のもう1つの特徴として，**図1'** や**図4**で認められるように，hairpin vesselsの所見が挙げられる．エクリン汗孔腫の真皮間質は，**図5**に示すように，毛細血管に富んでいることが特徴であるので，このような血管拡張所見を呈するのであろう．ただし，hairpin vesselsは本腫瘍に特異的なものではなく，脂漏性角化症や真皮内型色素細胞母斑などでも認められる．注意すべきことは，これらのhairpin vesselsを，基底細胞癌でみられるarborizing vesselsと混同してはならない，ということである．前者は径がほぼ一定の細い毛細血管として認められるが，後者はやや太い血管が枝分かれしながら細くなり，蛇行状に走行するのが特徴であり，異なるものである．このような血管所見の相違は，黒色調を呈するエクリン汗孔腫と基底細胞癌をダーモスコピーで鑑別する際に役立つものと思われる．

無色素性の悪性黒色腫との鑑別　無色素性の悪性黒色腫とエクリン汗孔腫がダーモスコピーで鑑別できるか否かについては，まだ十分な知見が得られていない．わずかにでもpigment networkやdots/globulesが見いだされれば悪性黒色腫を疑うことができるが，完全に無色素性の場合は，そのような手掛かりも得られない．この場合にも，血管拡張の所見が役立つかもしれない．悪性黒色腫ではlinear-irregular vesselsやdotted vessels, glomerular vesselsなどと形容される不整な毛細血管拡張（polymorphous vessels）がみられ，定型的なhairpin vesselsはみられないとされている[35]．

上級編 2　左手掌に生じた易出血性の紅色結節

所見は？診断は？

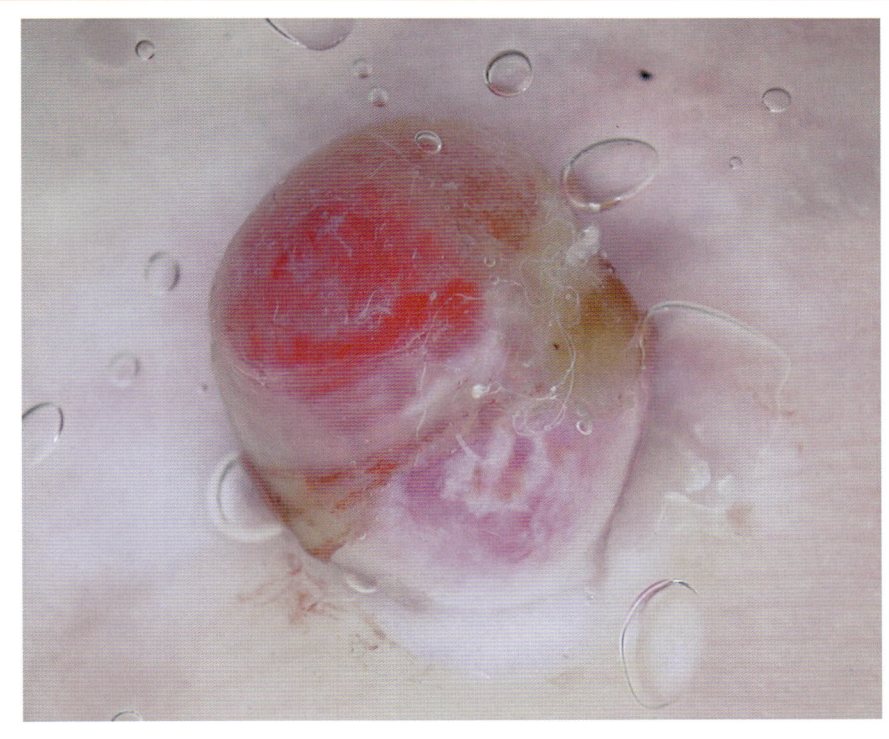

図1　ダーモスコピー像

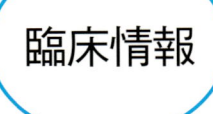

臨床情報

61歳，男性．数か月前，左手掌にトゲのようなものが生じているのに気づいた．引っ掻いたりしていたところ，増大・隆起してきた．近医（整形外科）にて表面を摘除されたが，すぐに再発し，しばしば出血するようになった．

初診時，左手掌中央部に大きさ5×5×9mmの，有茎性に隆起する紅色結節が存在していた（図2）．表面は平滑だが，一部に痂皮を付す．

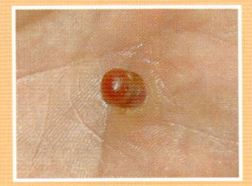

図2　臨床像

チェックポイント

（解答は次頁）

1. この病変の基本的なダーモスコピー所見は何か？
2. メラノサイト系病変を疑わせる所見は存在するか？
3. 鮮紅色の色調から、どのような病態の病変を考えるか？
4. 基部の乳白色調は何を意味するか？
5. 鑑別診断を上げ、可能性の高低を述べよ．

■ 第2部　診断演習

こう読む

左上半部は鮮やかな紅色の無構造な色素沈着としてみられる（図1'：＊）．下半分（有茎性の茎部に相当）は紅白色から乳白色を呈している．また，一部には淡黄白色の痂皮が付着している（#）．pigment network や streaks, dots/globules などの所見は見いだされず，不規則な線状の毛細血管拡張も認められない．

チェックポイントの解答

1. Structureless areas が主体だが，鮮紅色調を呈するのが特徴といえる．
2. メラノサイト系病変を示唆する所見は認められない．
3. 真皮上層における血管の密な増生と充血が示唆される．
4. 角質増生に起因するものと考えられる．
5. 鑑別としては，毛細血管拡張性肉芽腫，その他の血管腫，エクリン汗孔腫，無色素性黒色腫などの順で考える．

診断　毛細血管拡張性肉芽腫

毛細血管拡張性肉芽腫は，手足や顔面，頭部などに好発し，易出血性の紅色結節としてみられる．臨床的に無色素性の悪性黒色腫との鑑別がしばしば問題になる病変である．

ダーモスコピー所見　毛細血管拡張性肉芽腫のダーモスコピー所見については，まだ十分な解析がなされていない．筆者らの経験によれば，本疾患のダーモスコピー所見は，きわめて鮮やかな紅色の無構造な色素沈着が特徴的であり，部分的に紅白色から乳白色調を伴うことが多い．この鮮紅色の無構造な所見は，本症が病理組織学的に真皮における内皮細胞の増殖と，それによって構成される多数の密な毛細血管の増生であることを反映するものである．赤血球を充満する血管腔がきわめて密に存在しているために，一見無構造な紅色のダーモスコピー所見を呈するのである（図3）．しかも，本症は手足や顔面など，血行が盛んな部位に生じることが多い．このような病変部に光を当てて観察すれば，鮮やかな紅色病変としてみられるのは当然のことである．この鮮紅色の色調は，静脈血がうっ滞する venous lake などでみられる青赤色の色調とは明らかに異なるものである．また，毛細血管拡張性肉芽腫は，外力が加わりやすく，しかも血流の豊富な部位に好発するため，しばしばびらんを生じ，出血して，痂皮を付着する．こうして生じた表皮の菲薄化や欠損も，ダーモスコピー所見が鮮紅色を呈する一因と考えられる．

紅白色から乳白色調を呈する理由　本症がダーモスコピーにて部分的にしばしば紅白色から乳白色調を呈するのはなぜだろうか．本症の被覆表皮が損傷を受けていない場合，特に手足などでは厚い角層が存在するために，白色調のトーンを生じるものと考えられる．図1'の下半分（病変の茎部）が紅白色から乳白色調を呈しているのは，そのためであろう．図4に，頭部に生じた毛細血管拡張性肉芽腫の別症例のダーモスコ

上級編2　左手掌に生じた易出血性の紅色結節

【図1'の記号説明】
＊：鮮やかな紅色の無構造な色素沈着
＃：淡黄白色の痂皮

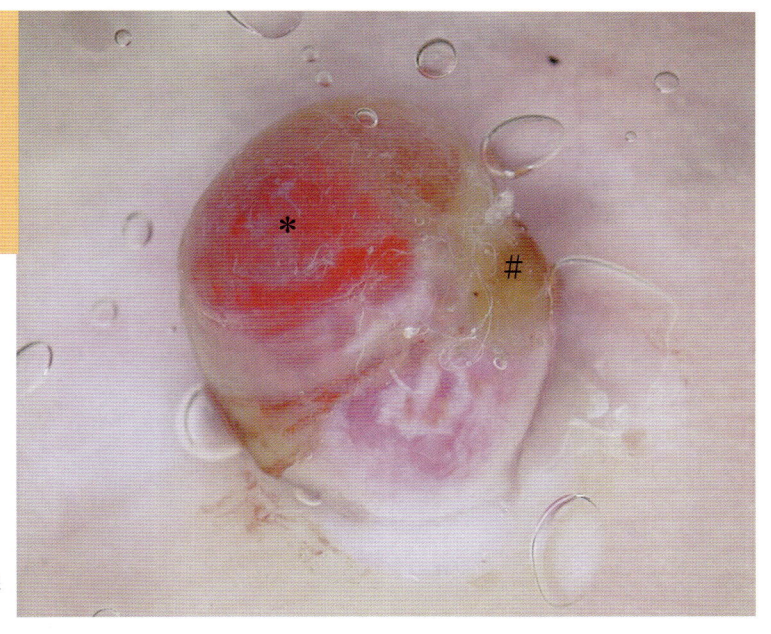

図1'　ダーモスコピー像
（記号を加え再掲）

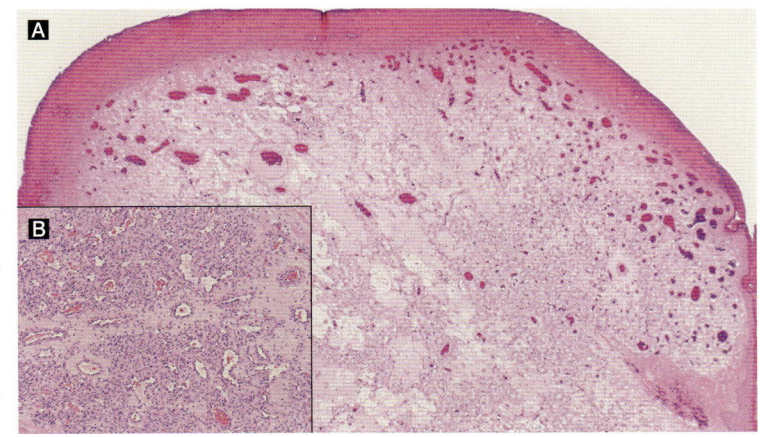

図3　図1の病変の病理組織学的所見
病変表面の大部分は痂皮化している（A）．挿入図（B）は拡大像で，真皮内に内皮細胞が増殖し，多数の密な毛細血管腔を形成しており，その腔内には赤血球が充満している．

ピー所見を示した．やはり，鮮紅色で無構造な特徴的ダーモスコピー所見を呈しており，部分的に白色調を伴っていることがわかる．

エクリン汗孔腫との相違点　毛細血管拡張性肉芽腫の以上のようなダーモスコピー所見は，エクリン汗孔腫（無色素性）のそれと多少類似する．しかし，後者はこれほど鮮やかな紅色調を呈さない．逆にエクリン汗孔腫では白色調の粗大な網状構造"wide whitish network"を呈することが多い（141頁）．毛細血管拡張性肉芽腫では，そのような所見は認められない．エクリン汗孔腫における白色網状構造は，汗孔腫細胞が表皮から連続性に真皮内へ粗大な網状の増殖巣を形成して侵入するために生じる所見である．

他の血管腫との鑑別　老人性血管腫（cherry angioma）や被角血管腫などの血管腫と，本症とのダーモスコピーによる鑑別はどうであろうか．これらの血管腫では，lacunae

145

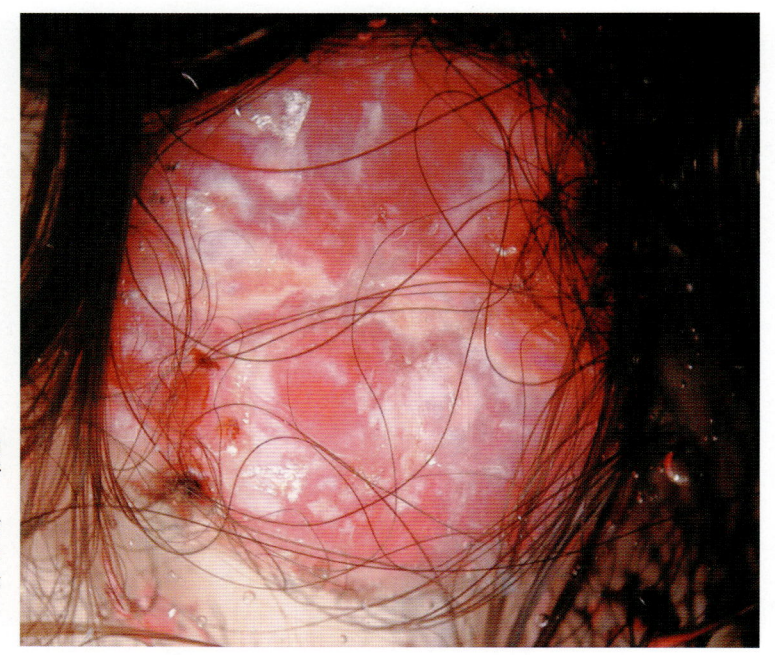

【別症例】
図4 毛細血管拡張性肉芽腫のダーモスコピー所見
幼児の頭部に生じた紅色結節で，ダーモスコピーでは鮮紅色の無構造な所見を示し，部分的に白色調を伴っている．

と呼ばれる辺縁平滑で境界明瞭な類円形状の紅色から暗赤色の多房状構造が認められる（100頁）．これは拡張した血管腔内への赤血球の貯留によって生じる所見であって，毛細血管拡張性肉芽腫におけるびまん性で無構造な鮮紅色所見とは異なるものである．

無色素性悪性黒色腫との鑑別

毛細血管拡張性肉芽腫は，臨床的には無色素性の結節型悪性黒色腫との鑑別が問題になりうる疾患である．この両者をダーモスコピーによって鑑別することが可能だろうか．ごくわずかにでも dots/globules や streaks あるいは pigment network など，表皮・真皮境界部におけるメラノサイトの増殖に起因する所見が認められれば，悪性黒色腫と診断することができる（160頁）．完全に無色素性の黒色腫の場合は，鑑別が難しいかもしれないが，悪性黒色腫は血管増生は伴っても，本質は腫瘍細胞の充実性増殖であるので，（大量の出血を伴うような場合を除けば）毛細血管拡張性肉芽腫ほどの鮮やかな紅色調を呈することはない．悪性黒色腫に特徴的とされる linear-irregular vessels や dotted vessels, glomerular vessels などよりなる polymorphous vessels, あるいは milky red areas などの血管所見の有無も鑑別に役立つ．

上級編 ③ 鼻背部の潰瘍化した紅色結節

所見は？診断は？

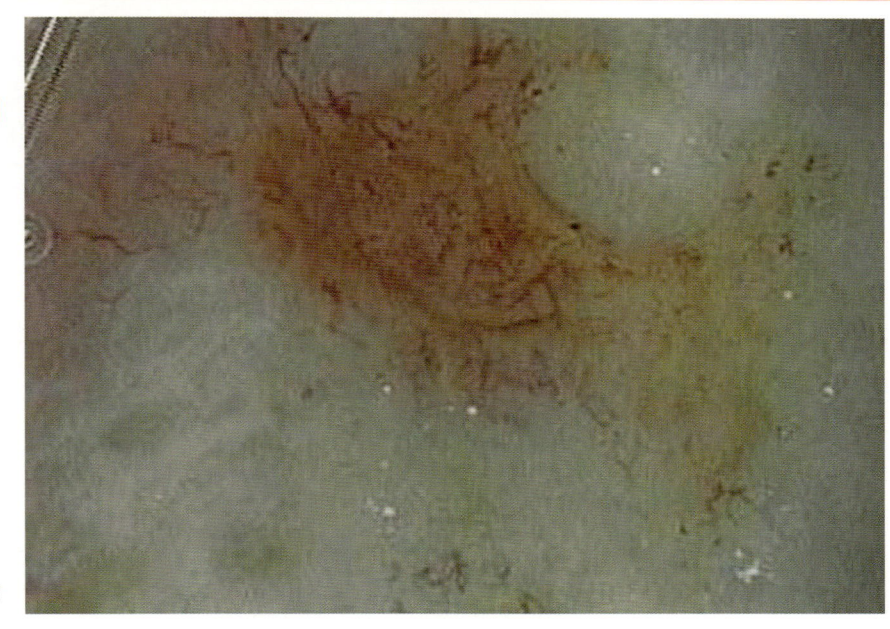

図1　ダーモスコピー像

臨床情報

67歳，女性．約3年前，鼻背部に小皮疹が生じ，徐々に拡大してきた．最近，洗顔時などに時に出血し，痂皮を付すようになった．
初診時，鼻背中央部に7×6 mmの潰瘍が存在し，その周囲は淡紅色で，堤防状に軽度隆起していた（図2）．

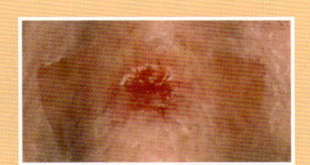

図2　臨床像

✓チェックポイント

1. 臨床情報からどんな疾患が鑑別診断に上げられるか？
2. このダーモスコピー所見で黒褐色調の色素性要素は見いだされるか？
3. 毛細血管に何か特徴的所見は認められるか？
4. 何が診断の根拠となるか？

（解答は次頁）

■ 第2部 診断演習

こう読む

蛇行状に不規則に迂曲しながら走行する毛細血管が複数見いだされる（図1′：→）．これらの血管は樹枝状に分枝し，径も不規則で，先細りになっている．ほぼ定型的な arborizing vessels の所見である．黒色や灰青色の色調を呈する所見は病変内のどこにも見いだされない．

チェックポイントの解答

1. 腫瘍性疾患としては，有棘細胞癌，基底細胞癌，無色素性悪性黒色腫などを，炎症性疾患としては深在性真菌症，非結核性抗酸菌症などを考える．
2. 明らかな黒褐色調所見は認められない．
3. 蛇行状に走行し，径が不整で，一部枝分かれを示す．
4. 上記3の arborizing vessels（図1′：→）の存在が診断決定の有力な根拠となる．

診断　基底細胞癌（無色素性）

Arborizing vessels の存在

本病変は老齢者の顔面に生じたもので，図2に示すように，潰瘍化を伴う淡紅色の病変であって，辺縁部に表面平滑な小結節が認められることなどから，臨床的に無色素性の基底細胞癌である可能性が疑われる．しかし，日本人の基底細胞癌はほとんどすべて色素性であるので，本症例のように完全に無色素性の場合，臨床診断の確定に迷うことが少なくない．

例えば，図3は臨床的にごく一部が灰青色調を呈する基底細胞癌のダーモスコピー所見であるが，large blue-gray ovoid nests と arborizing vessels が認められ，基底細胞癌の定型的所見を示しており，容易に診断できる．しかし，図2の病変のように完全に無色素性の基底細胞癌の場合でも，ダーモスコピーは診断確定に大いに役立つ．それは，無色素性の場合でもダーモスコピーにて独特な arborizing vessels の所見が高率に見いだされるからである．本症例が無色素性の基底細胞癌と確定診断できるのは，この arborizing vessels の存在によってである．

基底細胞癌の診断基準

ダーモスコピーによる基底細胞癌の診断基準は以下の2項目を満たすことである（27頁，48頁）．① pigment network の所見が認められない，② arborizing vessel, large blue-gray ovoid nest, multiple blue-gray globules, leaf-like areas, spoke-wheel areas, ulceration のうち少なくとも1つの所見が認められる．本症例は，①を満たし，②のうちの arborizing vessel と ulceration を呈することから，基底細胞癌であると診断することができる．

ダーモスコピーでの血管所見

ダーモスコピーで観察される血管の所見は診断確定に大いに役立つ[35]．表1に arborizing vessels の所見の出現頻度と positive predictive value（PPV = No. of lesions with arborizing vessels in a particular entity/No. of all lesions showing arborizing vessels）を示した．この表から，arborizing vessels は基底細胞癌に高率かつ特異的に認められ，ほかの疾患ではごくまれにしかみられ

【図1′の記号説明】
→：arborizing vessels

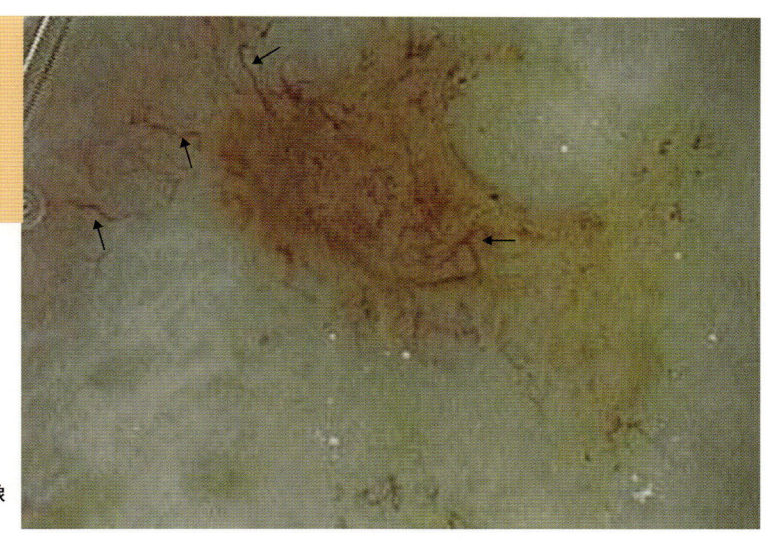

図1′　ダーモスコピー像
（記号を加え再掲）

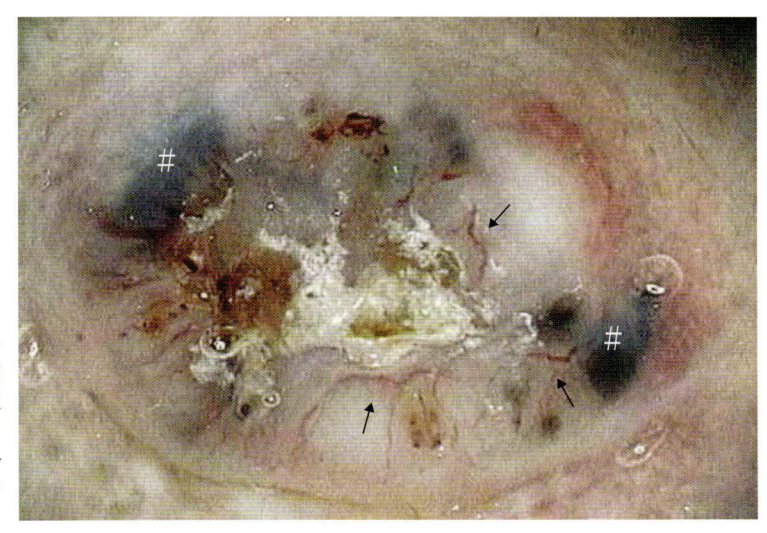

【別症例】
図3　基底細胞癌のダーモスコピー所見
臨床的には，ごく一部にのみ色素沈着を伴う病変だが，ダーモスコピーでは定型的な large blue-gray ovoid nests（＃）と arborizing vessels（→）が認められる．

表1　Arborizing vessels の疾患別出現頻度

	出現頻度（％）(frequency)	positive predictive value（％）
基底細胞癌	96/117（82.1）	94.1
悪性黒色腫	1/150（0.7）	1.0
Clark 母斑	0	0
先天性母斑/真皮内母斑	3/95（3.2）	2.9
Spitz 母斑	0	0
脂漏性角化症	1/41（2.4）	1.0
Bowen 病	0	0
有棘細胞癌	0	0
脂腺過形成	1/6（16.7）	1.0

（文献[35]より改変して引用）

■ 第2部　診断演習

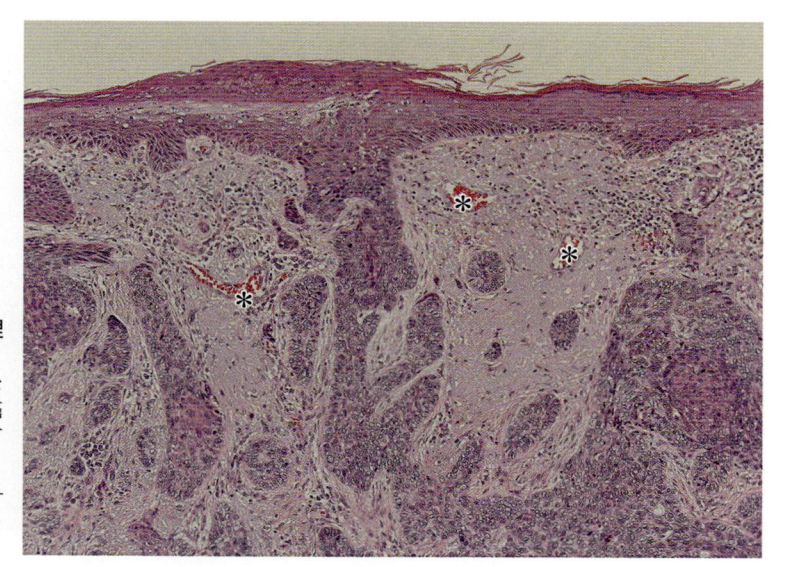

図4　図1の病変の病理組織学的所見
メラニン色素は認められないが，定型的な基底細胞癌の所見を呈する．表皮直下に拡張した毛細血管（＊）が多数認められ，arborizing vessels に対応するものと理解される．

ない所見であることがわかる．ちなみに，悪性黒色腫の特徴的血管所見としては，linear-irregular vessels などで構成される polymorphous vessels が挙げられている．これらの血管所見の各疾患における感度，特異度については，今後さらに検討を要する．

病理組織学的所見　本症例の病理組織学的所見を図4に示した．定型的な基底細胞癌細胞の所見を呈しているが，注目すべきことは，図中に＊を付したように，表皮直下に拡張した毛細血管がかなり多数見いだされることである．このことは，毛細血管が真皮浅層で水平方向に迂曲しながら走行していることを示唆している．これがダーモスコピーの arborizing vessels に合致する所見と考えられる．基底細胞癌における毛細血管拡張は，臨床的には以前より診断に有用な所見とされてきたが，病理組織学的にはあまり注目されてこなかった．ダーモスコピーで検出された独特な arborizing vessels の所見によって，真皮上層における拡張した血管の存在，増数が病理組織学的にあらためて認識されたのである．ダーモスコピーが，われわれの clinicopathological な認識を深化させた1つの実例といえよう．

上級編 4　切除後に再発した外陰部の紅色結節

所見は？診断は？

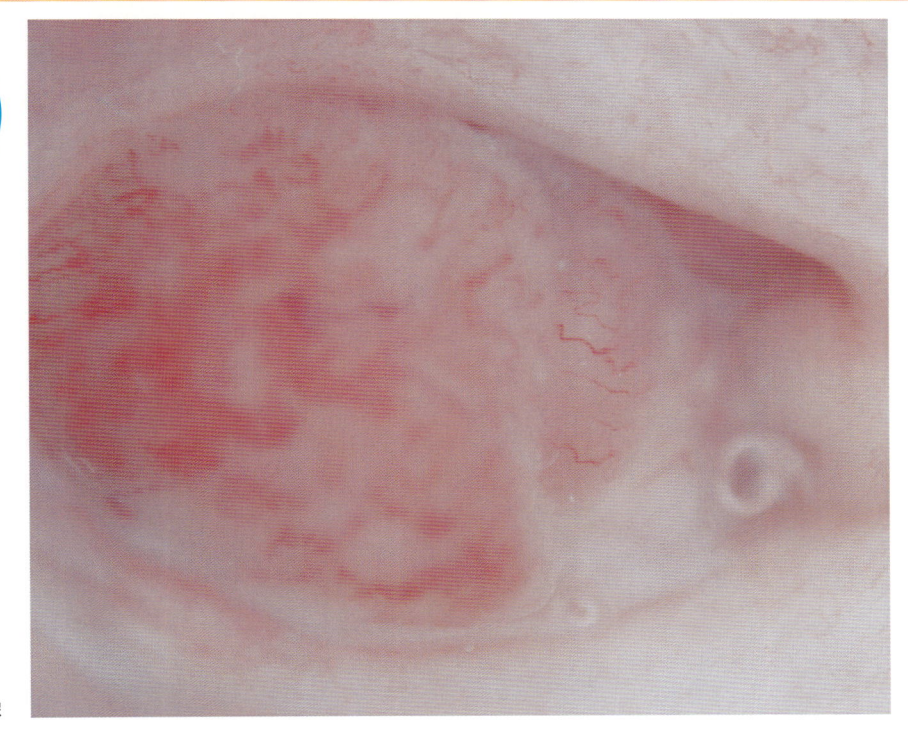

図1　ダーモスコピー像

臨床情報

77歳，女性．3か月ほど前，血尿を契機に外陰部に径1cmほどの紅色結節があるのに気づいた．近医にて尿道カルンクルと臨床診断され，切除された．すぐに結節が再発し，切除標本の病理組織診断が出て，当科へ紹介された．

初診時，外尿道口部に大きさ7×5×3mmの類円形状の紅色結節が認められた（図2）．表面は一部びらんしている．周囲に色素斑は認められない．

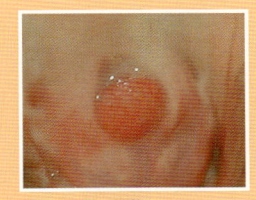

図2　臨床像

✓ チェックポイント
（解答は次頁）

1. 無色素性病変であるので，血管所見に注目しよう．
2. 毛細血管の走行，形状に特徴が認められるか？
3. このような血管所見を何と呼ぶか？
4. 無構造な乳紅色を呈する部分を何と呼ぶか？
5. 血管所見だけで診断を確定できるだろうか？

■ 第2部　診断演習

こう読む

結節は全体的に紅色調を呈しており，一部がやや乳白色調を帯びる（milky red areas）．この紅色結節の表面には不規則に迂曲しながら走行する線状の毛細血管（linear-irregular vessels）が数本見いだされる（図1'：□）．

チェックポイントの解答

1. 病変右方部や左端部に不規則線状の毛細血管が認められる．
2. 不規則線状の血管が主体だが，コンマ状，点状などの血管も見いだされる．
3. 不規則な線状の linear-irregular vessels に dotted vessels などが加わっており，多彩で不整な polymorphous vessels の所見を呈する．
4. Milky red areas．
5. この血管所見だけで診断は確定できないが，悪性黒色腫を強く疑う所見といえる．

診断　無色素性悪性黒色腫（結節型）

臨床診断が難しい無色素性黒色腫
　悪性黒色腫のなかでも結節型は特に臨床診断が難しい．メラニン色素を欠如する無色素性の結節型黒色腫はさらに診断が難しく，臨床的に有棘細胞癌，（無色素性）基底細胞癌，エクリン汗孔腫，毛細血管拡張性肉芽腫などとしばしば誤診される．
　本症例は粘膜部の紅色結節で，泌尿器科にて切除後，すぐに再発している．切除標本の病理組織学的所見から悪性黒色腫が疑われ，免疫染色にて MART-1 などのマーカーが陽性で，無色素性黒色腫と確定診断された．

ダーモスコピー所見
　無色素性黒色腫の診断にはダーモスコピーによる血管所見の評価が役立つ．ただし，ダーモスコピーで観察する際に，プローブで病変を強く圧迫すると所見が消失してしまうので注意を要する．エコーゼリーなどを多量に塗布したうえで，圧迫しないように工夫して所見を評価しなければならない．
　図1' の症例で認められた linear-irregular vessels とは，不規則な形状と走行を示す線状の血管をいい，悪性黒色腫の代表的な血管所見の1つとされる．Argenziano らによれば，ダーモスコピーで何らかの血管所見を示した腫瘍性皮膚病変 531 病巣中 74 病巣が linear-irregular vessels の所見を示した．そのうちの 50 病巣が悪性黒色腫で，悪性黒色腫に対する感度は 28％，positive predictive value は 68％ とされている[35]．

Polymorphous vessels
　悪性黒色腫は polymorphous vessels を呈することが特徴とされる．これは，2種類以上の異なった血管所見の組み合わせであって，最も多い組み合わせは linear-irregular vessels と dotted vessels であるとされる[37]．dotted vessels とは，点状から顆粒状を呈する血管であり，悪性黒色腫以外に Spitz 母斑や Clark 母斑でも見いだされ，メラノサイト系以外の病変では Bowen 病でみら

上級編4　切除後に再発した外陰部の紅色結節

【図1'の記号説明】
□：linear-irregular vessels

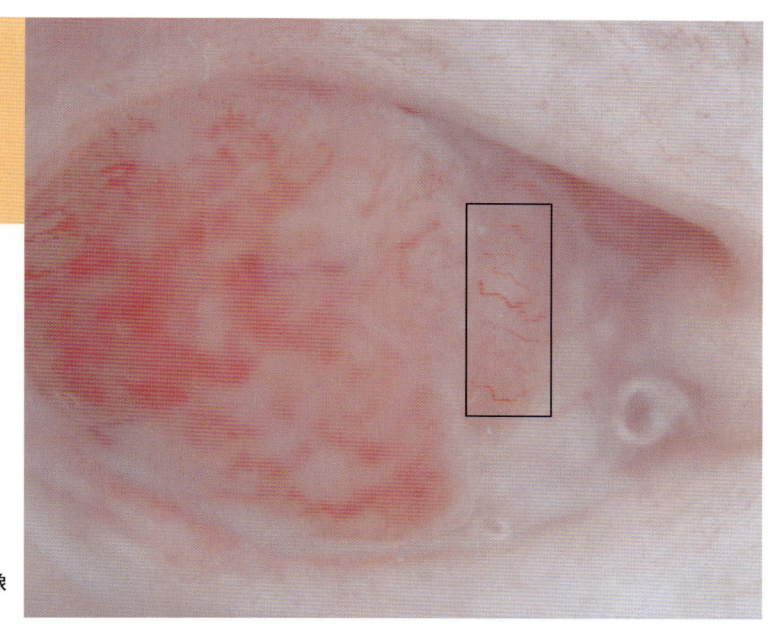

図1'　ダーモスコピー像
（記号を加え再掲）

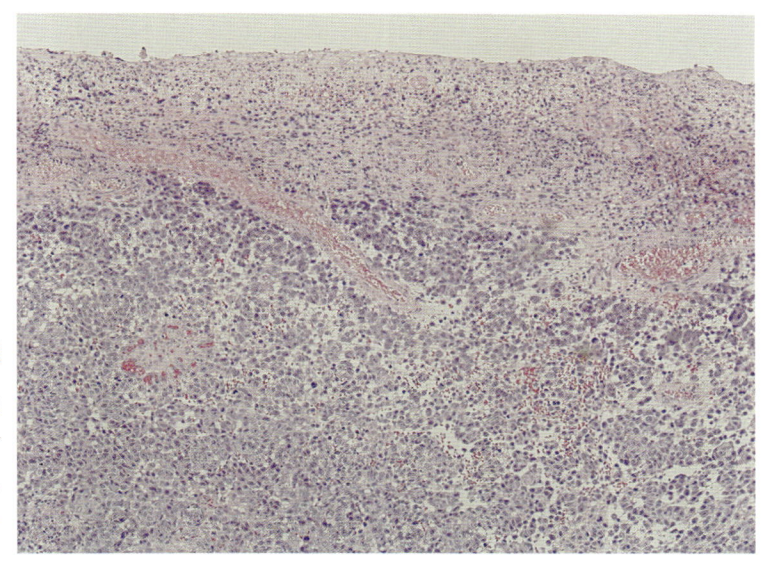

図3　図1の病変の病理組織学的所見
腫瘍細胞の増殖巣の内外に毛細血管が多数見いだされる．表層を縦走するものもみられ，linear-irregular vessels に対応するものとみなされる．

れるが，それ以外ではまれにしか認められない．無色素性の腫瘍病変で linear-irregular vessels と dotted vessels よりなる polymorphous vessels が見いだされたら，悪性黒色腫の可能性を強く疑わなければならない．

病理組織学的所見　図3に図1の症例の病理組織学的所見を示した．腫瘍細胞巣内外に，縦長に走行する血管をはじめ，赤血球を充満した大小の血管構造が豊富に認められる．悪性黒色腫細胞は血管新生能が特に高いことで知られ，腫瘍細胞自体が類洞様構造を呈して，血液を灌流するという学説（vasculogenic mimicry）さえ提出されている．このようなことが，ダーモスコピーで不規則で多彩な血管所見を

■ 第2部　診断演習

【別症例】
図4　無色素性黒色腫の皮膚転移巣のダーモスコピー所見
83歳，男性の右第2指爪部に原発した無色素性黒色腫が，背部皮膚へ転移したもの．中央部に出血による赤黒色調の色素沈着（＊）がみられ，病巣周囲部に不規則線状（linear-irregular），コンマ状，ヘアピン状などさまざまな形態の毛細血管（polymorphous vessels）が多数見いだされる（○）．

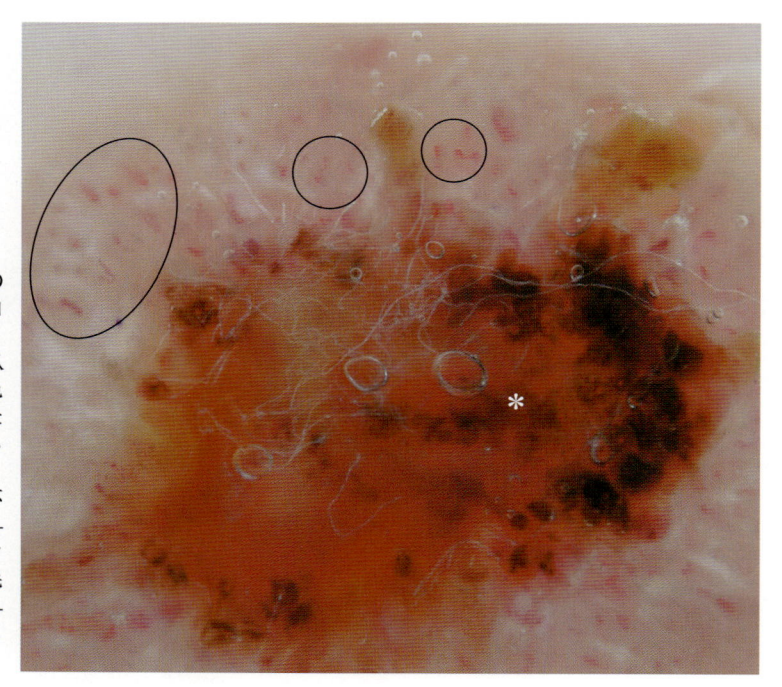

呈する一因であると考えられる．

別症例のダーモスコピー所見　図4に別の無色素性悪性黒色腫の皮膚転移巣のダーモスコピー所見を示した．この症例でも linear-irregular vessels, comma-like vessels, hairpin vessels などさまざまな血管所見が認められ（○），polymorphous vessels の所見を呈している．エクリン汗孔腫（34頁，140頁）や毛細血管拡張性肉芽腫（36頁，144頁）では，このような多彩な血管所見はみられない．

Milky red areas　Milky red areas とは，紅色調に乳白色調が加わって，薄いベールで覆われたように見える領域をいう（巻末「用語解説」176頁の付図5参照）．Argenziano らのデータでは，milky red areas は悪性黒色腫のダーモスコピー所見で最も positive predictive value の高い血管所見となっている（78％）[35]．ただし，この所見の悪性黒色腫における感度は5％と低い．頻繁に認められる所見ではないが，もし認められたら，悪性黒色腫である可能性を疑うべき血管所見といえる．milky red areas も悪性黒色腫における豊富な血管新生を反映する所見と考えられる．

上級編 5　右頬部に生じた黒褐色病変

所見は？診断は？

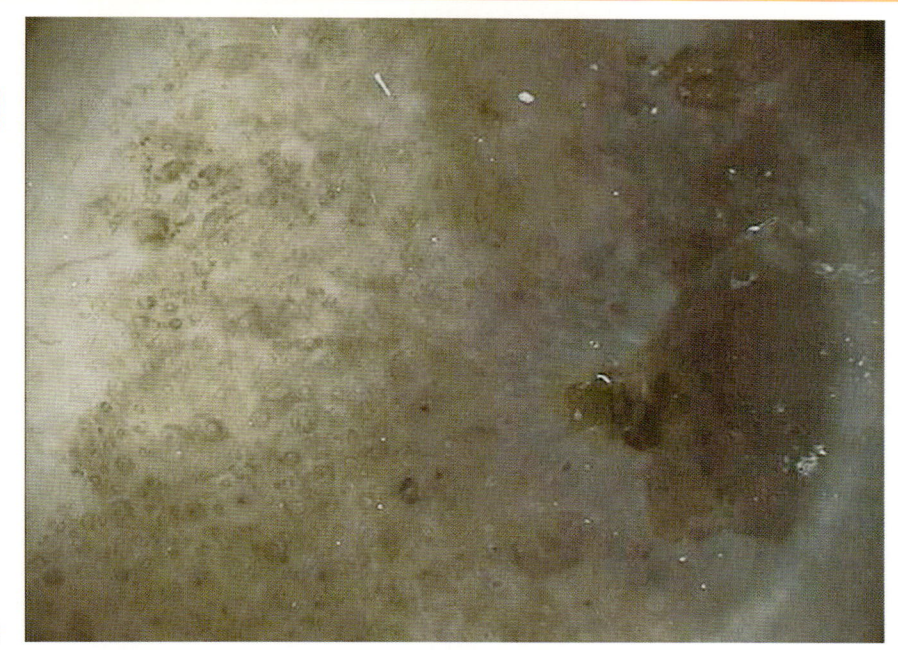

図1　ダーモスコピー像

臨床情報

91歳，男性．30年ほど前に右頬部に褐色斑が生じた．その後，徐々に拡大し，色調も濃くなってきた．しばらく前から，一部が隆起してきた．

初診時，右頬部に径25×15 mmの黒褐色斑が存在し，その前方部に径10 mmの黒褐色結節が認められた（図2）．

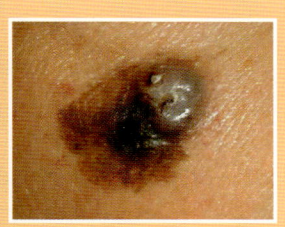

図2　臨床像

チェックポイント
（解答は次頁）

1．この症例のダーモスコピー所見の特徴は何か？
2．左側部分の小孔の縁取りを詳しく検討してみよう．
3．右側部分のびまん性色素沈着は何を意味するか？
4．診断は何か？　進行度はどうか？

■ 第2部　診断演習

こう読む

黒褐色から灰褐色の無秩序な濃淡差を示す汚らしい色素斑が比較的びまん性にみられ，境界不明瞭である．この斑内に小孔を囲む環状の色素沈着が多数認められ，粗大な網目状を呈する（pseudonetwork）（図1′：○）．この小孔の縁取りの色素沈着の濃さが一様でなく，矢印で示すように，半弧状を呈するものがある（asymmetric pigmented follicular openings）．右方には青黒色のblue-whitish veil（＊）が認められる．

チェックポイントの解答

1. 右半部にstructureless areasとblue-whitish veil（図1′：＊）が，左半部にpseudonetwork（○）が認められる．
2. 毛孔（あるいは汗孔）の縁の色素沈着が一様でなく，半弧状の色素沈着（asymmetric pigmented follicular openings）を示すものが見いだされる（→）．
3. 右方部では毛包も侵されて（obliterated hair follicles），びまん性の色素沈着をきたしている．
4. 悪性黒子型黒色腫．右半部では真皮深部にまで侵入しており，進行期病変とみなされる．

診断　悪性黒子型黒色腫

日光黒子か悪性黒子か　高齢者の顔面に黒褐色の斑状色素沈着がみられた場合，日光黒子か悪性黒子（悪性黒子型黒色腫のin situ病変）かを鑑別しなければならない．臨床的には，日光黒子は境界明瞭であり，表面が多少とも角化性で，粗造な感じがするのに対し，悪性黒子は境界不明瞭で，無秩序な濃淡差が目立ち，表面平滑なことが多い．色調も悪性黒子のほうが濃い傾向があり，しばしば漆黒色調の部分が認められる．しかし，臨床所見のみでは両者の鑑別が困難なこともまれではない．

Asymmetric pigmented follicular openings　ダーモスコピーはこの両者の鑑別にかなり有用である．ダーモスコピー上，悪性黒子や悪性黒子型黒色腫の色素斑部は境界不明瞭であって，無秩序な濃淡差を示す褐色〜黒褐色〜灰褐色のびまん性色素沈着を示す．一般に顔面にびまん性の色素沈着を生じると，開大した毛孔や汗孔の部分が色素沈着を免れるため，粗大な網目状を呈し，pseudonetworkと呼ばれる．pseudonetworkは日光黒子でもみられるが，悪性黒子では毛孔周囲から毛包上皮における異型メラノサイトの増殖が不均一，非対称であるため，小孔（網穴）の縁取りの色調が不均等，非対称となることが多い．この所見をasymmetric pigmented follicular openingsと呼び，悪性黒子を疑わせる重要な所見である．

病理組織学的所見　本症例の色素斑部の病理組織学的所見を図3に示した．平坦化した表皮基底層部に異型メラノサイトが主として個別性に増殖しており，毛包上皮に沿った増殖も認められる（□）．ここでの増殖が不均一，非対称であるために

上級編5　右頰部に生じた黒褐色病変

【図1'の記号説明】
○：pseudonetwork
→：asymmetric pigmented follicular openings
＊：blue-whitish veil

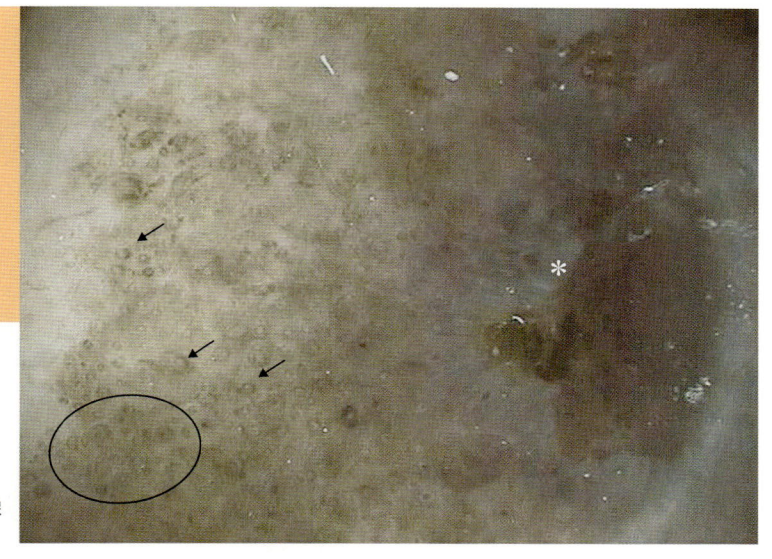

図1'　ダーモスコピー像
（記号を加え再掲）

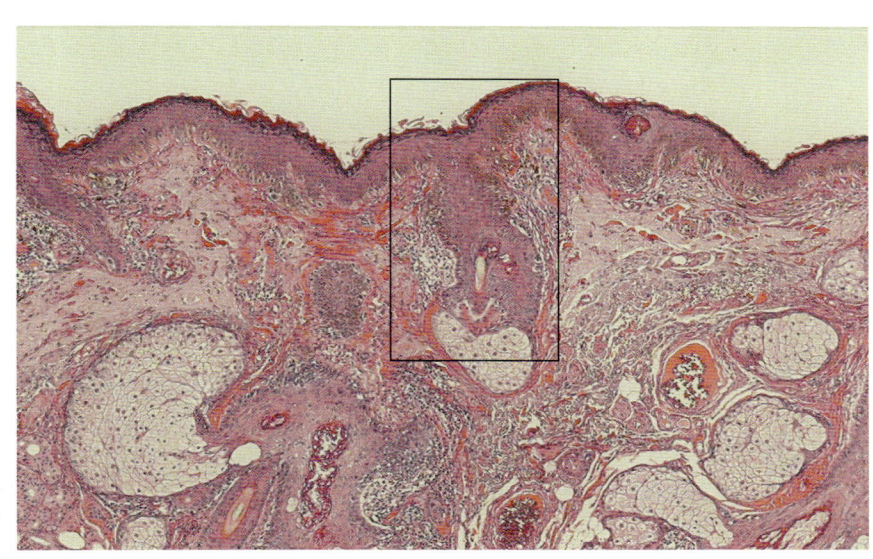

図3　図1の病変の病理組織学的所見
表皮基底層部に異型メラノサイトが主として個別性に増殖し，毛包上皮（□）に沿った増殖もみられる．この毛包部でのメラノサイトの増殖の程度が不均一，非対称なためにダーモスコピーで asymmetric pigmented follicular openings の所見を呈するのである．

別症例の
ダーモスコピー所見●

asymmetric pigmented follicular openings の所見を生じるのである．これは悪性腫瘍の本質である無秩序な増殖の表れとみなされる．
　悪性黒子ないし悪性黒子型黒色腫の色素斑部において認められる他のダーモスコピー所見として，多発性の黒褐色〜灰黒色の顆粒状色素沈着（multiple blue-gray granules），この顆粒が一列に配列し，短線状を呈する short streaks，そして short streaks が交叉して形成される rhomboidal structures などを挙げることができる（図4）（28頁参照）．これらは開大した毛孔間の真皮上層に多数存在するメラノファージなどに起因する所見とみなされる．
　悪性黒子の病勢が進展して，異型メラノサイトが表皮内に連続性に増殖し，また毛包上皮内でも顕著に増殖する段階になると，毛孔部にも色素沈着が起こ

157

■ 第2部　診断演習

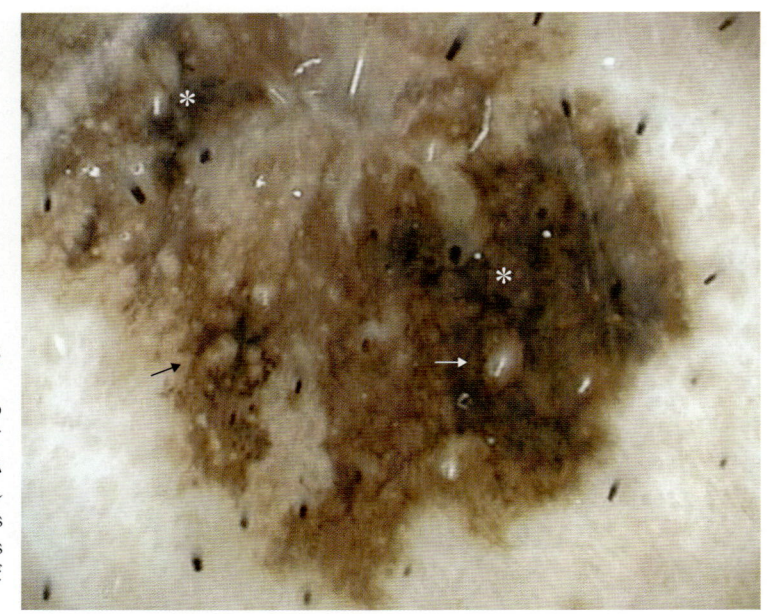

【別症例】
図4　悪性黒子のダーモスコピー所見
一部に pseudonetwork の所見を示すが，全体として濃淡不整な黒褐色〜灰黒色の色素沈着としてみられる．rhomboidal structures（→）や dark homogeneous areas（＊）の所見が見いだされる．

る（obliterated hair follicles）．そして，pseudonetwork は消失し，びまん性の黒褐色〜灰黒色の色素沈着となる（dark homogeneous areas）．さらに，真皮内への侵入が真皮の中〜深層まで及べば，**図1'** の＊印のような blue-whitish veil の所見を生じる．

　これに対し，日光黒子はダーモスコピー所見上，境界明瞭な褐色調が主体の病変であり，辺縁部にしばしば虫食い状の陥入（moth-eaten border）を伴う．pseudonetwork の所見は認められるが，asymmetric pigmented follicular openings や rhomboidal structures，dark homogeneous areas の所見は呈さない．

上級編 6　左側腹部に生じた黒色結節

所見は？診断は？

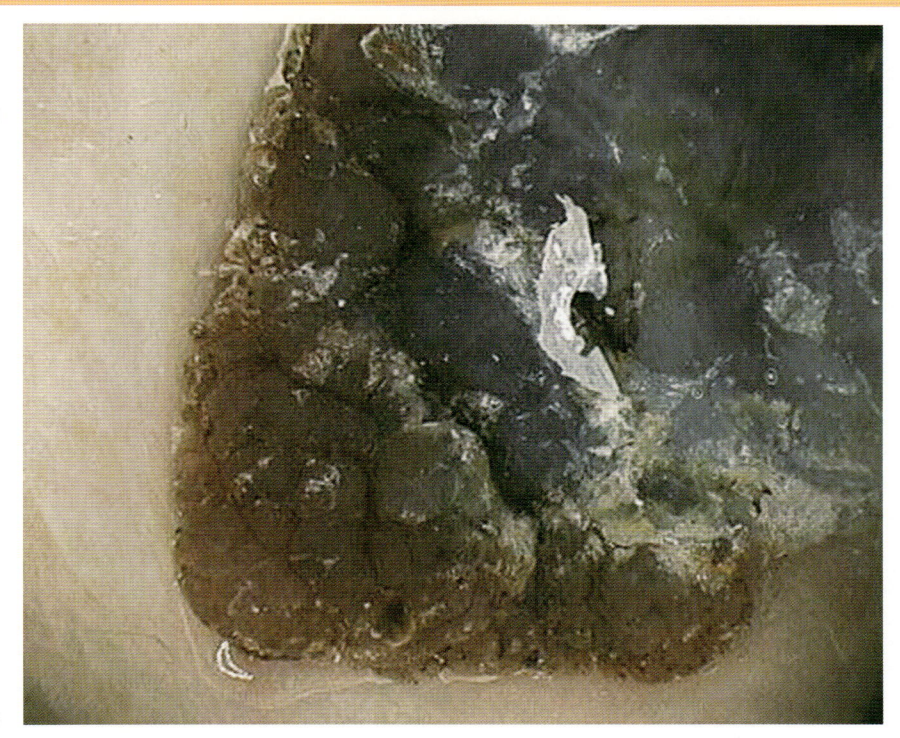

図1　ダーモスコピー像

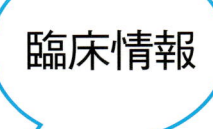

臨床情報

　53歳，女性．2～3年前から左側腹部に黒色調のやや隆起した皮疹があるのに気づいていた．最近，近医で「老人性のイボ」といわれ，凍結療法を受けた．いったん縮小したが，その後再び増大してきた．
　初診時，左側腹部に大きさ21×14×5 mmの，半球状からやや有茎性に隆起する黒褐色結節が存在し（図2），表面に鱗屑，痂皮を付していた．周囲に色素斑は認められない．

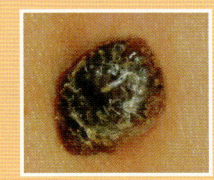

図2　臨床像

チェックポイント
（解答は次頁）

1. この病変の基本的なダーモスコピー所見は何か？
2. メラノサイト系病変を示唆する所見は認められるか？　病巣辺縁部を注意深く観察してみよう．
3. 病巣右側部の灰黒色～青黒色の所見は何を意味するか？
4. どんな鑑別診断を考えるか？

■ 第2部　診断演習

こう読む

表面が乳頭腫状の凹凸を示す結節で，濃褐色〜灰黒色の色調を呈する．所見の主体は，びまん性の structureless areas である．病変中央部にかけて定型的な blue-whitish veil（図1'：＊）の所見が認められる．よく観察すると辺縁部などに褐色の dots/globules（→）を見いだすことができる．

チェックポイントの解答

1. 全体として無構造な structureless areas が主体といえる．
2. 辺縁部に少数ながら dots/globules（図1'：→）を見いだすことができる．
3. Blue-whitish veil の所見で，メラニン色素（を産生する細胞）が真皮深部にまで存在することを意味する．
4. 悪性黒色腫の他に，脂漏性角化症，基底細胞癌などが鑑別に上げられる．しかし，後2者を示唆する明らかなダーモスコピー所見は認められない．

診断　悪性黒色腫（結節型）

誤診の多い病型　結節型の悪性黒色腫は，臨床的に基底細胞癌や脂漏性角化症などとの鑑別がしばしば問題になり，誤診されることが最も多い病型である．事実，本症例も他医にて脂漏性角化症と診断され，凍結療法が施行されている．

Dots/globules の意義　本症例をダーモスコピー所見によって結節型悪性黒色腫と診断できるだろうか．この症例で注意しなければならないのは，事前に凍結療法が実施されていたことの影響である．例えば表面に目立つ鱗屑・痂皮はその影響かもしれない．しかし，本症例はダーモスコピー所見からやはりメラノーマを疑うことができる．そう判断できる最も重要な所見は，辺縁部などに見いだされる dots/globules である．この存在によってメラノサイト系病変である可能性が強く疑われるのである．

CNMD 2000 の二段階診断法の第1段階において，メラノサイト系病変であると判定する代表的なダーモスコピー所見として，pigment network, dots/globules, streaks の3者が挙げられている．本症例では pigment network や streaks は見いだされない．びまん性の structureless areas が主体のダーモスコピー所見であるが，よく観察すると明らかな dots/globules が複数見いだされる．dots/globules は，組織学的には表皮・真皮境界部を中心に存在するメラノサイトの胞巣を反映するものである．したがって，基底細胞癌や脂漏性角化症では認められず，色素細胞母斑やメラノーマにほぼ特異的に認められるものである．

病理組織学的所見　本症例のダーモスコピー所見を病理組織学的所見（図3）と照合してみよう．表皮はほぼ全体にわたって平坦化しており，表皮内にメラノサイトはほとんど見いだされない．真皮には表皮直下から深部にまでびまん性に，あるいは大型

上級編6　左側腹部に生じた黒色結節

【図1'の記号説明】
＊：blue whitish veil
→：dots/globules

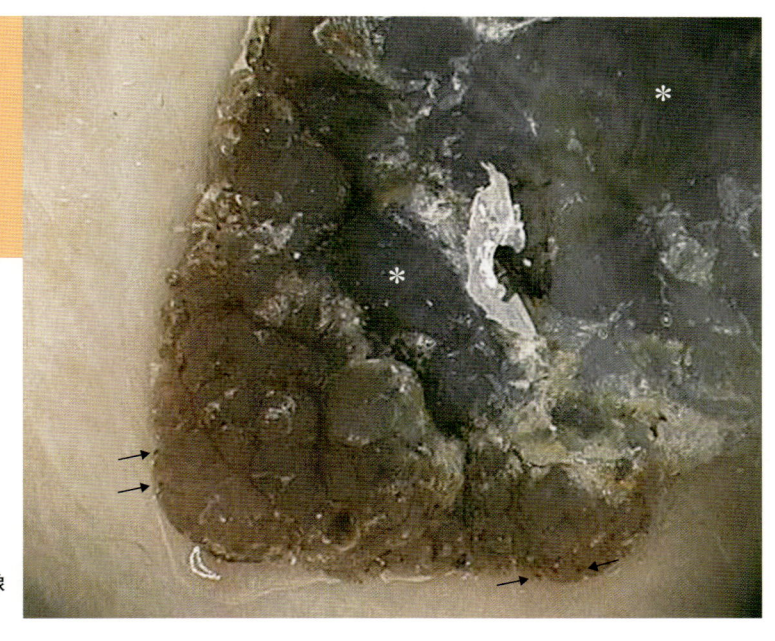

図1'　ダーモスコピー像
（記号を加え再掲）

図3　図1の病変の病理組織学的所見
結節表面の表皮は大部分で平坦化し，直下の真皮には線維化が認められ，前医での凍結療法の影響と考えられる．異型メラノサイトは真皮上層から深部にまでびまん性に密に増殖している．しかし，結節辺縁部には表皮突起の延長がみられ，この表皮内（→）と真皮乳頭部（＊）にメラノサイトの胞巣が見いだされる．

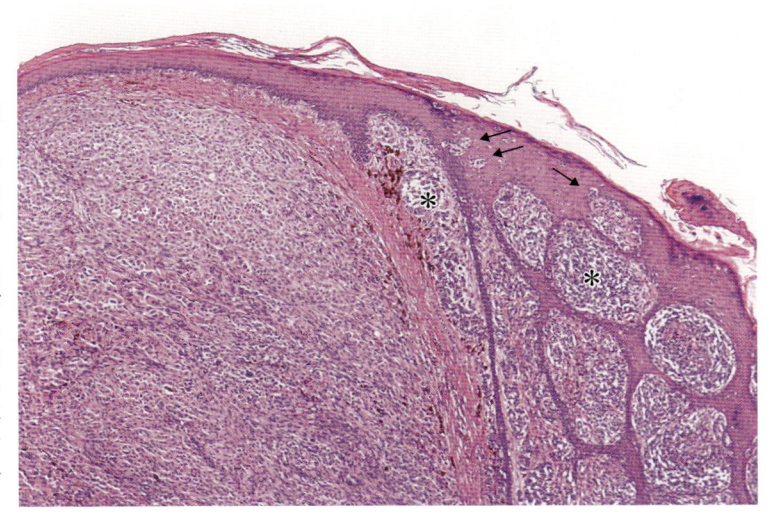

の胞巣を形成して，異型細胞の密な増殖がみられ，メラニン色素を伴っている．ダーモスコピーでstructurelessなblue-whitish veilの所見が主体だったのは，以上の組織学的所見を反映するものである．表皮内にメラノサイトの増殖がみられず，表皮直下の真皮に線維化が認められ，一部でメラノファージが目立つのは，おそらく前医で実施された凍結療法による影響と推測される．

しかし，病巣辺縁部には，図3に示すように，表皮突起の延長を伴う表皮の過形成がみられ，この表皮内にメラノサイトの胞巣が数個見いだされる（図3：→）．また，表皮下の真皮乳頭層部にも胞巣状の増殖が認められる（図3：＊）．これらの胞巣の存在によってdots/globulesが生じたものと考えられる．

■ 第 2 部　診断演習

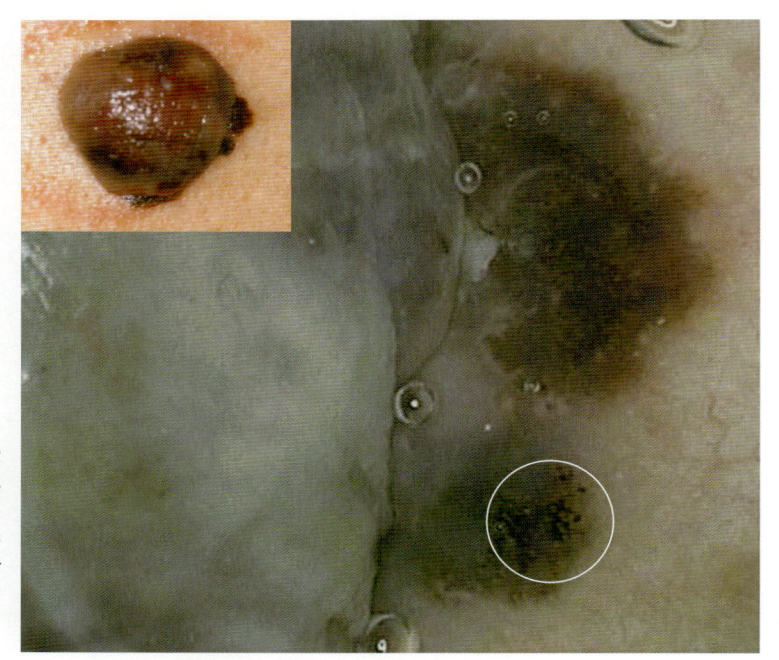

【別症例】
図 4　結節周囲にわずかに色素斑を伴う悪性黒色腫のダーモスコピー所見
灰黒色結節の右側辺縁の色素斑部には pigment network や dots/globules の所見が明瞭に見いだされる（○）. 挿入図は臨床像.

基底細胞癌などとの鑑別 ●　本症例は，ダーモスコピーにて comedo-like openings や milia-like cysts がまったく見いだされないことなどから，脂漏性角化症の可能性は否定される．では，基底細胞癌との鑑別はどうであろうか．large blue-gray ovoid nests や leaf-like areas の所見がみられないこと，arborizing vessels も見いだされないことなどから，やはり否定的である．辺縁部の色調が褐色調であることも基底細胞癌に合わない所見といえる．基底細胞癌ではメラニン色素が表皮下の真皮に存在するので，色調としては灰青黒色が主体となる．

別症例のダーモスコピー所見 ●　悪性黒色腫は臨床的に一見，結節型と思われても，よく観察すると実は結節周囲の一部に色素斑をわずかながらでも伴うことが少なくない．図 4 に，そのようなメラノーマ病変のダーモスコピー所見を示した．灰褐色のびまん性色素沈着を呈する結節の右側部にわずかな色素斑を伴い，この部にダーモスコピーにて明らかに pigment network や dots/globules などの所見を見いだすことができる（図 4：○）．これによって，本病変をメラノーマと診断することができる．

上級編 7 左頬部に生じた黒褐色の局面状病変

所見は？診断は？

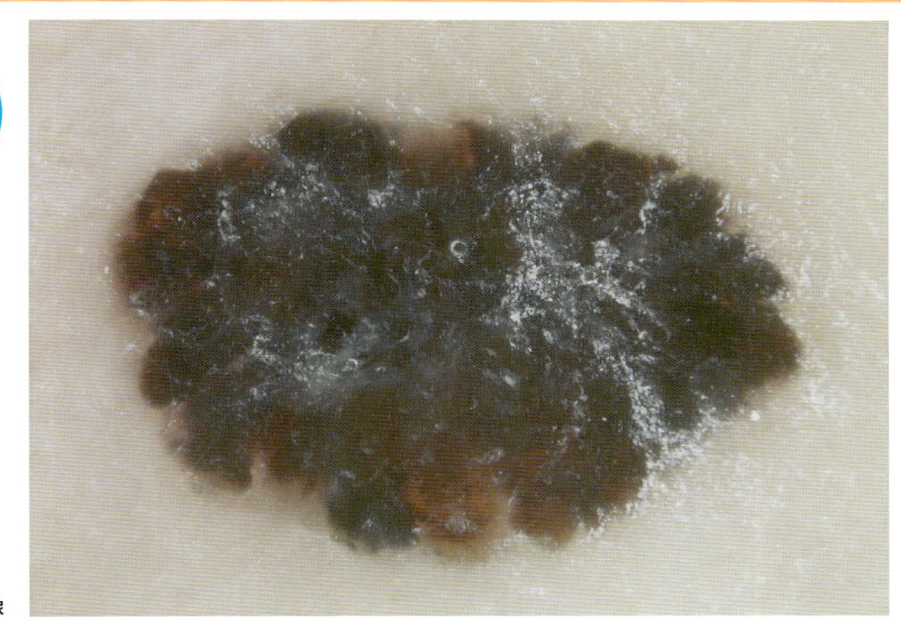

図1 ダーモスコピー像

臨床情報

75歳，女性．10年以上前，左頬部に黒褐色の病変が生じた．1年ほど前から拡大が目立ち，数か月前から隆起してきた．

初診時，左頬部の中央部に大きさ6×4mmの，青黒色の扁平に隆起する局面状皮疹が認められた（図2）．外形はやや不整だが，色調の濃淡は目立たない．周囲に色素斑は認められない．

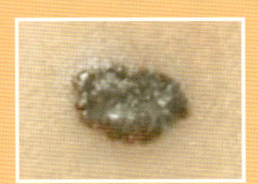

図2 臨床像

チェックポイント

1. 3-point checklistで良性病変か悪性病変かを判定してみよう．
2. メラノサイト系病変を示唆する所見はあるか？
3. 基底細胞癌を示唆する所見はあるか？ 表面の透明感はどうか？
4. かなりの部分が褐色調を呈しているが，これをどう解釈するか？
5. 最も可能性の高い診断名は何か？

（解答は次頁）

■ 第 2 部　診断演習

こう読む

無構造な黒褐色調の色素沈着（structureless areas）が所見の主体である．色調に無秩序な濃淡差がみられ，褐色調の部分がかなり広い範囲を占める．一部には青黒色調の blue-whitish veil の所見が認められる（図 1′：＊）．pigment network は認められないが，よく見ると，ごく少数だが dots/globules が見いだされる（→）．

チェックポイントの解答

1. 3-point checklist では 2 点（色調の非対称性，blue-white structures）となり，悪性腫瘍を疑う．
2. Structureless areas が主体であり，メラノサイト系病変を示唆する構造所見は明らかでない．
3. 基底細胞癌の所見も明らかでない．辺縁部の凹凸も定型的な leaf-like areas とはいえない．
4. 黒褐色調が主体で，灰色調が目立たないので，メラノサイト系病変が示唆される．
5. 上記 4 に加え，少数だが dots/globules が見いだされ，表面の透明感も欠如するので，基底細胞癌よりも悪性黒色腫の可能性が高い．

診断　悪性黒色腫（結節型）

本病変は高齢者の頬部に認められた黒色調の局面状結節であり，臨床的には基底細胞癌，悪性黒色腫，脂漏性角化症が鑑別に挙げられる．表面がほぼ平滑で角化が目立たないことから，脂漏性角化症よりは基底細胞癌か悪性黒色腫を疑うことになる．周囲に色素斑を伴わず，辺縁部などに多少光沢を帯びる小結節状所見が認められることから，臨床的には悪性黒色腫よりも基底細胞癌を疑うということになろう．

●ダーモスコピー所見　本病変が悪性腫瘍であることは，ダーモスコピーによって容易に判定することができる．例えば，3-point checklist を用いれば（9 頁参照），atypical pigment network は陰性だが，ほかの 2 項目が陽性であり，2 点が入る．しかし，悪性黒色腫であるか基底細胞癌かの判定は難しい．全体的に黒褐色の structureless areas としてみられ，構造的所見に乏しいからである．事実，この症例はダーモスコピー所見でも基底細胞癌の可能性が高いと判定された．しかし，全摘生検の結果，組織学的に悪性黒色腫（結節型）であることが判明した．

●基底細胞癌の所見の検討　本症例のダーモスコピー所見をどのように解釈したら，誤診を犯さずに済むのだろうか．まず，基底細胞癌の所見に関して検討してみよう．基底細胞癌のダーモスコピー所見は，pigment network を欠如することが前提となる（27 頁参照）．それに加えて，青黒色から灰黒色の色調を主体とする large blue-gray ovoid nests や multiple blue-gray globules，灰褐色から黒褐色の leaf-like areas や spoke-wheel areas などの所見，さらには潰瘍，arborizing vessels な

上級編 7　左頬部に生じた黒褐色の局面状病変

【図1′の記号説明】
＊：blue whitish veil
→：dots/globules

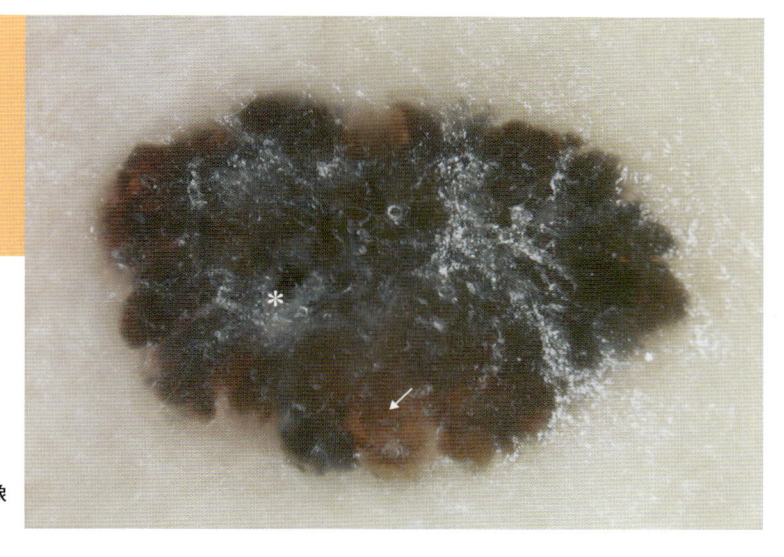

図1′　ダーモスコピー像
（記号を加え再掲）

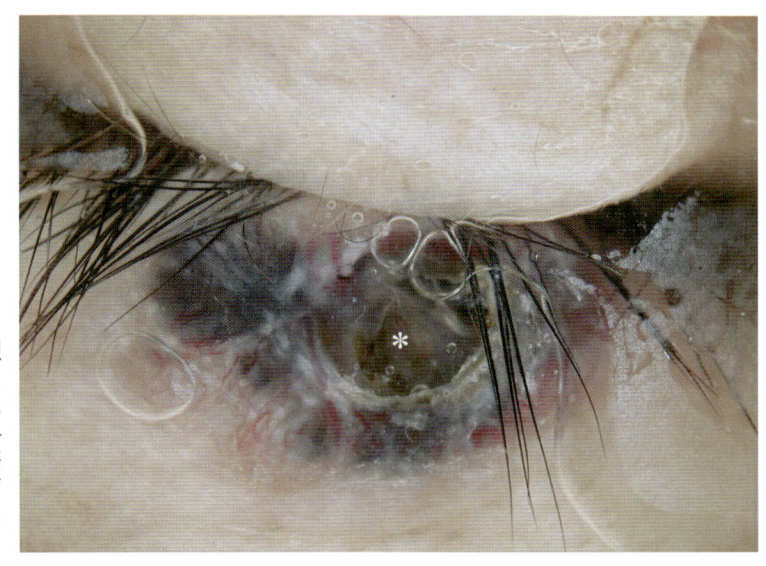

【別症例】
図3　基底細胞癌の定型的なダーモスコピー所見
無構造な青黒色から灰褐色の色素沈着とともに，arborizing vesselsと潰瘍（＊）が認められる．表面の透明感も特徴的所見である．

どの所見のいずれかが認められるのが特徴である（図3）．本症例では，これらの構造的所見が明瞭には認められない．ただし，全体の形状がleaf-like areas様であるという見方はできるかもしれない．

●悪性黒色腫の所見の検討

他方，悪性黒色腫のダーモスコピー所見がみられるか否か検討してみると，やはり決定的所見に欠けるように思われる．しかし，やや明るい褐色調の無構造所見がかなり広範囲に認められることは（表皮内でのメラニン色素の増量を示唆するので），悪性黒色腫を疑う所見といえるかもしれない．基底細胞癌の色調は表皮下の胞巣のメラニン色素のために生じるので，褐色調よりは灰黒色から青黒色の色調が主体となるからである．図1′でメラノサイト系病変を疑わせる所見は，ごく少数見いだされるdots/globulesである．しかし，この所

■ 第2部　診断演習

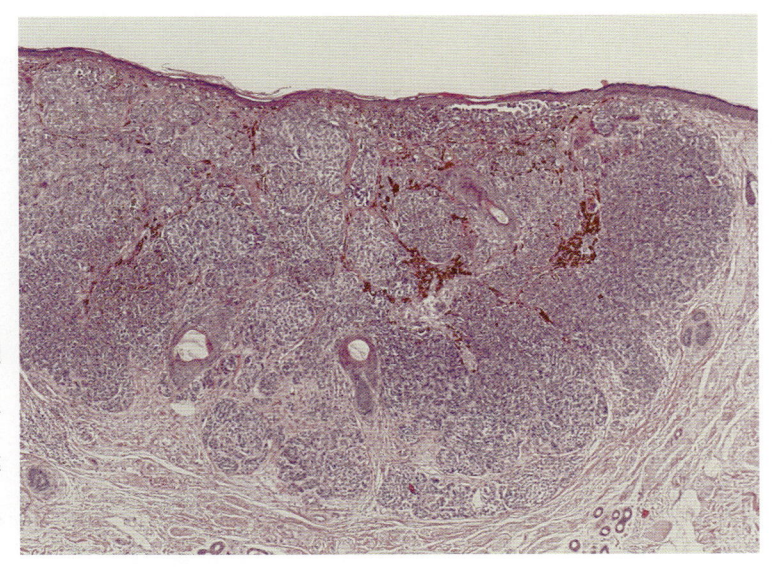

【別症例】
図4　図1の病変の病理組織学的所見
萎縮した表皮の直下から真皮中深層にまで異型メラノサイトの密な増殖が充実性，分葉状に認められる．周囲の表皮には所見を認めない．

見も本症例ではなかなか微妙であり，明確なものとはいえない．

画像処理ソフトの活用 ● このような無構造で解釈の難しいダーモスコピー所見の場合，画像をAdobe Photoshop® などの画像処理ソフトで，明るさ，コントラストを上げて観察するとpigment network などの所見が明瞭になって，診断確定に役立つことがある．本症例ではこのように処理した画像でもpigment network を見いだすことはできなかった．しかし，病巣境界の不規則性が明瞭となり，辺縁の一部にstreaks 状所見が認められるようになった．これらの所見から，悪性黒色腫の可能性を疑うことはできる．

病理組織学的所見 ● 図4は，図1の病変の病理組織学的所見である．萎縮した表皮の直下から真皮内へ向かって大型の結節状，分葉状の胞巣を形成して異型メラノサイトが密に増殖している．周囲の表皮に沿っての増殖は認められない．結節型の悪性黒色腫の所見である．このような増殖パターンは基底細胞癌のそれと類似しているといえる．ダーモスコピーにて紛らわしい所見を呈したのはそのためである．

二段階診断法 ● 6頁で解説した二段階診断法において，第1段階で非メラノサイト系病変とみなされた病変であっても，脂漏性角化症，基底細胞癌，出血・血管腫のいずれとも確定できない病変については，第2段階へ進み，悪性黒色腫の可能性を検討することになっている．今回の症例はこの手順の妥当性を支持するものである．

上級編 ⑧ 左足首後面に生じた淡紅色の局面状皮疹

所見は？ 診断は？

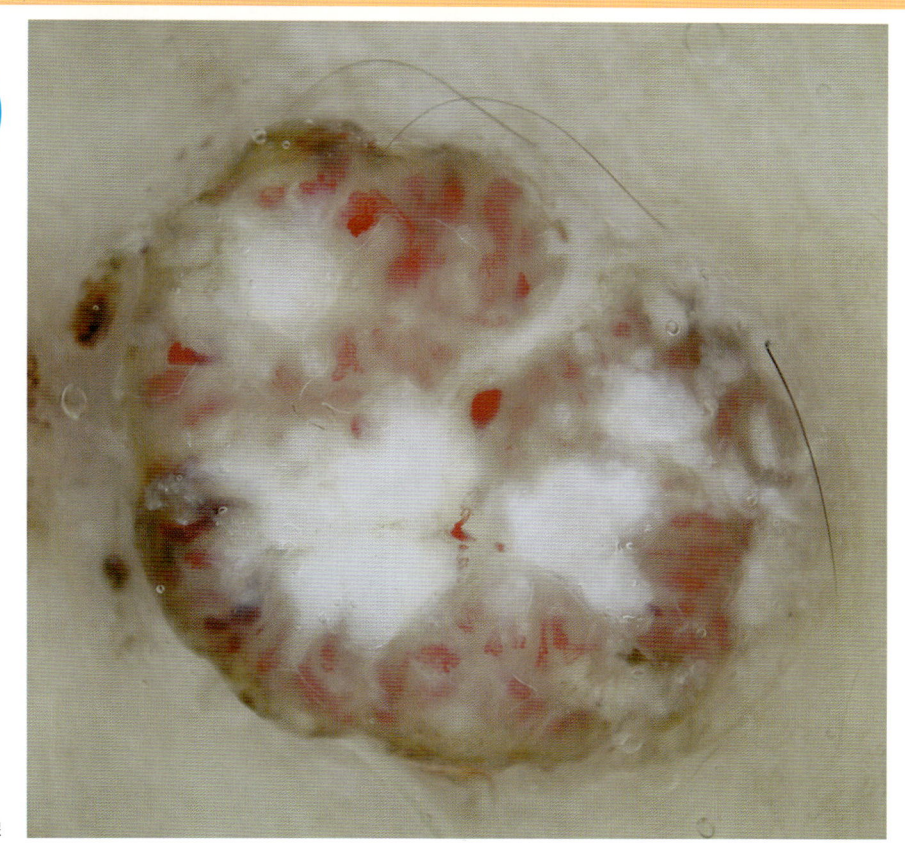

図1 ダーモスコピー像

臨床情報

74歳，女性．約1年前，左足首の後面に小さな結節様病変が生じているのに気づいた．時々軽度の痒みを感じ，引っ掻いたことがある．やや増大してきている．

初診時，左下腿屈側下部に大きさ9×9×3 mmの，境界明瞭な局面状皮疹が認められた．常色から淡紅色調で，表面は多少乳頭状の凹凸を示し，一部に痂皮を付す（図2）．

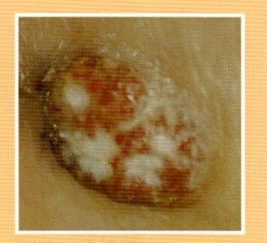

図2 臨床像

チェックポイント
（解答は次頁）

1. メラノサイト系病変か，非メラノサイト系病変か？
2. 毛細血管の所見を詳しく検討しよう．
3. 白色調部分は何を反映する所見か？
4. 無色素性の悪性黒色腫の可能性はどうか？

■ 第2部　診断演習

こう読む

病巣中央部のかなりの部分は角化を反映する白色物質（図1'：*）で覆われている．この白色物質は周辺部では粗大な網目状を呈し，その網穴部が紅色調を呈する．この紅色部分にはコイル状，糸巻き状に迂曲する毛細血管（glomerular vessels）が見いだされる．挿入図は四角部分の拡大像で，血管の糸巻き状迂曲をよく認識することができる．

チェックポイントの解答

1. 一部に dots/globules 様のもの（図1'：→）がみられるので，メラノサイト系病変の可能性を否定できない．
2. 白暈を伴う hairpin vessels with white halo や糸巻き状の屈曲を示す血管が認められる．
3. 病巣表面の角化を反映する．
4. 上記1より悪性黒色腫の可能性がないとはいえない．しかし，hairpin vessels with white halo と glomerular vessels の所見，表面の顕著な角化より Bowen 病を強く疑う．

診断　Bowen 病

Bowen 病は日本人では，メラニン色素の増量を伴い，黒褐色調を呈することが多いが，無色素性のこともある．白人の Bowen 病は無色素性のことが多い．臨床的には表在拡大型の悪性黒色腫や表在型基底細胞癌との鑑別が問題になる．

ダーモスコピー所見　Zalaudek らは，21例の Bowen 病（うち10例が色素性，11例が無色素性）のダーモスコピー所見を検討している．それによれば，glomerular vessels が19例（90%）に見いだされており，この血管所見が本症に特徴的なダーモスコピー所見であることがわかる[38]．glomerular vessels とは，毛細血管が糸巻き状に迂曲し，腎臓の糸球体に類似するような所見を呈するものをいう（巻末付録2-g）．弱拡大ではわかりにくいこともあるが，図1'の拡大挿入図で血管の迂曲が認識できるであろう．

Glomerular vessels　しかし，glomerular vessels は Bowen 病に特異的な血管所見ではなく，他の疾患でも認められる．Argenziano らによれば，glomerular vessels が見いだされる率は，Bowen 病82%，脂漏性角化症12%，有棘細胞癌7%，悪性黒色腫1.3%となっている[35]．ただし，悪性黒色腫の glomerular vessels は，血管の迂曲が不整，乱雑なことが多く，コルク栓抜き様（corkscrew vessels）と形容されることがある．glomerular vessels はうっ滞性皮膚炎のような非腫瘍性病変でも報告されている．

Dotted vessels　Bowen 病で認められるもう1つの血管所見として dotted vessels が挙げられる．紅色の顆粒状，滴状を呈する所見で，Bowen 病の肥大，延長した表皮へ向かって，下から介入する真皮乳頭部の血管拡張を反映する所見である．Bowen 病では，弱拡大所見で一見，dotted vessels としてみられても，拡大像

上級編 8　左足首後面に生じた淡紅色の局面状皮疹

【図1′の記号説明】
＊：角化を反映する白色物質
□：glomerular vessels
→：dots/globules 様のもの

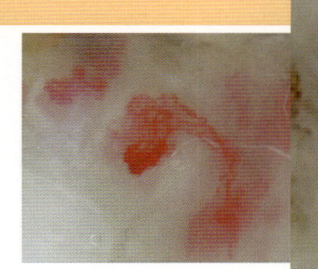

□部分の拡大像

図1′　ダーモスコピー像
（記号を加え再掲）

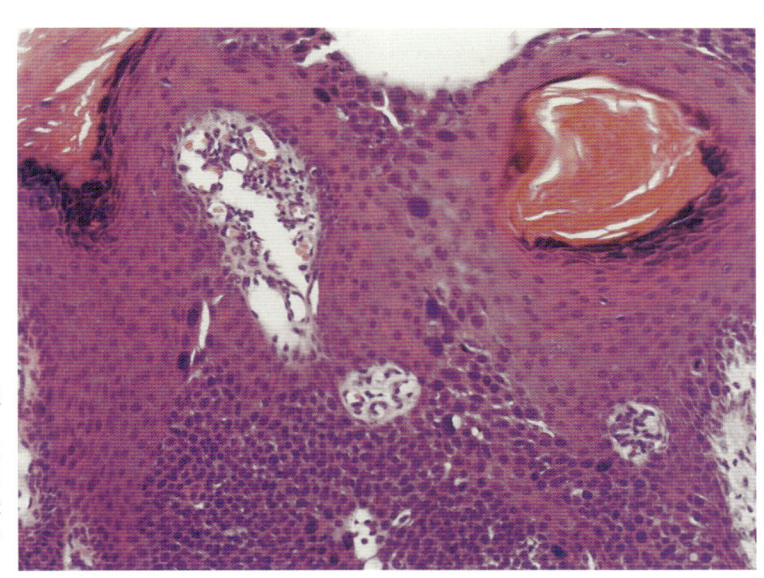

図3　図1の病変の病理組織学的所見
異型ケラチノサイトで構成される肥厚した表皮の間に介在する真皮乳頭内に，迂曲性に走行する毛細血管の拡張が認められる．

では glomerular vessels 様の迂曲を示すことがあるので，注意深く観察する必要がある．dotted vessels も Bowen 病に特異的所見ではなく，悪性黒色腫や色素細胞母斑，有棘細胞癌などでも認められ，また乾癬のような非腫瘍性疾患でも見いだされる．

病理組織学的所見●　図3に，図1の症例の病理組織学的所見を示した．異型ケラチノサイトで構

■ 第2部　診断演習

【別症例】
図4　色素性 Bowen 病のダーモスコピー所見
72歳，女性の右下腿にみられた径 7.5 mm の黒色局面状皮疹である．ダーモスコピー上，非対称性の無構造な色素沈着を示し，辺縁部に streaks 様所見を伴う（→）．中央部に角化，鱗屑を伴うが，悪性黒色腫との鑑別は難しい．

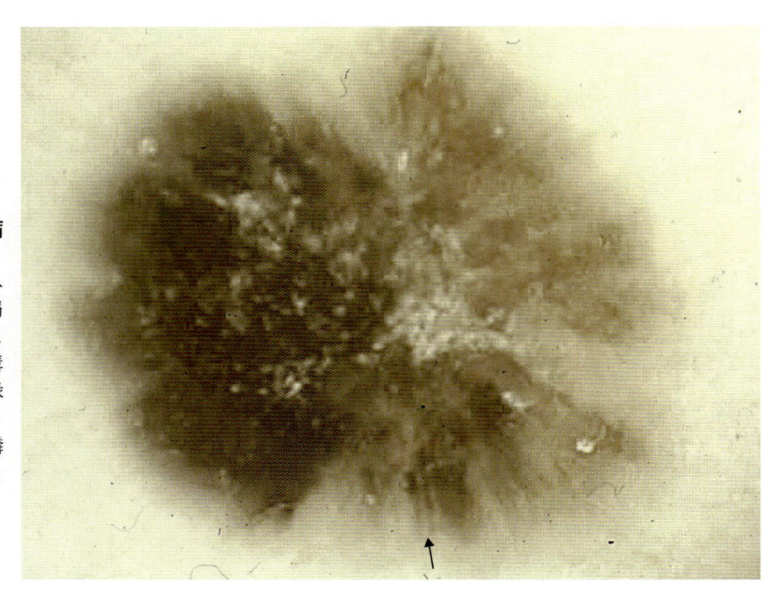

●色素性 Bowen 病のダーモスコピー所見

成される表皮の間に介入する真皮乳頭部に，拡張した毛細血管が迂曲しながら走行していることがよくわかる．glomerular vessels の所見を呈するのは，このような毛細血管拡張のためである．

　表面の鱗屑（surface scales）も Bowen 病で高率に認められるダーモスコピー所見で，Zalaudek らの症例では 90％ に見いだされている．これは Bowen 病の表面の不全角化性の過角化を反映するものである．ダーモスコピーで glomerular vessels と surface scales が見いだされたら Bowen 病の可能性が高いと考えるべきである．

　色素性 Bowen 病のダーモスコピー所見については，Bugatti らが 14 例を解析している[39]．全例が多彩な multicomponent pattern を呈し，悪性黒色腫との鑑別が難しかったとされている．筆者らも，streaks 様所見を呈し，悪性黒色腫との鑑別が難しかった色素性 Bowen 病の症例を 1 例経験している（図4）．この症例では表面に角化・鱗屑がみられ，pigment network を欠如することが Bowen 病を疑うヒントになるかもしれない．

付録

1. ダーモスコピー：症例の記載法（国際ダーモスコピー学会推奨）

1. 病歴：
   年齢，家族歴，skin type，日光曝露歴，母斑の個数，atypical nevus の有無，当該病変の現病歴と最近の変化
2. 臨床所見：
   部位，色調（淡褐色，濃褐色，紅色，黒色，青灰色，白色），大きさ，隆起，形状，潰瘍，ugly duckling 徴候
3. 二段階診断法：
   メラノサイト系病変の所見（有無：ありの場合はその所見を記載）
   非メラノサイト系病変の所見（有無：ありの場合はその所見を記載）
4. ダーモスコピー所見の記載：
   対称性（2軸），色調の数，構造所見（具体的に記載）など
5. 使用した診断手順（省略可）
6. ダーモスコピーの機器と倍率（省略可）
7. 臨床写真とダーモスコピーの画像（添付）
8. 診断と鑑別診断
9. 治療方針，内容
10. 病理医への依頼コメント（省略可）

Malvehy J, et al: Dermoscopy report: Proposal for standardization. J Am Acad Dermatol 57: 84, 2007 より和訳して引用

付録

2. ダーモスコピーで認められる血管所見の模式図

（各所見の説明は「用語解説」を参照）

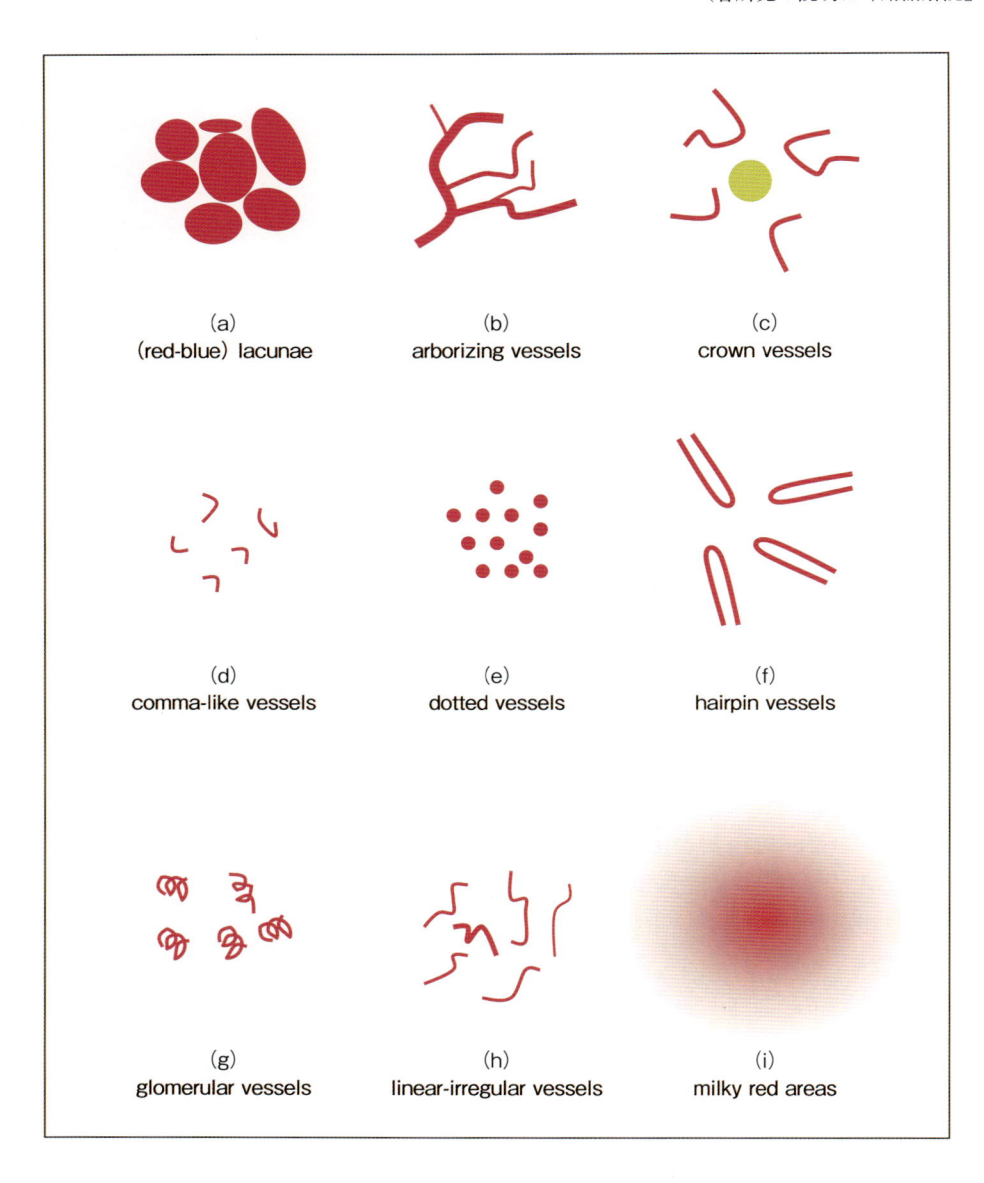

(a) (red-blue) lacunae
(b) arborizing vessels
(c) crown vessels
(d) comma-like vessels
(e) dotted vessels
(f) hairpin vessels
(g) glomerular vessels
(h) linear-irregular vessels
(i) milky red areas

3. ダーモスコピー用語解説

　ダーモスコピーは形態学であるから，所見を表す用語を正確に定義，理解しておくことが大切である．Consensus Net Meeting on Dermoscopy 2000（CNMD 2000）においてダーモスコピー所見の定義と診断手順の詳細が明示され，これが現在のダーモスコピー診断学の基本となっている．以下，原則としてCNMD 2000の定義に従い[3]，その後の進歩も取り入れて，ABC順に用語の解説を行う．

　ここでは所見の説明のみでなく，可能な限り診断上の意義，対応する組織所見についても要点を記載する．これによって，所見の理解が深まり，ダーモスコピーという診断法の意義が高まるからである．

　各用語に付けた和訳は，主として「ダーモスコピー用語解説集」（斎田俊明ほか編集，金原出版，2004年，非売品）に拠ったが，一部改訂したところがある．

A

Abrupt edge　辺縁途絶：病巣辺縁部で色調やダーモスコピー所見が突然に消失し，境界が極めて明瞭なこと．メラノサイト系病変においては，悪性黒色腫の病巣辺縁の一部で高率に認められる．

Annular-granular structures　環状顆粒状構造：毛孔間に見いだされる（主としてメラノファージに起因する）青灰色の顆粒状物質（blue-gray granules）と毛孔を囲む不均一な環状色素沈着によって構成される所見（28頁，図25）．主として高齢者の顔面にみられ，悪性黒子あるいは悪性黒子型黒色腫の色素斑部に特徴的な所見である．

Arborizing vessels　樹枝状血管：蛇行状に走行する毛細血管拡張で，枝分かれを示し，太さも変化することが特徴である（26頁，図23-A）．基底細胞癌に特異度の高い所見である（付録2-b 参照）．

Asymmetric pigmented follicular openings　非対称性色素性毛孔：主として顔面で認められるpseudonetworkの所見において，円形に色の抜ける毛孔の縁の一部のみが濃褐色に着色し，非対称性の半弧状色素沈着を呈すること（28頁，図25）．悪性黒子あるいは悪性黒子型黒色腫の色素斑部に特徴的な所見とされる．

Atypical pigment network　非定型網状色素沈着：
　→ Pigment network

B

Blotches　斑状色素沈着：病変内の一定領域（およそ全体の10％程度以上の面積）を占める濃褐色から黒色ないし灰色の無構造な色素沈着をいう．表皮から真皮上層におけるメラニンのびまん性増量のために生じる．Structureless areasとほぼ同義だが，後者は周囲よりも淡色調の無構造領域についても用いる．

Blue-gray granules (dots)　青灰色顆粒（小点）：青灰色調の細顆粒状所見で，集簇性に認められることが多く（multiple blue-gray granules），peppering とも呼ばれる（付図1）．真皮上層におけるメラノファージあるいは遊離のメラニン顆粒の存在を反映する．

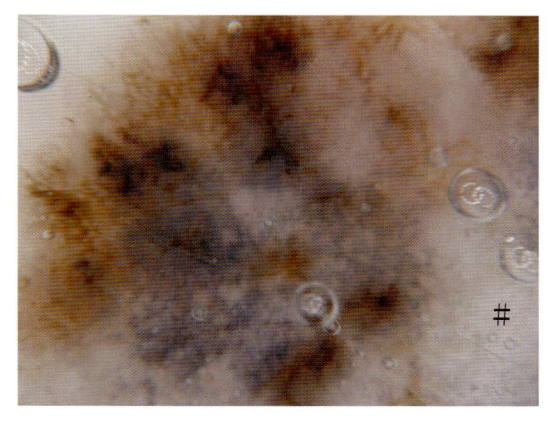

付図1　Blue-gray granules/peppering の所見　灰色から青灰色調の微細な顆粒が集簇性に認められる．白色調部分（＃）は regression structures の所見とみなされる．表在拡大型黒色腫原発巣．

Blue-white structures　青白色構造：blue whitish veil と regression structures のいずれかの所見がみられることをいう．この両者の所見は，時にいずれであるか判別に迷う場合があることから，このように総称することが提唱された．3-point checklistにおける評価項目の1つにされている所見．

付録

Blue-whitish veil　青白色ベール：すりガラスで覆われたように，表面が淡白色を帯びた深青黒色の色素沈着（付図2）．境界不明瞭に一定の広がりを示すが，病変全体に及ぶことはない．真皮上中層に多量のメラニンが存在し，その上の表皮に角質増生を伴う場合にみられる所見．顕著な真皮への侵入をきたした段階の悪性黒色腫で認められることが多く，通常は病変の隆起部に認められる所見である．

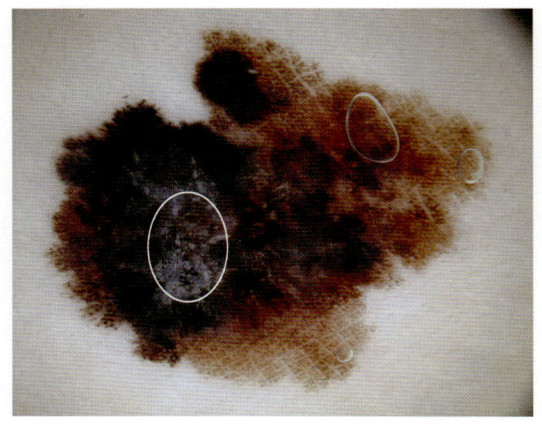

付図2　Blue-whitish veil の所見　部分的に青白色調を呈する箇所があり（○），隆起している．表在拡大型黒色腫原発巣．

Brain-like appearance　脳回転様外観：畝状の凹凸がマスクメロンの皮のように配列し，脳回転様の所見を呈すること（24頁，図20）．Cerebriform pattern あるいは fissures and ridges とも呼ばれる．表皮の乳頭状の凹凸を反映する所見であり，脂漏性角化症で認められる．

C

Central white patch　中心白色斑：皮膚線維腫の病変中央部に認められる白色斑状所見（21頁，図15）．やや瘢痕状にみえることもある．真皮の線維化に起因する所見だが，プローブの圧抵による駆血も白色調に関与している（非接触型ダーモスコピーで観察すると多少紅色調を帯びてみえる）．多くは周囲に繊細な pigment network（delicate pigment network）を伴う．

Cerebriform pattern：→ brain-like appearance
Cobblestone pattern　敷石状パターン：やや大型で多少いびつな形状の globules が密に集簇性に存在し，全体として敷石状を呈すること（付図3）．

真皮内型母斑，特に先天性色素細胞母斑で認められる所見で，各敷石状の globule は真皮上層の大型胞巣に対応する．

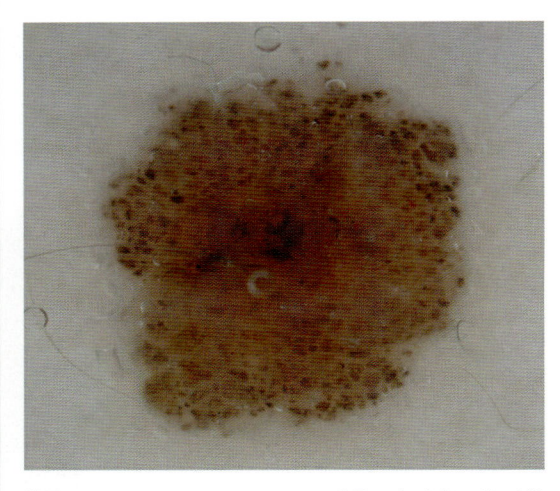

付図3　Cobblestone pattern の所見　生毛部の先天性色素細胞母斑．

Comedo-like openings　面皰様開孔：表皮表面からの小窩状陥凹であり（23頁，図19），しばしば角質が充満し，黒色面皰様を呈する．脂漏性角化症における浅在性の偽角質嚢腫に対応する所見．crypt とも呼ばれる．

Comma-like vessels　コンマ様血管：コンマ状の形を呈する毛細血管．真皮内型母斑（あるいは真皮内要素優勢の複合型母斑）に特徴的とされる（16頁，図8および付録2-d参照）．

Crown vessels　花冠状血管：多少迂曲しながら走行する数条の毛細血管が，中央の黄白色部分を囲むように，花冠状に配置してみられること（129頁，図1'および付録2-c参照）．病変中央部を横切ることはなく，樹枝状の枝分かれも示さない．老人性脂腺増生症に特徴的な血管所見．Wreath-like vessels と同義．

Crypt　小窩：→ Comedo-like openings

D

Delicate pigment network　繊細網状色素沈着：皮膚線維腫の病巣周辺部に認められる細かな網穴と細い網紐で構成される淡褐色の網目模様（21頁，図15）．表皮突起の細長い延長とその先端部におけるメラニン色素の増量に起因する所見．

Dots/globules　色素小点／色素小球：主として褐色から黒色調の点状，円形顆粒状の所見で，いず

れもメラニン顆粒の集合に起因するもの（15頁, 図7）. 角層内に存在するメラニン顆粒塊は black dots, 表皮基底層部のメラノサイトの胞巣は brown globules として認められる. 直径0.1mmを区分点とし, 大きさで dots と globules に分けていたが, 両者は一連の所見で, 移行もみられることから, 合わせて dots/globules と呼ばれるようになった. 色素細胞母斑や悪性黒色腫などメラノサイトの増殖性疾患で認められ, 前者では対称性あるいは規則的に分布するが, 後者では無秩序, 非対称性に分布し（irregular dots/globules）, あるいは病巣辺縁部に局在することが多く（peripheral dots/globules）, サイズ・色調も不揃いな傾向がある.

Dotted vessels 小点状血管：帽針頭大の点状の血管所見で, 真皮乳頭へ下から垂直に侵入する毛細血管に起因する所見（22頁, 図16および付録2-e参照）. メラノサイトの増殖性疾患（色素細胞母斑, 悪性黒色腫）でみられることが多いが, Bowen病や乾癬でもみられる.

E

Exophytic papillary structures 隆起性乳頭状構造：房状〜乳頭状の隆起物が密集して存在し, crypts 状の陥凹を伴う状態（付図4）. 乳頭状の隆起性病変の表面で認められる所見で, 脂漏性角化症や色素細胞母斑などでみられることがある.

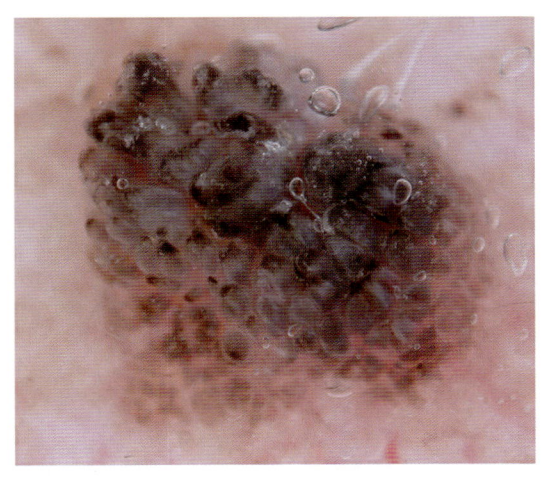

付図4　Exophytic papillary structures の所見　顔面の尋常性疣贅.

F

Fibrillar pattern 繊維状パターン：掌蹠のメラノサイト系病変, 特に色素細胞母斑でみられる代表的所見の1つで, 褐色の繊維状色素沈着が密に集合して一定方向に配列してみられる（32頁, 図31）. 皮溝・皮丘を斜めに横切る方向に走行することが多い. 体重による圧迫などにより, 角層が水平方向へのズレを生じることに起因する所見.

Fingerprint-like structures 指紋様構造：淡褐色調で指紋様の繊細な平行線状の色素沈着（25頁, 図22）. 日光黒子や脂漏性角化症の斑状部分で認められる. 本所見の組織学的背景は不詳である.

Fissures and ridges 溝・隆起：→ Brain-like appearance

G

Global pattern 全体的構築パターン：CNMD 2000の二段階診断法の第2段階における重要な評価項目であり, 全体的なダーモスコピー所見の特徴によって8型に分類される（8頁, 表2-A）.

Globular pattern 小球状パターン：二段階診断法における第2段階の全体的構築パターンの1つで, 病巣のほぼ全体が主として dots/globules の集合によって構成されているもの. 良性の母斑でみられる所見の1つ.

Glomerular vessels 糸球体様血管：毛細血管が糸巻き状〜コイル状に迂曲し, 腎臓の糸球体様を思わす所見を呈すること（22頁, 図16および付録2-g参照）. Bowen病で高率に見いだされ, 悪性黒色腫やうっ滞性皮膚炎などでも認められる.

H

Hairpin vessels ヘアピン様血管：ヘアピン状あるいはループ状の強い屈曲を示す毛細血管で, 腫瘍の増殖に伴って形成される. loop-like vessels とも呼ばれる. 角化性腫瘍ではこの血管の周囲を白色調の角質が囲み, hairpin vessels with white halo と呼ばれる（24頁, 図21および付録2-f）. 脂漏性角化症では細いヘアピン状を, ケラトアカントーマでは太いヘアピン状を呈することが多い. この血管所見はメラノーマでもみられることがあるが, 屈曲の仕方や太さが不規則であって, 周囲に白色調を伴わない.

Homogeneous areas 均一領域：無構造な領域で,

色調は黒褐色，青灰色，赤黒色など種々のものがある．structureless areas と同義．黒褐色，青灰色の場合は blotches とほぼ同義．赤黒色の場合は出血性病変を考える．→ Red-bluish to red-black homogeneous areas

Homogeneous blue pigmentation　均一青色色素沈着：無構造な青灰色調が病巣全体にわたってほぼ一様に認められる所見であり，青色母斑に特徴的な所見とされる（20頁，図14）．真皮網状層における多量のメラニン色素の存在のために生じる．灰色調はおそらく線維化を反映する．

Homogeneous pattern　均一パターン：病巣全体が主として無構造の均一的所見を呈するもの．二段階診断法における第2段階の全体的構築パターンの1つで，青色母斑など，良性の母斑を示唆する所見．

Hyphal-like structures　菌糸様構造：pigment network を構成する網紐の一部がやや太く，屈曲，枝分かれを示し，真菌の菌糸に類似した所見を呈するもの．生毛部の先天性色素細胞母斑に特徴的な所見とされる．

Hypopigmentation → Hypopigmented areas

Hypopigmented areas　色素脱失領域：色素性病巣内に色調の淡い無構造な部分が一定領域を占めている場合をいう．病変内でのメラニン色素の減少によるもので，周囲健常皮膚よりも白くなることはない．

I

Irregular diffuse pigmentation　不規則びまん性色素沈着：淡褐色から黒色までの濃淡差のあるびまん性で無構造な色素沈着（34頁，図34）．掌蹠の悪性黒色腫で認められる所見の1つ．

L

Lacunae：→ Red blue lacunae

Lagoon：→ Red blue lacunae

Large blue-gray ovoid nests　大型青灰色卵円形胞巣：globules よりも大型の，卵円形状を呈する青灰色調構造物で，数個近接して認められることが多い．メラニン色素を含有する真皮内の充実性胞巣を反映するもので，基底細胞癌の代表的所見（49頁，図1′）．

Lattice-like pattern　格子様パターン：掌蹠皮膚の皮溝に一致する平行線状の色素沈着に加え，これに直交する線状色素沈着もみられ，全体として格子状のパターンを呈するもの（31頁，図30）．掌蹠の色素細胞母斑の代表的パターンの1つ．土踏まず部や足縁部にみられることが多い．

Leaf-like areas　葉状領域：カエデの葉のような凹凸を示す外形を呈する灰褐色から青灰色調の構造物（26頁，図23-B および49頁，図1′）．ただし，pigment network と連続するものは除外する．真皮上層に存在するメラニン色素を含有する外形不整な胞巣を反映する．基底細胞癌の代表的所見の1つ．Maple leaf-like areas ともいう．

Linear-irregular vessels　線状不規則血管：不規則な形状と走行を示す線状の血管であって（153頁，図1′ および付録2-h 参照），定型的な arborizing vessels や crown vessels とは異なるもの．これに不規則な dotted vessels などが加わったものを polymorphous irregular vessels とも呼ぶ．悪性黒色腫でみられる代表的な血管所見で，特に無（乏）色素性悪性黒色腫の診断の手掛かりとなる重要な所見（154頁，図4）．

M

Maple leaf-like areas：→ Leaf-like areas

Micro-Hutchinson sign　顕微鏡的ハッチンソン徴候：爪甲色素線条を呈する爪の爪上皮にダーモスコピーにて検出される色素沈着．爪部の悪性黒色腫を示唆する所見の1つ（38頁，図41）．

Milia-like cyst　稗粒腫様嚢腫：白色調の小顆粒状所見で，しばしば多発性にみられる．表皮内の小角質嚢腫，特に脂漏性角化症の，やや深在性の偽角質嚢腫を反映する．先天性色素細胞母斑などでもみられることがある．

Milky red areas　乳白紅色領域：紅色調領域が乳白色の薄いベールで覆われたようにみえる所見をい

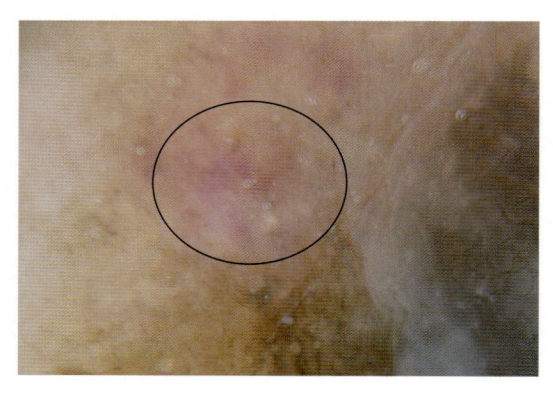

付図5　Milky red areas の所見　顔面の悪性黒子型黒色腫．

う（付図5）．表皮下（真皮上層）における豊富な血管増生を反映する所見であり，悪性黒色腫に特異性の高い所見だが，Clark 母斑などでも認められることがある．小型で顆粒状の場合は milky red globules という．

Moth-eaten border　虫食い状辺縁：褐色斑状病変の辺縁部が境界明瞭な小陥入を示し，虫食い状にみえること（97頁，図1'および図3）．日光黒子や脂漏性角化症の扁平病変部で見いだされる．その組織学的背景は不詳だが，辺縁部に存在する毛孔などの正常構造が侵されないためである可能性が考えられる．

Multicomponent pattern　多構築パターン：メラノサイト系病変において3種類以上の全体的構築パターン（global pattern）が併存して認められること．たとえば，同一病変内に reticular pattern, globular pattern, homogeneous areas が見いだされれば，multicomponent pattern と判定される．本所見がみられたら悪性黒色腫を疑う．しかし，各所見が定型的で，秩序ある配置を示す場合は Clark 母斑などの良性病変であることもありうる．

Multiple blue-gray globules　多発性青灰色小球：青灰色の小球状の構造物で，多発性に認められる．メラニン色素を含有する小型の真皮内胞巣を反映するものと考えられる．基底細胞癌の重要な所見の1つ．dots よりも大きく，メラノファージに起因する multiple blue-gray granules/dots（peppering）とは区別される．

Multiple blue-gray granules：→ Blue-gray glanules

N

Negative pigment network　陰性網状色素沈着：白色から灰白色の網紐で構成される網目状パターンで，網穴部分は褐色調を呈する（126頁，図4）．メラノサイト系病変において被覆表皮が表皮肥厚・角質増生とともに表皮突起の延長を伴う場合にみられる所見．白色調の網紐は角質増生を伴った表皮突起部に相当する．褐色調の網穴部分は真皮乳頭頂部から表皮内に存在する胞巣に相当する．Spitz 母斑に特徴的とされるが，やや進行した悪性黒色腫でもしばしば部分的に見いだされる．

Network-like structures　網目様構造：脂漏性角化症でときにみられる大型で粗大な網目様構造のこと．真の pigment network とは異なり，おそらく（brain-like appearance や comedo-like openings と同様に）表皮の凹凸によって生じる所見と考えられている．

Nonspecific pattern　非定型的パターン：二段階診断法の第2段階における全体的構築パターンの1つで，7つの定型的パターンのいずれにもあてはまらないもの．

P

Parallel pattern　平行パターン：平行線状の色素沈着を呈する所見の総称．掌蹠のメラノサイト系病変に特徴的な所見であり，母斑でみられる parallel furrow pattern や悪性黒色腫でみられる parallel ridge pattern など，診断的価値の高い所見が知られている．

Parallel furrow pattern　皮溝平行パターン：掌蹠で平行線状に走行する皮溝部に一致して認められる線状の色素沈着（30頁，図29）．掌蹠の良性の色素細胞母斑で認められる代表的なダーモスコピー所見．平行線の構成要素が1本の実線であるものが基本型だが，点線状の dotted-line variant や2重線状の double-line variant などの亜型も存在する．組織学的に，母斑細胞巣が皮溝の下部に位置する表皮突起（crista profunda limitans）部に存在し，そこでメラニン色素が産生されるために生じる．

Parallel ridge pattern　皮丘平行パターン：掌蹠で平行線状に走行する皮丘部に一致してみられる帯状の色素沈着パターン（33頁，図33）．掌蹠の悪性黒色腫の色素斑部やその早期病変で高率かつ特異的に認められるダーモスコピー所見．掌蹠メラノーマの早期段階では組織学的に腫瘍細胞（異型メラノサイト）が主として皮丘の下部に位置する表皮突起（crista profunda intermedia）部で増殖するために生じる所見．

Pebbles on the ridges　皮丘部玉石状所見：掌蹠皮膚の皮丘部に赤黒色の玉石状の色素沈着が多発性に認められること（35頁，図36）．black heel に特徴的な所見．

Peppering　黒胡椒粒様所見：→ Blue-gray granules

Pigment network　網状色素沈着：褐色調の網目模様を呈する所見．メラニン色素の増量を伴って表皮突起が延長した場合に生じる（14頁，図6）．褐色の網紐（grid）は表皮突起部に，網穴（hole）は真皮乳頭頂部に対応する．生毛部のメラノサイト系病変の代表的所見であるが，メラノサイトの増殖がみられない病変でも表皮突起の延長とメラニン色素の増量があれば本所見を生じ

る．良性病変（単純黒子や境界部型色素細胞母斑など）のpigment networkは，褐色調の網紐が比較的細く，規則的に分布し，病巣辺縁部で淡くなり，typical pigment networkと呼ばれる．これに対し，悪性黒色腫のそれは，網紐の幅が不定で太く，網穴の大きさ，形状も不揃いな傾向があり，atypical pigment network（19頁，図12および54頁，図4）と呼ばれる．

Polymorphous (irregular) vessels　多形（不規則）血管：さまざまな異なった形態の多彩な血管（点状，不規則線状，コルク栓抜き状，糸球体様など）が認められること．悪性黒色腫で特徴的にみられる血管所見（154頁，図4および付録2参照）．

Pseudonetwork　偽網状色素沈着：顔面の皮膚は明瞭な表皮突起を欠如するため，この部の病変が真のpigment networkの所見を呈することはない．しかし，顔面では毛包・脂腺系が発達し，毛孔が開大している．ここにびまん性の色素性病変を生じた場合，通常は毛孔部（ならびに汗孔部）が色素沈着を免れるため，これを網穴とする網目状所見を生じる（97頁，図3）．これをpseudonetworkと呼ぶ．真のpigment networkに比べ，網目模様が粗大で，網紐に相当する部分も幅が広い．メラノサイト系病変以外でも生じる．

Pseudopods：→ Streaks

R

Radial streaming：→ Streaks

Red-blue lacunae　赤青色小湖：赤青色から暗赤色調の類円形状の構造物で，境界が極めて明瞭で平滑である（22頁，図17および23頁，図18）．拡張した血管腔内に貯留した血液によって生じる所見である．lagoon（溜まり）やsacculesとも呼ばれる．通常は集簇性に存在し，老人性血管腫cherry angiomaや被角血管腫などで認められる．血管内に血栓化が起こると黒色調となる．

Red-bluish to red-black homogeneous areas　赤青色～赤黒色調均一領域：赤青色から赤黒色，黒色までの境界明瞭な無構造均一領域をいう（35頁，図35）．表在性の皮内出血（皮内血腫）あるいは表在性の血管腫における血栓形成によって生じる．ヘモグロビン～ヘモジデリン沈着によるものであるから，多少とも赤色調を帯びることが多い．

Regression structures　自然消退構造：真皮の瘢痕（乳頭真皮における線維化）による白色調変化（周囲健常部より白くみえ，white scar-like ar-

easとも呼ばれる）に加え，しばしば灰色顆粒状所見（blue-gray granules/peppering）を伴う状態（173頁，付図1）．悪性黒色腫などでみられる部分消退現象に対応する所見．通常は，病変の平坦部分に認められる．

Reticular pattern　網状パターン：全体的構築パターンの一型で，病変のほぼ全体がpigment networkを呈するものをいう．生毛部の色素細胞母斑の代表的所見．

Rhomboidal structures　菱形構造：慢性的な日光曝露を受けた顔面にみられる所見で，灰黒色調の線状色素沈着が交差し，菱形から多角形状のパターンを呈する状態（28頁，図25および158頁，図4）．毛孔を囲むように配置することが多い．悪性黒子型黒色腫の色素斑部や悪性黒子のやや進行した段階で特異的に認められる．顔面の毛孔間表皮における異型メラノサイトの増殖，メラニン色素の増量，メラノファージの存在などに起因すると考えられる．

S

Spoke-wheel areas　車軸状領域：暗褐色から灰褐色調で放射状に周囲へ突出する比較的小型の構造物（26頁，図23-C）．中心部に濃い小点を伴うことが多い．連圏状～飛び地状に多発する傾向がある．表在型基底細胞癌の特徴的所見で，表皮直下から真皮内へ下垂する胞巣の外形が不整なために生じると考えられる．

Starburst pattern　爆発的放射パターン：全体的構築パターンの一型で，病変辺縁部にstreaks（次項参照）が放射状に配列してみられることをいう（17頁，図9および57頁，図3）．規則的で定型的な本パターンは色素性のSpitz母斑，Reed母斑に特徴的な所見である．streaksが不規則，不整に分布する場合は悪性黒色腫を疑う．

Streaks　線条：病巣辺縁部で黒褐色の線状，棒状構造物が外方へ突出する所見をいう．かつてpseudopodsやradial streamingなどとも呼ばれた．表皮内から表皮真皮境界部におけるメラノサイトの横長の胞巣，あるいは胞巣の融合によって生じる．streaksが病巣辺縁部に一様に規則的に分布すればstarburst patternといい，Spitz/Reed母斑に特徴的な所見である（57頁，図3）．不規則に局在してみられるものをirregular streaksと呼び（53頁，図1'），悪性黒色腫を疑うべき所見である．

Structureless areas　無構造領域：pigment network や dots/globules などの構造所見が何も認められない領域のこと．homogeneous areas と同義．色調は濃いことも淡いこともあり，濃色調の場合は blotches とも呼ばれる．なお，regression による白色調所見は含めない．

T

Target-like structures（target globules）　標的様構造（標的小球）：pigment network の網穴部に brown globules が存在する所見で，生毛部の先天性色素細胞母斑で認められることがある（110頁，図 4）．

Typical pigment network　定型的網状色素沈着：
→ Pigment network

V

Vascular pattern：→付録 2 参照

W

White scar-like areas　白色瘢痕様領域：→ Regression structures

wide whitish network　粗大白色調網状色素沈着：無色素性エクリン汗孔腫などでみられるやや粗大な白色調網状構造（140頁，図 3 および 141頁，図 1′）．

Wobble test　揺らし試験：観察する対象病変をダーモスコピーのプローブで水平方向へ移動させ，病変の移動と所見の変化を検討すること．Miescher 型母斑や Unna 型母斑は wobble test にて病変が移動するだけでなく，所見自体も変化を示す．脂漏性角化症は移動はするが，所見の変化は示さない．これに対し，基底細胞癌，青色母斑，皮膚線維腫などは移動も所見の変化もほとんど示さない（Wooble sign 陰性）．

Wreath-like vessels　花輪状血管：→ Crown vessels

文献

1) Pehamberger H, Steiner A, et al : *In vivo* epiluminescence microscopy of pigmented skin lesions. I. Pattern analysis of pigmented skin lesions. J Am Acad Dermatol 17 : 571-83, 1987
2) Soyer PH, Smolle J, et al : Early diagnosis of malignant melanoma by surface microscopy. Lancet II : 803, 1987
3) Argenziano G, Soyer HP, et al : Dermoscopy of pigmented skin lesions : Results of a consensus meeting via the Internet. J Am Acad Dermatol 48 : 679-93, 2003
4) Zalaudek I, Argenziano G, et al : Three-point checklist of dermoscopy : An open internet study. Br J Dermatol 154 : 431-7, 2006
5) Braun R, Rabinovitz HS, et al : Pattern analysis : A two-step procedure for the dermoscopic diagnosis of melanoma. Clin Dermatol 20 : 236-9, 2002
6) Henning MJS, Dusza SW, et al : The CASH (color, architecture, symmetry, and homogeneity) algorithm for dermoscopy. J Am Acad Dermatol 56 : 45-52, 2007
7) Stolz W, Riemann A, et al : ABCD rule of dermoscopy : A new practical method for early recognition of malignant melanoma. Eur J Dermatol 4 : 521-7, 1994
8) Menzies SW, Ingvar C, et al : Frequency and morphologic characteristics of invasive melanomas lacking specific microscopic features. Arch Dermatol 132 : 1178-82, 1996
9) Ackerman AB, Magana-Garcia M : Naming acquired melanocytic nevi : Unna's, Miescher's, Spitz's, Clark's. Am J Dermatopathol 12 : 193-209, 1990
10) Elder DE, Clark WH Jr, et al : The early and intermediate precursor lesions of tumor progression in the melanocytic system : Common acquired nevi and atypical (dysplastic) nevi. Semin Diagn Pathol 10 : 18-35, 1993
11) Saida T : Lessons learned from studies of the development of early melanoma. Int J Clin Oncol 10 : 371-4, 2005
12) Menzies SW, Westerhoff K, et al : Surface microscopy of pigmented basal cell carcinoma. Arch Dermatol 136 : 1012-6, 2000
13) Saida T, Oguchi S, et al : *In vivo* observation of magnified features of pigmented lesions on volar skin using video macroscope. Arch Dermatol 131 : 298-304, 1995
14) Oguchi S, Saida T, et al : Characteristic epiluminescent microscopic features of early malignant melanoma on glabrous skin. Arch Dermatol 134 : 563-8, 1998
15) Saida T, Oguchi S, et al : Dermoscopy for acral pigmented skin lesions. Clin Dermatol 20 : 279-85, 2002
16) Saida T, Miyazaki A, et al : Significance of dermoscopic patterns in detecting malignant melanoma on acral volar skin. Arch Dermatol 140 : 1233-8, 2004
17) Miyazaki A, Saida T, et al : Anatomical and histopathological correlates of the dermoscopic patterns seen in melanocytic nevi on the sole. J Am Acad Dermatol 53 : 230-6, 2005
18) Grin CM, Saida T : Pigmented nevi of the palms and soles. In : Atlas of Dermoscopy (Ed. by Marghoob AA, et al), Taylor & Francis, London, 2005, pp271-9
19) Malvehy J, Puig S : Dermoscopic patterns of benign volar melanocytic lesions in patients with atypical mole syndrome. Arch Dermatol 140 : 538-44, 2004

20) Altamura D, Altobelli E, et al : Dermoscopic patterns of acral melanocytic nevi and melanoma in a white population in central Italy. Arch Dermatol 142 : 1223-8, 2006
21) Akasu R, Sugiyama H, et al : Dermoscopic and videomacroscopic features of melanocytic plantar nevi. Am J Dermatopathol 18 : 10-8, 1996
22) Curtin JA, Fridlyand J, et al : Distinct sets of genetic alterations in melanoma. N Engl J Med 353 : 2135-47, 2005
23) Saida T, Miyazaki A, et al : Acrolentiginous melanoma. In : Atlas of Dermoscopy (Ed. by Marghoob AA, et al), Taylor & Francis, London, 2005, pp221-33
24) Ishihara Y, Saida T, et al : Early acral melanoma *in situ* : Correlation between the parallel ridge pattern on dermoscopy and microscopic features. Am J Dermatopathol 28 : 21-7, 2006
25) Saida T, Koga H, et al : Acral melanoma. In : Color Atlas of Melanocytic Lesions of the Skin. (Ed. by Soyer HP, et al), Springer, Heidelberg, 2007. (in press)
26) Yamaura M, Takata M, et al : Specific dermoscopy patterns and amplifications of the cyclin D1 gene to define histopathologically unrecognizable early lesions of acral melanoma *in situ*. Arch Dermatol 141 : 1413-8, 2005
27) Kawabata Y, Tamaki K : Distinctive dermatoscopic features of acral lentiginous melanoma *in situ* from plantar melanocytic nevi and their histopathologic correlation. J Cutan Med Surg 2 : 199-204, 1998
28) Saida T, Oshima Y : Clinical and histopathologic characteristics of early lesions of subungual malignant melanoma. Cancer 63 : 556-60, 1989
29) Ronger S, Touzet S, et al : Dermoscopic examination of nail pigmentation. Arch Dermatol 138 : 1327-33, 2002
30) Kawabata Y, Ohara K, et al : Two kinds of Hutchinson's sign, benign and malignant. J Am Acad Dermatol 44 : 305-7, 2001
31) 小口真司, 斎田俊明 : デルマトスコープの有用性. 臨皮 54 (5 増) : 65-70, 2000
32) 池田重雄, 楊 達, 他 : デルマトスコープによるエピルミネセンス・マイクロスコピー. 日皮病理組織会誌 11 (suppl) : 8, 1995
33) Seidenari S, Pellacani G : Surface microscopic features of congenital nevi. Clin Dermatol 20 : 263-7, 2002
34) Kreusch JF : Vascular patterns in skin tumors. Clin Dermatol 20 : 248-54, 2002
35) Argenziano G, Zalaudek I, et al : Vascular structures in skin tumors : a dermoscopy study. Arch Dermatol 140 : 1485-9, 2004
36) Kikuchi I, Inoue S, et al : Regressing nevoid nail melanosis in childhood. Dermatology 186 : 88-93, 1993
37) Pizzichetta MA, Talamini R, et al : Amelanotic/hypomelanotic melanoma : clinical and dermoscopic features. Br J Dermatol 150 : 1117-24, 2004
38) Zalaudek I, Argenziano G, et al : Dermoscopy of Bowen's disease. Br J Dermatol 150 : 1112-6, 2004
39) Bugatti L, Filosa G, et al : Dermoscopic observation of Bowen's disease. J Eur Acad Dermatol Venereol 18 : 572-4, 2004

和文索引

3-point checklist　8, 124
　── の評価項目　9
5-FU　136
7-point checklist　7, 12
　── の評価法　12

あ

悪性黒子型黒色腫　27, 28, 156
悪性黒子との鑑別，日光黒子と　96
悪性黒色腫　6, 9, 10, 12, 18, 60, 124, 160, 164, 168, 169
　──，結節型の　160, 164
　──，掌蹠の　65
　──，多数の streaks を伴う　58
　──，非対称性で無秩序な分布の　45
　──，表在拡大型の　52, 60, 124
　──，末端黒子型　76
　── での fibrillar pattern　74
　── の desmoplastic type との鑑別，皮膚線維腫と　120
　── の診断手順　11
　── の診断法　54
　── の早期病変　52, 53, 76
　── を見落とさないための 7 か条　70
　── 原発巣の進行度　62
　── 細胞　153
　── 早期病変との鑑別，爪甲色素線条と　132
悪性黒色腫との鑑別
　──, Clark 母斑と　15
　──, Reed 母斑と　16
　──, Spitz 母斑と　16, 58
　──, エクリン汗孔腫と　35
　──, 基底細胞癌と　48, 89
　──, 脂漏性角化症と　92
　──, 色素細胞母斑と　64
　──, 色素性 Bowen 病と　170
　──, 掌蹠の母斑と　77
　──, 先天性色素細胞母斑と　110
　──, 単発性被角血管腫と　21
悪性腫瘍　10
網目
　── 構造　108, 120, 140, **177**
　── 状　44, 48, 56, 96, 120, 140, 142, 156, 168

い

異型
　── ケラチノサイト　169
　── メラノサイト　53, 61, 80, 125, 126, 157, 166
　── 網状色素沈着　9
異形成母斑　44
糸巻き状　168
　── の血管拡張　89
陰性網状色素沈着　177

う

迂曲状　94
畝状　94
畝のような凹凸　92

え

エクリン汗管　29, 85
エクリン汗孔　29, 30
エクリン汗孔腫　34, 140
エクリン汗孔腫との鑑別，毛細血管拡張性肉芽腫と　36, 145
エクリン汗腺　76
　── の開孔部　80
エコーゼリー　3-5
衛星（状）出血巣　39, 100, 101
円形　113
　── 状　96
円弧状　102

お

大型青灰色卵円形胞巣　176
帯状色素沈着　86, 88, 132
　──, 皮丘に一致する　33

か

ガラス板　3
花冠状　29
　── 血管　174
痂皮　21, 36, 50, 92, 129, 144, 145
過角化　170
顆粒状　60, 100, 152, 168
　── 色素沈着　50
画像処理ソフトの活用　166
灰黒色結節，背中に生じた　91
灰白色調色素沈着　56
疥癬のダーモスコピー診断　98
塊状　128, 129
潰瘍　26, 50, 106, 118, 164, 165
角化　21, 22, 36, 89
角質細胞　3
角質増生　37, 58, 102, 104, 117, 142, 144
角質の浸軟　92
角層の過形成　56
褐色
　── 色素線条，左第 5 趾爪甲にみられた　131
　── 調の結節性病変　120
褐色斑
　──, 頬部の　95
　──, 右足踵の　83
　──, 右足底前方部の　62
　──, 右足底の　67
　── 状病変，日光黒子の　25
陥入　58
環状顆粒状構造　173
鑑別診断（症例の記載法）　171
顔面
　── の色素性病変　23
　── のダーモスコピー所見　23
　── を除く生毛部のダーモスコピー所見　14

き

切れ込み状陥入　52
基底細胞癌　6-8, 25, 48, 88, 148, 150
　── 結節型の　50
　── 高齢者の顔面の　49
　── 無色素性の　148
　── の診断基準，ダーモスコピーによる　148
基底細胞癌との鑑別
　──, Miescher 型母斑と　112
　──, 悪性黒色腫と　124
　──, エクリン汗孔腫と　35, 140, 142
　──, 結節型の悪性黒色腫　160, 162, 164
　──, 脂漏性角化症と　92
　──, 青色母斑と　106
　──, 被角血管腫と　118
幾何学模様　96

和文索引

偽 Hutchinson 徴候　134
偽網状色素沈着　178
偽角質嚢腫　92, 93
偽足状　56
菊花弁状　90
境界部型の色素細胞母斑　112
境界明瞭な褐色調病変　96
境界明瞭な結節性病変　140
頬部に多発する褐色斑　95
局所的所見　6, 8
局面状病変, 左頬に生じた黒褐色の　163
棘状　56, 57, 88
均一青色色素沈着　175
均一パターン　176
均一領域　175
菌糸様構造　176

く・け

黒胡椒粒様所見　177

ケラチノサイト　74
　── 系の良性病変　24
ケラトアカントーマ　130
血痂　92, 102
血管拡張性肉芽腫との鑑別, エクリン汗孔腫と　35
血管系病変　116
血管腫　6, 7, 21, 100
　──, 血栓形成を伴った　100
血管所見　20, 148
　──, 無色素性黒色腫の　20
　── の模式図　172
血管新生能　153
血栓　116, 117
血栓形成　101
結節型悪性黒色腫　116
結節型悪性黒色腫との鑑別
　──, 結節型の基底細胞と　50
　──, 青色母斑と　104, 105
　──, 被角血管腫と　116
結節型黒色腫　19
　──, 無色素性の　152
結節型黒色腫との鑑別
　──, Miescher 型母斑と　112
　──, エクリン汗孔腫と　140
結節状　166
顕微鏡的ハッチンソン徴候　176

こ

コイル状　168
コルク栓抜き様　168
コンマ状（様）　114, 152, **174**
木の葉状形態　48
光学的均一性の向上　3
紅色結節　140
　──, 切除後に再発した外陰部の　151
　──, 鼻背部の潰瘍化した　147
　──, 左手掌に生じた易出血性の　143
紅色小結節, 右足外側に生じた　139
後天性色素細胞母斑　14, 44, 112
　── との鑑別, 先天性色素細胞母斑　108
後天性母斑との鑑別, 小型の先天性母斑と　110
格子状（様）　31, 65, 68, 69, **176**
鉱物油　3
構築の秩序性　10, 125
剛毛　28, 106, 108-110
国際ダーモスコピー学会　5
黒色
　── 局面状皮疹, 右肩の　59
　── 調結節　21
　── 皮疹, 左側頸部の　87
黒色結節
　──, 左側腹部の　159
　──, 右足内踝部の　55
黒色小結節
　──, 鼻部の　47
　──, 右足背の　115
黒褐色（調）
　── の帯状色素沈着　80
　── の縦線条, 右第 5 指爪甲の　135
　── 色素沈着　81
　── 調色素沈着, 帯状の　88
　── 皮疹, 左前腕外側部の　123
　── 病変, 右頬部の　155
黒褐色斑
　──, 左側胸部の　43
　──, 左足底の　71, 75, 79
　──, 右前腕の　51
　── 状病変, 左上腕側部の　107
棍棒状　97

さ・し

サボテン様　90
左右非対称性　54, 62
細繊維状　72

糸球体様血管　175
自然消退現象　61
自然消退構造　178
肢端黒色腫　33
指紋様　94, 175
脂漏性角化症　6, 7, 8, 23-25, 92, 93, 96, 129, 130, 168
脂漏性角化症との鑑別
　──, 悪性黒色腫と　124
　──, 結節型の悪性黒色腫と　160
色素細胞母斑　6, 8, 10, 30, 169
　──, 境界部型の　64, 68, 72
　──, 生来性の　17
　──, 爪部の　132, 136
　──, 足底の　64, 68, 72
　──, 複合型の　112
色素小球　174
色素小点　174
色素性基底細胞癌　25
色素性病変　8
色素線条　37
　──, 爪甲の　37, 39
色素脱失領域　176
色調
　── の数　10, 125
　── の濃淡　54
敷石状パターン　174
車軸状領域　178
腫瘍細胞巣　52
樹枝状　88, 105, 114, 148
　── 血管　128, **173**
集簇性　128
充実性　166
　── 腺葉　128
出血　6, 7, 116
　──, 手指の針刺しによる　86
　── の度合い, black heel における　85
　── 性病変　116
　── 斑, 靴擦れによる　84
所見の均質性　10, 125
所見の分布の無秩序性　54
小窩　174
小球状パターン　175
小脱色素斑　44, 45
小滴状　39, 100
小点状血管　175
症例記録用フォーマット　5
症例の記載法　171
掌蹠　29, 64
　── の悪性黒色腫　69, 81
　── の色素細胞母斑　31, 32, 64
　── の色素性病変　69
　── のダーモスコピー所見　29
　── の皮内血腫　34
　── の病変　29
　── の母斑と悪性黒色腫の鑑別　77
　── のメラノサイト系病変　30
　── 病変　13
掌蹠悪性黒色腫に対する特異度, parallel ridge pattern の　138
浸潤の深さ　62
真皮　3, 29
　── の線維化　104
　── 上層　46
　── 内型の色素細胞母斑　112
　── 乳頭　46

183

和文索引

真皮
　―― 乳頭層　13, 52
　―― 網状層　13
真皮内型母斑　112
　――，顔面に好発する　27
診断
　――（症例の記載法）　171
　―― 手順（症例の記載法）　171
　―― 手順，悪性黒色腫の　11

す　せ

すりガラス状　50
　――，青灰色の　60
優れた皮膚科医　4

背中に生じた灰黒色結節　91
生毛の開孔部　46
生毛部の病変，顔面を除く　14
青灰色
　―― のすりガラス状所見　60
　―― 顆粒（小点）　173
　―― 小結節，右前胸にみられた　103
青黒色の無構造色素沈着　82
青色母斑　20, 104
青色母斑との鑑別，Miescher 型母斑と　112
　――，被角血管腫と　116
青白色構造　9, 173
青白色ベール　174
赤黒色結節，左側胸部にみられた　99
赤色調のトーン　116
赤青色小湖　178
赤青色〜赤黒色調均一領域　178
先天性色素細胞母斑　17, 18, 93, 108
線条　178
　―― 色素沈着　52
　―― 不規則血管　176
繊維状パターン　31, 72, 175
繊細網状色素沈着　174
鮮紅色の色調　144
鮮紅色の小結節，老人性血管腫の　22
全体的構築パターン　6, 8, 175
前額部に生じた淡黄白色小結節　127

そ

粗大白色調網状色素沈着　179
組織構築，皮膚浅層部の　6
爪下血腫　39
爪甲色素線条　36, 136
爪甲色素線条との鑑別，悪性黒色腫早期病変と　136
爪甲の病変　36
爪部
　―― のダーモスコピー所見　36

　―― 色素細胞母斑　37, 132
爪部悪性黒色腫　38, 39, 136, 138
　―― 早期病変の　136
足底
　―― の悪性黒色腫早期病変　78
　―― の色素斑状病変　76
　―― の皮内血腫　118

た

ダーモスコピー
　―― の意義　3
　―― の機器　3, 4
　―― の機器（症例の記載法）　171
　―― の研究，欧米諸国における　13
　―― の原理　3
　―― の実技　4
　―― の診断手順　6
　―― の倍率（症例の記載法）　171
　―― 用語解説　173
ダーモスコピー所見
　――, black heel の　34, 35, 84, 86
　――, Bowen 病の　21, 168
　――, Clark 母斑の　14, 45, 54
　――, LMM の　28
　――, Miescher 型母斑の　28, 114
　――, Reed 母斑の　16
　――, Spitz 母斑の　16
　――, Unna 型母斑の　16
　――, 悪性黒子型黒色腫の　28
　――, 悪性黒色腫早期病変の　53
　――, 悪性黒色腫の　18, 52, 61, 124
　――, エクリン汗孔腫の　35, 36, 140
　――, 下腿に生じた悪性黒色腫の　54
　――, 基底細胞癌の　27, 48, 50, 88
　――, 血管腫の　21, 100
　――, 結節型黒色腫の　19, 116
　――, 結節型の悪性黒色腫の　164
　――, 後天性色素細胞母斑の　14
　――, 脂漏性角化症の　24, 92, 94, 130
　――, 色素細胞母斑の　31, 72
　――, 色素性 Bowen 病の　170
　――, 掌蹠の　64
　――, 掌蹠の母斑の　30-32
　――, 掌蹠のメラノサイト系病変の　30
　――, 青色母斑の　20, 104
　――, 先天性色素細胞母斑の　17, 110
　――, 爪下血腫の　39
　――, 爪部悪性黒色腫の　38, 39, 137
　――, 爪部色素細胞母斑の　37
　――, 足底の悪性黒色腫の　80

　――, 足底の色素細胞母斑の　32
　――, 単発性被角血管腫の　22, 102
　――, 日光黒子の　25, 96, 97
　――, 被角血管腫の　116
　――, 皮内血腫の　34, 35, 118
　――, 皮膚線維腫の　21, 122
　――, 表在拡大型悪性黒色腫の　126
　――, 表在拡大型悪性黒色腫の　18
　――, 表在型基底細胞癌の　90
　――, 末端黒子型悪性黒色腫の　82
　――, 末端黒子型黒色腫の　33, 34
　――, 末端黒子型黒色腫の色素斑部の　33
　――, 無色素性悪性黒色腫の　152
　――, 無色素性黒色腫の　20
　――, 毛細血管拡張性肉芽腫の　36, 37, 144, 146
　――, リンパ管腫の　101
　――, 良性の Clark 母斑の　54
　――, 老人性血管腫の　22, 102
　――, 老人性脂腺増生症の　29
　―― の記載（症例の記載法）　171
ダーモスコピー診断
　―― ABCD rule による　11
　――, Menzies 法による悪性黒色腫の　11
多形（不規則）血管　178
多構築パターン　177
多発性青灰色小球　177
多房状構造物　100
多毛　17, 18
蛇行状　48, 50, 88, 142, 148
対称性の所見　14
第 1 段階，二段階診断法の　6, 7
第 2 段階，二段階診断法の　6, 8
畳の目のようなパターン　73
縦線状の色素沈着　136
玉石状　85
　―― 色素沈着　35, 84
単発性被角血管腫　21, 22, 100, 116
　――, 血栓形成を伴った　116
淡黄白色小結節，前額部の　127
淡褐色結節，右下腿の　119
淡紅褐色小結節，右前腕の　111
淡紅色の局面状皮疹，左足首後面の　167
短線状　157
団塊状　104

ち

治療方針（症例の記載法）　171
中心白色斑　174
稠密なリンパ球浸潤　126
直線状色素沈着　64
　――, 皮溝に一致する　68

つ

土踏まず部　70
蕾状　49, 88

て

定型的網状色素沈着　179
滴状　84, 168
　──　色素沈着　84
点状　152
　──　の血管拡張　89
点線亜型
　──, 色素細胞母斑の　31
　──, 皮溝平行パターンの　31

と

ドーム状　112, 113, 120
　──　隆起　27
飛び地状　88
凍結療法　59, 61, 160

な

軟線維腫との鑑別, Unna 型母斑
　　112

二重線亜型
　──, 色素細胞母斑の　31
　──, 皮溝平行パターンの　31
二段階診断法　6, 7, 125, 160, 166
　──（症例の記載法）　171
　──　の評価所見　7, 8
肉眼の臨床所見と病理組織所見の関
　連づけ　4
日光黒子　25, 96
日光黒子との鑑別
　──, 悪性黒子と　28
　──, 悪性黒子型黒色腫と　156
乳頭腫状　160
乳白紅色領域　176
乳白色調のトーン　22

の

脳回転様外観　174
嚢状　100, 101

は

パターンアナリシス　6
パターンの不規則性　54
稗粒腫様嚢腫　176
白色
　──　光輝性の顆粒　56
　──　小顆粒状　92
　──　瘢痕様領域　179
爆発的放射パターン　178
花輪状血管　179
半弧状　156
斑状色素沈着　173

ひ

ヒョウタン型　51
びまん性色素沈着　110, 140
　──, 褐色調色素の　44
　──, 黒褐色の　56
びらん　36
皮丘　29, 76, 80, 84
　──　部玉石状所見　177
　──　平行パターン　76, 80, **177**
皮溝　29, 76, 84
　──　平行パターン　31, 64, **177**
皮内血腫　34, 118
皮内出血　85
皮膚科診断学の要諦　4
皮膚線維腫　20, 120
非対称性　9
　──, 色調とダーモスコピー所見の
　　　124
　──, 全体的形状の　52
　──　色素性毛孔　173
非定型網状色素沈着　173
非定型的パターン　177
非メラノサイト系病変　7
飛行機雲　98
被角血管腫　102, 116
被角血管腫との鑑別, 毛細血管拡張
　性肉芽腫と　145
紐状　130
表在拡大型悪性黒色腫
　──, 大腿部に生じた　62
　──, 背部に生じた　62
表在拡大型黒色腫　13, 19
表在型基底細胞癌　88
表皮　3, 29
　──　の過形成　56, 161
　──　基底層部　13
　──　上層部　13
　──　肥厚　104
表皮突起
　──, 皮丘の下に位置する
　　　29, 34, 76
　──, 皮溝の下に位置する
　　　30, 33, 69, 74, 82
　──　の延長　46, 48, 104, 121, 161
　──　先端部　46
表面の透明感　165
標的小球　179
標的様構造　179
病変の組織学的部位の評価　13
病変の対称性　10, 125
病変の深さの評価　13
病理医への依頼コメント（症例の記
　載法）　171
病理組織学的所見
　──, Clark 母斑の　46
　──, Spitz 母斑の　56
　──, 悪性黒子型黒色腫の　156
　──, 悪性黒色腫の　52, 60
　──, エクリン汗孔腫の　141
　──, 基底細胞癌の　49
　──, 血管腫の　101
　──, 結節型の悪性黒色腫の
　　　160, 166
　──, 後天性色素細胞母斑の　112
　──, 脂漏性角化症の　92
　──, 青色母斑の　104
　──, 先天性色素細胞母斑の　108
　──, 爪部悪性黒色腫の　138
　──, 足底の悪性黒色腫の　81
　──, 足底の色素細胞母斑の
　　　64, 69, 74
　──, 日光黒子の　97
　──, 被角血管腫の　117
　──, 皮膚線維腫の　120
　──, 表在拡大型悪性黒色腫の
　　　126
　──, 末端黒子型悪性黒色腫の　77
　──, 無色素性悪性黒色腫の　153
　──, 無色素性の基底細胞癌の
　　　150
　──, 老人性脂腺増生症の　128
病歴（症例の記載法）　171

ふ

プローブを当てる　5
不規則
　──　性　54
　──　線状　154
　──　びまん性色素沈着　176
不整性, 全体的形状の　52
部位特異的所見　8
複合型母斑
　──, 境界部型の　14
　──, 境界部要素優勢の　14
袋状　100, 101
房状　140
分枝　88
分布の無秩序性　54
分葉状　166

へ

ヘアピン様血管　175
ヘモグロビン　100, 116, 117
ヘモジデリン　85, 100, 116, 117
平行に走行する皮溝　64
平行パターン　177
辺縁途絶　173
辺縁部で病変が弱まる傾向　15
偏光　3

ほ

母斑細胞　46
　──　巣　74

和文索引

放射状 56, 88, 130
紡錘形 105
棒状 56

ま
末端黒子型悪性黒色腫 76, 78
―― , やや進行した 80
末端黒子型黒色腫 33, 80
松葉状 48, 90

み
みにくいアヒルの子徴候 15
水尾 98

む
無構造な色素沈着 45, 108
無構造領域 179
無色素性
―― 基底細胞癌 128
―― 黒色腫 20
無色素性悪性黒色腫 152
無色素性悪性黒色腫との鑑別
―― , エクリン汗孔腫と 35, 140, 142
―― , 毛細血管拡張性肉芽腫と 36, 144, 146
虫食い状陥入 96, 158
虫食い状辺縁 177
紫ウニの棘状 56

め
メラニン色素 13, 25, 36, 46, 53, 89, 97, 108, 139
―― に起因する所見 20
―― の増量 48, 120, 121
―― の存在部位と色調の関係 13
―― の量と色調の関係 13
メラノーマ 124
メラノサイト 36, 112, 140
―― , 樹枝状形態の 104
―― , 紡錘形の 104
メラノサイト系病変 6, 7
―― , 生毛部の 52
―― の診断法の実際 9
メラノファージ 61, 113, 114
―― の集簇巣 61
―― の線維化 61
面麭様開孔 174

も
毛芽様所見 121
毛細血管 128
―― 拡張 129
―― 拡張, 蛇行状 50
毛細血管拡張性肉芽腫 36, 144
毛細血管拡張性肉芽腫との鑑別, エクリン汗孔腫 35
毛包漏斗部 49
網状 141
―― 色素沈着 177
―― パターン 178

ゆ
揺らし試験 179
有棘細胞癌 168, 169

よ
有茎性 112, 144
―― に隆起する病変 114

用語解説 173
葉状領域 176

ら
卵円形 48

り
隆起性結節, 暗紅褐色の 16
隆起性乳頭状構造 175
良性腫瘍 10
良性病変 12
臨床写真の撮影 5
臨床所見（症例の記載法） 171
臨床所見と病理組織所見の対応関係 4
鱗屑 21, 89, 170

る
類円形 106
類洞様構造 153

れ
連圏状 88

ろ
老人性血管腫 22, 23, 100, 102, 116, 145
―― , 中高年の体幹に好発する 22
老人性血管腫との鑑別, 毛細血管拡張性肉芽腫と 145
老人性脂腺増生症 28, 29, 128
老人性色素斑 96

欧文索引

A

ABCD rule　7, 10, 11, 54
abrupt edge　34, **173**
absent pigment network　7
Ackerman　14
acral lentiginous melanoma　33
acral melanoma　33
Addison 病　136
aggregated dots　7
aggregated globules　7
ALM　33
annular-granular structures
　　　　　　　　8, 28, **173**
annular structures　28
arborizing vessels　7, 26, 27, 36,
　48–50, 88, 89, 106, 114, 118, 128,
　148–150, 165, 172, **173**
asymmetric pigmented follicular
　openings　8, 28, 97, 156–158, **173**
atypical
　—— network　126
　—— nevus　14
　—— pigment network　9, 12, 15,
　18, 52–54, 58, 60, 89, 124, **173**
　—— vascular pattern　12

B

basal pigmentation　120
base cell carcinoma　48
BCC　48
black heel　34, 84, 85
blotches　8, 16, 28, 56, 89, **173**
blue-gray dots　173
blue-gray granules　18, 28, 112, **173**
blue-gray ovoid nest　102
blue-white structures　9, 48, 60, 61,
　88, 124, 164, **173**
blue-whitish veil　8, 12, 16, 18, 19,
　29, 34, 35, 50, 52, 58, 60, 61, 82,
　104, 124–126, 156, 158, 160, 161,
　164, **174**
border　11
Bowen 病　21, 22, 88, 89, 168
brain-like appearance
　　　　　　　　7, 24, 94, **174**
broadened network　60

C

brown globules　16, 28, 58

CASH 法　10, 125
central
　—— hyperpigmented type　15
　—— hypopigmented type　15
　—— white patch
　　　　　　21, 120, 122, **174**
cerebriform pattern　174
cherry angioma　22, 23, 145
cherry hemangioma　116
Clark 母斑　9, 14, 44, 112
　——, 円形の黒褐色斑としてみられ
　る　44
　——, 若年者の体幹に好発する　44
　——, 他の母斑とは異なる所見の
　　　　　　　　　　　　　15
　——, 楕円形状の黒褐色斑としてみ
　られる　44
　——, 対称性で秩序ある分布を示す
　45
　——, 良性の　54
　——, のパターン分類　14
　——, の分類, 色調の分布による
　　　　　　　　　　　　　15
CNMD 2000　6, 7, 160
cobblestone pattern　8, 17, 112, **174**
combined nevus　106
comedo-like openings　7, 23, 24, 92,
　93, **174**
comma-like vessels　15, 16, 28, 112–
　114, 154, 172, **174**
Consensus Net Meeting on Dermo-
　scopy　6
crista profunda intermedia　29, 34,
　76, 82, 85
crista profunda limitans　29, 30, 33,
　64, 69, 74, 82, 85
crown vessels　28, 29, 128, 172, **174**
crypt　174

D

dark homogeneous areas　158
delicate pigment network　120, 121,
　122, **174**
dermal melanocyte　104

desmoplastic type　122
diffuse pigmentation　81
dots　8, 20, **174**
dotted line variant　30, 31
dotted vessels　12, 15, 16, 18–21,
　152, 168, 172, **175**
double dotted line variant　30
double line variant　30, 31
dysplastic nevus　14, 44
dysplastic nevus syndrome　14

E

eccentric hyperpigmented type
　　　　　　　　　　　　15
eccentric hypopigmented type　15
exophytic papillary structures
　　　　　　　16, 18, 36, **175**

F

fade out　14, 44, 54
fibrillar pattern　8, 30–32, 34, 72,
　73, **175**
　——, 悪性黒色腫での　74
　——, 皮丘を直角に横切る方向に配
　列する　73
　——, 皮丘を斜めに横切る方向に配
　列する　73
　——, 皮溝を直角に横切る方向に配
　列する　73
　——, 皮溝を斜めに横切る方向に配
　列する　73
fingerprint-like structures　7, 24,
　25, 94, 96, 97, **175**
fissures　92, 94
　—— and ridges　175
focal thickening of the network
　lines　110
FP　31, 33

G

global pattern　6, 8, **175**
globular-homogeneous pattern
　　　　　　　　　　　14, 45
globular pattern　8, 14, 17, 31, 32,
　45, 58, 112, **175**
globule-like structures　21
globules　8, 16, 20, 21, 53, 174

H

glomerular vessels　21, 22, 168–170, 172, **175**

hairpin vessels　20, 35, 36, 129, 130, 142, 154, 172, **175**
hairpin vessels with white halo　24, 129, 140, 168
homogeneity　10, 125
homogeneous
―― areas　175
―― blue pigmentation　7, 20, 104, 106, 116, **176**
―― pattern　8, 14, 17, 31, 32, 44, 45, 112, **176**
――な色素沈着　46
Hutchinson 徴候　39, 132, 136, 137
hyphal-like structures　18, **176**
hypopigmentation　8, 176
hypopigmented areas　176

I　J

IDS　5
inflammatory pattern　109
ink-spot lentigo　25
International Dermoscopy Society　5
irregular
―― crypts　94, 140, 141
―― diffuse pigmentation　34, 81, 82, **176**
―― dots　12, 15, 18, 19, 34, 61
―― globules　12, 15, 18, 19, 34, 61
―― lines　39, 132, 136
―― pigmentation　12
―― streaks　12, 15, 18, 19, 34, 52, 60
―― vessels　18
―― whitish network　36, 141
irritated seborrheic ketatosis　129

jelly sign　25
jet with contrail　98

L

lacunae　22, 100, 172, 176
lagoon　100, 176
large blue-gray ovoid nests　7, 26, 27, 48–50, 106, 148, 149, 164, **176**
lattice-like pattern　8, 30–32, 65, 68, 72, **176**
leaf-like areas　7, 26, 48, 49, 106, 118, 148, 164, 165, **176**
lentigo maligna melanoma　28
linear-irregular vessels　12, 18–20, 142, 146, 150, 152–154, 172, **176**

LLP　31, 64, 68, 72
LMM　28
local features　7, 8
longitudinalis　36
loop-like vessels　35

M

maple leaf-like areas　27, 176
MART-1　152
melanonychia striata　36
Menzies の基底細胞癌診断基準　27, 48
Menzies 法　7, 11
micro-Hutchinson 徴候（sign）　38, 39, 136, 138, **176**
Miescher 型母斑　14, 27, 112, 113
milia-like cyst　7, 18, 23–25, 56, 58, 92, 93, **176**
milky red areas　19, 20, 146, 152, 154, 172, **176**
milky red globules　19, 20
moth-eaten border　24, 25, 96, 158, **177**
multicomponent pattern　8, 14, 17, 18, 108, 110, 170, **177**
multifocal hyperpigmented type　15
multifocal hypopigmented type　15
multiple
―― blue-granules　157
―― blue-gray globules　7, 27, 48, 50, 148, 164, **177**
―― blue-gray granules　177

N

negative pigment network　16, 18, 56, 58, 126, 140, 141, **177**
network-like structures　24, **177**
neurotization　114
non-typical pattern　31, 32
nonspecific pattern　16, **177**
notching　52, 58

O　P

obliterated hair follicles　29, 156, 158

parallel
―― pattern　7, 8, **177**
―― ridge pattern　8, 29, 30, 33, 34, 39, 65, 76–78, 80–82, 86, 138, **177**
parallel furrow pattern　8, 29–32, 39, 64, 68, 72, 77, 82, 132, 133, **177**
――, 二重実線で構成される　65
――, 二重点線で構成される　66
―― の亜型　64

patchy network pattern　15
Pattern analysis 2000　6, 7
pebbles on the ridges　34, 84, 85, **177**
peppering　16, 18, 28, 60, 112, 113, 173, 177
perifollicular hyperpigmentation　18, 108, 110
perifollicular hypopigmentation　17, 18, 46
peripheral
―― delicate pigment network　21
―― dots　15, 18, 54, 58, 60, 125
―― globules　15, 18, 54, 58, 60, 125
―― network pattern with central hypopigmentation　15
PFP　31, 64, 68, 72
pigment network　7, 8, 14, 15, 17, 19–21, 23, 25, 35, 44–46, 52, 53, 56, 60–62, 94, 102, 104, 108, 110, 116, 120, 124, 166, **177**
pigment spindle cell nevus　56
pinpoint vessels　20
polymorphous（irregular）vessels　178
polymorphous vessels　18–20, 29, 142, 146, 150, 152, 153
positive predictive value　148
PPV　148
PRP　33
pseudo-Hutchinson's sign　134
pseudonetwork　7, 8, 23, 25, 27–29, 96, 97, 113, 114, 156, 158, **178**
pseudopods　16, 56, 178

R

radial streaming　60, 178
red-black homogeneous areas　102
red-blue lacunae　7, 22, 100, 102, 116, 172, **178**
red-bluish homogeneous areas　102
red-bluish to red-black homogeneous areas　7, 22, 34, 35, 39, 86, 116–118, **178**
reddish-black pebbles on the ridge　34, 35
Reed 母斑　16, 17, 56
―― の特徴的パターン　16
regression structures　8, 12, 15, 18, 34, 60, **178**
regular lines　37, 132, 136
reticular-globular pattern　14
reticular-homogeneous pattern　14, 44, 45

reticular pattern 8, 14, 16, 17, 31, 32, 45, **178**
rhomboidal structures 8, 28, 157, 158, **178**
ridges 92, 94
ring-like globules 21

S

saccular 100
sacculus 100
satellites 39, 84, 86
scabies →疥癬
Schwann 細胞様 114
short streaks 28, 157
slate-gray granules 28
smear sign 25
solitary angiokeratoma 116
Spitz 母斑 14, 16, 17, 56, 58, 112
―，乏色素性の 58
―― の特徴的パターン 16
Spitz 母斑との鑑別，青色母斑と 104
――，皮膚線維腫と 120

spoke-wheel areas 7, 26, 27, 48, 49, 88, 89, 106, 118, 148, 164, **178**
SSM 18
starburst pattern 8, 16–18, 56, **178**
streaks 7, 8, 16, 20, 52–54, 56, **178**
structureless areas 16, 27, 28, 53, 54, 56, 62, 104, 108, 112, 116, 124, 160, 164, **178**
structureless areas，灰褐色調の 61
superficial spreading melanoma 18
surface scales 170
symmetry 10, 125

T

target-like structures 18, 110, **179**
target globules 18, 179
TCS 10
TDS 10, 11
thick fibrillar variant 73
thin filamentous variant 73
Total CASH score 10

total dermoscopy score 10, 11
tumor thickness 53
typical pigment network 46, 54, 108, 110, 179

U

ugly duckling sign 15
ulceration 7, 27, 48, 148
uniformly pigmented type 15
Unna 型母斑 14, 15, 112

V

vascular pattern 8
vasculogenic mimicry 153
venous lake 144

W

white halo 20
white scar-like areas 29, 179
wide whitish network 35, 141, 145, **179**
wobble test 16, 24, 28, 114, **179**
wreath-like vessels 179

「診断演習」所載症例の診断名目次と索引

（巻頭目次の「診断演習」には，診断名は出ていません．診断名から復習されるなどの際に，この目次と索引をご利用下さい．）

【目次】

初級編
1. Clark 母斑 ……………………… 43
2. 基底細胞癌 ……………………… 47
3. 悪性黒色腫（表在拡大型）の早期病変 … 51
4. Spitz 母斑 ……………………… 55
5. 悪性黒色腫（表在拡大型） ………… 59
6. 足底の色素細胞母斑（境界部型） … 63
7. 足底の色素細胞母斑（境界部型） … 67
8. 足底の色素細胞母斑（境界部型） … 71
9. 末端黒子型悪性黒色腫の早期病変 … 75
10. やや進行した末端黒子型悪性黒色腫 … 79
11. いわゆる black heel（靴擦れによる出血斑）… 83
12. 基底細胞癌（表在型） …………… 87

中級編
1. 脂漏性角化症 …………………… 91
2. 日光黒子 ………………………… 95
3. 血管腫（血栓形成を伴った） ……… 99
4. 青色母斑 ………………………… 103
5. 先天性色素細胞母斑（生毛部，中型）… 107
6. 後天性色素細胞母斑（Unna 母斑，真皮内型）… 111
7. 単発性被角血管腫（血栓形成を伴った）… 115
8. 皮膚線維腫 ……………………… 119
9. 悪性黒色腫（表在拡大型） ………… 123
10. 老人性脂腺増生症 ……………… 127
11. 爪部の色素細胞母斑 …………… 131
12. 爪部悪性黒色腫（早期病変） …… 135

上級編
1. エクリン汗孔腫 ………………… 139
2. 毛細血管拡張性肉芽腫 ………… 143
3. 基底細胞癌（無色素性） ………… 147
4. 無色素性悪性黒色腫（結節型） … 151
5. 悪性黒子型黒色腫 ……………… 155
6. 悪性黒色腫（結節型） …………… 159
7. 悪性黒色腫（結節型） …………… 163
8. Bowen 病 ………………………… 167

【索引】

black heel（靴擦れによる出血斑） ……… 83
Bowen 病 ……………………………… 167
Clark 母斑 …………………………… 43
Spitz 母斑 …………………………… 55

悪性黒子型黒色腫 …………………… 155
悪性黒色腫（結節型） ……………… 159, 163
── （結節型），無色素性 ………… 151
── （早期病変），爪部 …………… 135
── （早期病変），末端黒子型 …… 75
── （表在拡大型） ………………… 59, 123
── （表在拡大型）の早期病変 …… 51
──，やや進行した末端黒子型 …… 79
エクリン汗孔腫 ……………………… 139
基底細胞癌 …………………………… 47
── （表在型） ……………………… 87
── （無色素性） …………………… 147
血管腫（血栓形成を伴った） ………… 99
後天性色素細胞母斑（Unna 型母斑，真皮内型）…… 111
脂漏性角化症 ………………………… 91
色素細胞母斑（境界部型），足底の …… 63, 67, 71
──，後天性（Unna 型母斑，真皮内型）…… 111
──，先天性（生毛部，中型） …… 107
──，爪部の ………………………… 131
青色母斑 ……………………………… 103
先天性色素細胞母斑（生毛部，中型）…… 107
単発性被角血管腫（血栓形成を伴った）…… 115
日光黒子 ……………………………… 95
皮膚線維腫 …………………………… 119
末端黒子型悪性黒色腫の早期病変 …… 75
──，やや進行した ………………… 79
無色素性悪性黒色腫（結節型） …… 151
毛細血管拡張性肉芽腫 …………… 143
老人性脂腺増生症 ………………… 127